DA BOLA AO BISTURI

A história do jogador do Inter que virou um craque da medicina

DA BOLA AO BISTURI

A história do jogador do Inter que virou um craque da medicina

Marcos Dall'Oglio

Editora Sulina

Copyright © Marcos Dall'Oglio, 2022

Capa: Cintia Beloc
Preparação de originais: Eduardo Cabeda
Editoração: Niura Fernanda Souza
Revisão: Simone Ceré
Editor: Luis Antonio Paim Gomes

Dados Internacionais de Catalogação na Publicação (CIP)
Bibliotecária Responsável: Denise Mari de Andrade Souza – CRB 10/960

D144d	Dall`Oglio, Marcos
	Da bola ao bisturi: a história do jogador do Inter que virou um craque na medicina / Marcos Dall`Oglio. – Porto Alegre: Sulina, 2022.
	400 p.; 16x23cm.
	ISBN: 978-65-5759-083-6
	1. Biografia. 2. Esportes - Futebol. 3. Medicina – Profissão. I.Título.

CDU: 929
CDD: 920

Todos os direitos desta edição reservados à
EDITORA MERIDIONAL LTDA.

Rua Leopoldo Bier, 644, 4º andar – Santana
Cep: 90620-100 – Porto Alegre/RS
Fone: (51) 3110.9801
www.editorasulina.com.br
e-mail: sulina@editorasulina.com.br

Setembro/2022
IMPRESSO NO BRASIL/PRINTED IN BRAZIL

AGRADECIMENTOS

Este livro esteve em minha cabeça desde sempre, mas foi criando forma e conteúdo através dos meus amigos e pacientes, que passaram a me incentivar a torná-lo realidade. Inicialmente o jornalista Sérgio Kraselis fez o primeiro esboço, depois complementado pelo também jornalista e escritor José Ruy Gandra. Ambos haviam sido operados por mim e eram meus pacientes, portanto já me conheciam um pouco melhor, em razão desse convívio profissional. Contudo, após eu ler o que estava escrito, vi que faltava algo mais, achei que estava sem meu coração. Foi nesse momento, durante a pandemia de 2020-21, que mergulhei nesta obra de corpo e alma. Pronto, está tudo aí!

PREFÁCIO

Antes de se tornar um cirurgião conceituado no país, o autor deste livro experimentou o sonho da bola, como milhões de meninos brasileiros de sucessivas gerações. Marquinhos, que ainda não vislumbrava o doutor Marcos Dall'Oglio no horizonte de sua infância, jogou futebol em Passo Fundo, sua terra natal, e chegou ao Internacional em 1984 – quando eu ainda atuava pela Roma.

Vestiu a mesma camisa vermelha que tive a honra de vestir nas conquistas inesquecíveis dos anos 70.

Teve uma carreira curta, pois aos 24 anos ingressou na universidade para estudar medicina. Mas levou para a profissão algumas habilidades desenvolvidas dentro do campo: a determinação para alcançar objetivos, a crença no trabalho coletivo, a precisão cirúrgica e a visão do jogo – indispensável para quem atua como volante e líder.

Nestas memórias habilmente escritas, ele relata seus sentimentos de torcedor apaixonado pelo clube do coração e pelos ídolos da sua infância. Fiquei muito gratificado em saber que fiz parte do sonho de um menino que soube transformá-lo em realidade e ainda foi além, sem deixar que morresse em seu coração o encanto pelo futebol.

Vai, Marquinhos! A bola está contigo.

Paulo Roberto Falcão

SUMÁRIO

1. O pêndulo das paixões 11

2. Início de jogo 19

3. Peneirando sonhos 35

4. A bola pra valer 47

5. Na marca do pênalti: a faculdade de medicina 71

6. Coração vermelho 81

7. A vida é um clássico 117

8. Coração vermelho II 125

9. Coração dividido 149

10. O resgate da razão 185

11. O mundo sempre será uma bola 201

12. Fome de livros e os pilares da medicina 233

13. Dessa vez, Europa? Não. São Paulo, o desafio! 275

14. Eu, olheiro do mundo 301

15. Ciência, a vitória da vida 341

16. Médicos e craques 379

17. Novos horizontes da jornada 397

1. O PÊNDULO DAS PAIXÕES

Os capítulos neste livro reúnem a minha tentativa, com o coração dividido, de trilhar caminhos bifurcados na única jornada de vida que todos temos. O sonho, realizado, do jogador de futebol profissional de um grande clube que, ao mesmo tempo e sem planejamento, descobria e avançava em definitivo à verdadeira vocação na medicina. Hoje, uma realidade sólida como conceituado urologista, com doutorado pela Universidade Federal de São Paulo (Unifesp), livre-docente e professor da Universidade de São Paulo (USP). Aqui, revelo as histórias, os obstáculos, o encontro e o desencontro desses dois mundos irreconciliáveis. A bola e suas mazelas quando tabelei com craques do futebol olímpico da prata e tetracampeão mundial, ou ao defender um time que também seria campeão do mundo, o Sport Club Internacional. Histórias da graduação médica, da urologia e da medicina pós-moderna com a cirurgia robótica.

Atualmente jogo ao lado do robô Da Vinci na realização de obras artísticas através da remoção de tumores malignos complexos para poder curar o corpo e aliviar a alma dos enfermos; no entanto, estas páginas mostrarão que ainda aos 16 anos de idade já convivia com o dilema na condição de jogador profissional, atuando como médio volante promissor e, desse ponto em diante, passando por clubes como o 14 de Julho de Passo Fundo, o Internacional de Porto Alegre, o Esporte Clube Pelotas, o catarinense Figueirense, o Athletico Paranaense e finalmente o São José de Porto Alegre. Oito anos de dedicação a uma carreira repleta de emoções e episódios marcantes. O bastante para poder dizer que deixei a minha marca nos gramados no Sul do Brasil e nas memórias de uma incontável legião de colegas de equipe, dirigentes, profissionais da imprensa e torcedores, especialmente os colorados do 14 de Julho e do Internacional de Porto Alegre, bem como os áureocerúleos do Esporte Clube Pelotas. Mas havia, concomitantemente, a medicina, vocação que também me fisgou cedo, desde a pré-adolescência, me fazendo travar uma luta utópica para conciliar duas coisas que deveriam ambas se sagrar vencedoras ao invés de uma vencer a outra. As duas exigiam forte dedicação e ocupavam o máximo do tempo a cada dia. Lutei enquanto deu! Após ingressar na faculdade de medicina, primeiro na Universidade de Passo Fundo, depois na PUC de Porto Alegre, tranquei a matrícula ou limitei-me a fazer apenas algumas matérias do curso.

Meu coração ainda batia mais forte dentro das "quatro linhas". Seriam necessários mais alguns anos até que, um tanto desencantado com o mundo da bola, abandonasse o futebol e passasse a me dedicar integralmente aos estudos médicos na PUC gaúcha. Foi um passo certeiro! Sublimou a paixão pelo futebol, um ambiente imprevisível e altamente volátil, e canalizou meus esforços para a carreira de médico. Nela, fruto de muito estudo e de uma aplicação quase religiosa, obtive a consagração que o esporte me negou.

Não que a minha persona como jogador "Marquinhos", ou melhor, o agora Doutor Marcos Dall'Oglio tenha renegado o futebol. A paixão pela bola me acompanha até hoje – e pode ser atestada no brilho intenso emitido nos meus olhos toda vez que o assunto vem à tona. Não à toa. Foram muitas as emoções, amizades e episódios que povoaram uma carreira futebolística um tanto breve e precoce (1983/1990). Hoje, porém, eles habitam meu dia a dia no território das lembranças e saudades, especialmente nas conversas com amigos. Também em sonhos revejo essas lembranças, elas jamais me abandonam. O livro, recheado de relatos singelos, dramáticos, curiosos e muitas vezes engraçados, resgata minha trajetória nesses dois campos. Revela como, após equilibrar a dualidade de paixões pisando quase uma década na corda bamba da jornada humana, deixei de ser o jogador "Marquinhos" para me transformar no "Doutor Dall'Oglio", para alegria e gratidão de dezenas de milhares de pacientes.

Nestas páginas também estão as lições que colhi ao longo de quase três décadas como cirurgião. Disserto, entre outros temas, sobre os bastidores de hospitais e residências e a rotina apreensiva dos consultórios, a ética médica, a relação com os meus pacientes, marcada pela compaixão, sobre o câncer, a morte e o atual estado da saúde no Brasil.

Um livro que, decerto, será de grande utilidade e interesse tanto para os amantes do futebol quanto das ciências médicas. Ambos foram, afinal, os dois maiores fascínios na minha vida; dois chamados que tentei atender simultaneamente o quanto pude. É justo, portanto, que esta história comece pelo ponto em que essas duas vocações começaram a se digladiar. Daqui para frente, uma montanha-russa de momentos marcantes e libertadores. Vamos lá! Estádio Gigante da Beira-Rio do Sport Club Internacional. Dia 6 de dezembro de 1985.

Final do Campeonato Gaúcho de 1985

Meu coração parecia um relógio de corda que tinha aumentado o número de tique-taques, mas não a velocidade dos ponteiros. Isso porque nosso time estava agora a poucos metros do Gigante da Beira-Rio, e a vinte minutos de começarmos o último coletivo antes da finalíssima do Campeonato Gaúcho. Na tarde daquela sexta-feira, enquanto o meu corpo se movimentava para marcar sem a bola, correr para recebê-la, passar de volta ou chutá-la a gol durante o jogo-treino no templo colorado, a minha cabeça projetava os mesmos lances no jogo decisivo do próximo domingo no início da noite. Na casa do arquirrival, o Estádio Olímpico Monumental. Era um tipo de apreensão diferente. Uma mistura de sensações. Primeiro, ansiedade pela chegada da hora do apito inicial. Segundo, terceiro, expectativa para aproveitar a oportunidade de ouro ao máximo. Por fim, confiança para herdar a mítica camisa "5" do maior ídolo do Inter, Paulo Roberto Falcão. O fato é que me sentia pronto para suportar tamanha responsabilidade. A imagem da numeração vinha sendo trabalhada na minha cabeça havia um bom tempo, diariamente, desde abrir os olhos pela manhã até fechá-los à noite para dormir.

Acordado, projetava o manto sendo usado pelo Falcão do passado. Não apenas isso. Mas com o craque jogando a Final do Gaúcho no domingo de 17 de dezembro de 1978. Sonhando só consigo lembrar do número cinco na farda do meu Eu do futuro. Sim. Jogando a Final de 1985 no próximo domingo, dia 8 de dezembro. Uma distância encurtada para 48 horas entre o apito final do coletivo e o apito inicial do jogo pelo título.

Semanas antes da decisão, a confiança e a autoestima estavam lá em cima. O temor por ser o herdeiro da lendária camisa "5" diminuíra porque a motivação para enfrentar o desafio de vesti-la havia se tornado maior. Não apenas desejar ardentemente uma coisa, mas suar e me desdobrar tanto nos treinos até que virasse realidade. Até que o treinador Daltro Menezes e a imprensa me aceitassem como titular do time no lugar de Ademir Kaefer. Um desempenho regular em tão alto nível que a difícil tarefa de substituir o capitão do time, tetracampeão gaúcho, o capitão da Seleção Brasileira Vice-Campeã Olímpica nos Jogos de Verão de Los Angeles, no ano anterior, se tornaria muito mais fácil que a de não fazê-lo. Ademir, dono da posição, retornava de lesão. Já havia ficado de fora de alguns jogos. Aparentemente, não estava totalmente recuperado física e tecnicamente. A falta de ritmo era admitida pelo nosso técnico e conhecida pela imprensa. A partida valia o campeonato. Caso isso não bastasse, a partida que valia o campeonato era apontada como a oitava rivalidade do futebol mundial pela crítica especializada de maior credibilidade na Inglaterra. Portanto, o soldado que estivesse "metade ferido e metade curado", ainda antes de começar, seria considerado herói ou vítima diante duma eventual derrota. Tanto pelo seu povo quanto pelos cronistas encarregados de cobrir o conflito histórico. No entanto, o General que enviou o soldado, em tais condições, para uma batalha capaz de decidir a guerra, terminaria eleito como o único culpado pela derrocada; até mesmo pelos vitoriosos inimigos.

As minhas atuações nos treinamentos e a situação "meia boca" do nosso excelente capitão, Ademir Kaefer, desenharam o cenário de chance única para o destemido jovem jogador de futebol agarrar. Não imaginava nem espetáculo nem palco melhores para demonstrar meu talento. Minhas credenciais eram de performance nos treinos, mas performance com números nos jogos. Havia jogado como titular em 14 das últimas 17 partidas do certame estadual. Ou onze vitórias e três empates. Incluindo um 2 x 0 sobre o Grêmio no meu primeiro Gre-Nal havia menos de dois meses. Retrospecto de nenhuma derrota e bons jogos com o novo comandante. Não cogitava deixar a equipe no dia "D". Na imprensa de radiodifusão, a frase do comentarista da Rádio Gaúcha Ênio Mello, *Um volante que sabe marcar e fazer gols*", não era mais uma aposta solitária em forma de opinião, mas uma realidade captada pelo faro apurado do talentoso e primeiro cronista esportivo que acreditara em mim. Na imprensa escrita, o senhor Hugo Amorim refutou toda e qualquer opinião na direção contrária a de Ênio Mello, conforme o seguinte texto na coluna diária no jornal *Zero Hora*: *"Esse volante já deveria ser o titular há mais tempo. Está batendo um bolão"*. Eu estava cheio de coragem também, e não apenas pela dosagem alta produzida, naturalmente, no ápice da juventude. O fato é que, com apenas um ano de Sport Club Internacional, caí nas graças da torcida para então aterrissar em páginas esportivas de todos os jornais gaúchos. O "possível substituto de Falcão" foi algo que brotou primeiro nos pensamentos em voz alta nas arquibancadas do Beira-Rio e nos debates entre colunistas, comentaristas, repórteres e setoristas nas redações dos jornais, e só depois como algo possível, em alguma medida, dentro de mim mesmo.

No coletivo da sexta-feira, 6 de dezembro, mesmo com o titular Ademir recuperado da lesão, a vaga era potencialmente minha. Para o jogo que marcaria para sempre a carreira do meu Eu meio-campista do Inter de 19 anos, herdeiro da camisa "5" da lenda viva Paulo Roberto Falcão.

Benquisto pelos jogadores, com ótimo ambiente no clube, deixei o vestiário do Beira-Rio e subi as escadas do túnel em direção ao campo. A atmosfera talvez tivesse percebido a minha capacidade de absorvê-la em imagem, som, cheiro, cor, fome de vencer. Um corredor por onde passaram gerações de colorados vencedores. Eu podia ouvir saindo das paredes os gritos de capitães históricos. De repente, as palavras dos remanescentes massagistas do escrete colorado que dominara a década passada ecoaram ali sonoramente de verdade. Mais que isso. A frase que um começou e o outro terminou foi a única forma, sem combinação prévia, encontrada por ambos para traduzir o significado não verbal dos gritos aliados à aura do "zagueiro dos zagueiros", Don Elias, no trajeto que fazíamos antes do chileno pisar no campo. Massagista Alexandre, *"Quando ele entrava em campo na frente de todos...",* e massagista Bigode, *"Com a faixa de capitão, a postura e o jeito dele de andar, com um olhar que... Bom, aquilo ali era um aviso para gente que, antes da coisa começar, já tava 1 X 0 pra nós"!*

Voltando à tarde ensolarada daquela sexta, ainda no começo do coletivo, a imagem sólida e mental, onde fazia um bom treino, era tanto a ordem esperada pelo corpo para agir quanto a missão que este precisava cumprir. Jogadas exitosas, com e sem a bola, seriam guardadas para serem replicadas em situações similares no Gre-Nal decisivo contra um Grêmio campeão do mundo. Um time com Mazaropi, Baidek, China, Osvaldo, Renato, entre outros. Além da mais nova estrela gremista, Valdo, também da Seleção Brasileira.

Na primeira metade do treino, tudo funcionou. Eu, o titular e virtuose Marquinhos de 19 anos, herdeiro da icônica "5", escolhido para dar continuidade ao legado imensurável deixado pelo ídolo Falcão, titular e jogando bem. A formação mais entrosada e a movimentação mais ensaiada faziam o time funcionar como um relógio suíço, cujos espaços ocupados pelos ponteiros, numa sucessão emendada de presentes, projetavam espaços para serem ocupados pelos ponteiros numa sequência descolada de futuros.

Na segunda metade do coletivo, o treinador decidiu mudar o time e me colocou entre os reservas. Os titulares estavam ganhando por 3 X 1. Me enchi de brio, marquei dois gols para o time de baixo e o treino coletivo terminou 3 X 3. Queria deixar ali o recado ao treinador, que poderia estar hesitante. Parecia estar. Parecia perguntar silenciosamente para si mesmo, *"E agora, seu Daltro? Vai manter o Marquinhos; que tá arrebentando desde que o Ademir machucou? Ou vai colocar o guri no banco e voltar com o Ademir de titular que mal e porcamente se recuperou?"* E, antes que eu falasse qualquer coisa silenciosamente aos gritos, escutei o silencioso *"Tá maluco?"* saído direto do olhar indignado do estimado zagueiro Aloísio. Indignação e surpresa. Era uma expressão tão explícita e cristalina que realmente o espanto parecia textual, agarrado nas duas palavras não ditas.

Terminou o treino coletivo. O time titular para o clássico era ainda uma incógnita. No sábado teve um recreativo. Porém, o time da decisão seria revelado minutos antes do jogo, dentro do Estádio Olímpico. A imprensa apostava 50% de chances no retorno do capitão do time colorado e 50% na minha manutenção. Eu, a aposta de 19 anos de Ênio Mello com futuro promissor, alçado pela imprensa e os cantos premonitórios do torcedor como o herdeiro da camisa "5" no presente, e cujos passos na vida real tinham iniciado no ponto exato onde terminavam os de Falcão no Internacional.

2. INÍCIO DO JOGO

Era uma noite de verão no município de Passo Fundo quando o relógio biológico da minha mãe, a professora Maria Lúcia, acionou o despertador para avisar meu pai: *"Chegou a hora"*. Meus pais desembarcaram dois dias antes vindos de Ronda Alta, pequena cidade gaúcha onde viviam com o primogênito Martinho Júnior. Nasci às quatro horas da madrugada do sábado, dia 5 de março. Nome de batismo, Marcos Dall'Oglio. Agora, o segundo filho da professora Maria com o dentista Martinho. Cheguei rápido e de parto normal, pesando 4,2 quilos. "Um enorme dum piá". Ouvi a minha mãe repetir essa frase tantas vezes, em diferentes fases da minha vida, contextualizada em alguma conversa ou aleatória, sem aviso, solta e apenas para os meus ouvidos, que a explicação que me ocorre é a duma cena que ficou tão marcada na memória da dona Maria, que talvez a alegria de sempre, beirando um sorriso completo de dentes a mostra, possua algo além do evento mais extraordinário e mágico que é dar à luz um ser humano, quem sabe alguma mini-história paralela já comigo nos braços recém-nascido ou uma visita com bom humor e talento para contar histórias sobre partos abençoados, atrapalhados, peculiares ou envolvendo desmaios de pais de primeira viagem ou a cena de algum parente que, surpreendido pelo meu peso, deu mal jeito nas costas ou me comparou a um pacote pesado duma mercadoria engraçada. De alguma forma, parecia existir mais de um gatilho para trazer a lembrança à tona, certamente conectada à primeira vez que a frase foi dita. Mesmo que todos os gatilhos remetessem aos quatro quilos do "baita guri" primeiro, para se chegar depois ao amor inalcançável de ser mãe pela segunda vez, tanto quanto e diferentemente da primeira gestação ou a terceira, assim como todas as que viessem depois dessas. A dedicação da Dona Maria mãe era acompanhada de felicidade. Um tipo de felicidade pessoal e intransferível. Ao passo que a felicidade da Dona Maria professora era percebida pela mesma expressão ao se dedicar e conseguir alfabetizar crianças da primeira, segunda e terceira séries, ao longo de boa parte da sua vida.

Corria o ano de 1966. O então presidente Castelo Branco convocou o Alto Comando Militar para uma reunião de emergência que examinou a candidatura do general Costa e Silva à Presidência da República. O futuro presidente passaria à história ao baixar, em 13 de dezembro de 1968, o Ato Institucional número 5, que faria o Brasil mergulhar em seus anos de chumbo. O país vivia numa ditadura implantada por um golpe que tirara do poder o presidente eleito João Goulart dois anos antes, num fatídico 31 de março. A população duelava contra a inflação e a carestia, enquanto os opositores enfrentavam o novo regime. Para a minha família, a batalha era garantir que os pequenos "rebentos" saciassem sua fome. No dia que vim ao mundo, eu, o futuro volante do Internacional, partidários civis e militares articulavam a manutenção da candidatura do general Costa e Silva, a Seleção Brasileira enfrentava uma crise com a renúncia de Paulo Machado de Carvalho ao cargo de chefe da delegação para o Mundial de futebol. Dali a menos de quatro meses os bicampeões mundiais de 1958 e 1962 seriam derrotados na primeira fase da Copa do Mundo da Inglaterra, na pior campanha brasileira da história da competição.

Reminiscências

Foi no município de Ronda Alta, encravado no oeste do Rio Grande do Sul, que cresci ao lado dos irmãos Martinho, Marcelo e Margarete. Numa cidade, à época, com cerca de 5 mil habitantes, a família Dall'Oglio era conhecida pelos moradores. Afinal, não havia tantos dentistas na cidadezinha no final dos anos 60. Seu Martinho, com sua broca, atendia clientes de toda a região.

Ali em Ronda Alta fiquei até os sete anos e, como todo guri, aprendi a andar de bicicleta, *nadar, brincar e brigar com meus irmãos.* *"Vocês são os únicos irmãos do mundo que brigam",* dizia nossa mãe. Eu ficava morrendo de remorso. Depois, comecei a ver os irmãos dos meus amigos brigando e, já casado, vejo meus filhos se engalfinhando. Afinal, qual é o irmão que não briga?

A paixão pelo futebol cresceu quando a família decidiu morar em Liberato Salzano. Além da bola, as ruas sem calçamento da cidade viraram uma atração à parte. Havia tantas pedras de vários tipos, tamanhos, cores e formas que elas acabaram virando uma companhia inseparável. Tinha sempre uma pedra na mão e as vivia atirando para todo lado. Nada melhor do que ser criado solto com irmãos e amigos, numa cidade pequena, com vaca leiteira, porcos e cavalo no quintal. Tomar banho no rio, brincar na lama em dia de chuva, caçar na floresta nos fundos de casa, armar arapucas para pegar passarinhos e sair todos os dias para brincar fosse lá de quê.

Foi lá que eu me identifiquei com o futebol. Jogava todo dia. Jogava bola em casa, tinha um gramado onde coube uma goleira, cortamos duas estacas com forquilhas para encaixar o travessão, os amigos vinham, jogávamos de duplas. Fora isso tinha o campo de cimento de futebol de salão da paróquia e um campo maior, gramado, na saída da cidade, que era a distração dos adultos nos domingos à tarde. Ali comecei a me sentir plenamente envolvido pelo futebol. Nasci colorado. Afinal, a família do meu pai é colorada, e ele esmerou-se em manter a tradição. Lá no interior, quando tinha Gre-Nal, as pessoas comemoravam, soltavam foguete. Foi nessa época que escrevi no meu caderno do colégio que um dia eu iria jogar bola no Inter. Não sei se foi na 1ª, na 2ª ou na 3ª série. Minha mãe achou esse caderno quando eu já era grande. O pai dava camiseta do Inter e eu vivia jogando bola com outras crianças. Meu pai costumava falar que eu iria jogar no Inter e era enfático ao dizer que seria no lugar do Falcão. E logo meu pai, que nunca jogou futebol e sequer sabe chutar uma bola. Mas a vida ainda não era só futebol. Criado em um lar desprovido de dificuldades, o estudo vinha em primeiro lugar. E ai de quem não seguisse a disciplina imposta pela mãe, Dona Maria Lúcia. *"Criança comigo não tinha brincadeira. Jamais conseguiria dar aula hoje"*, diz a professora aposentada.

Além de fazer a prole estudar em casa, ela ensinou todos os filhos a ajudar nas tarefas domésticas. Seu orgulho foi ter alfabetizado o quarteto, ensinando todos a ler e a escrever.

E de fato sempre estudei para aprender e tirar notas boas. Não gostava de pegar exames para entrar de férias mais cedo. A mãe mantinha horários fixos conosco. De tarde era hora de estudos e tínhamos horário também para cuidar da casa. Como a gente morava quase num sítio, fomos nós que plantamos toda a grama e o pomar. Tinha também trabalho de enxada para manter a horta, junto com meus irmãos. Quando a gente foi crescendo também. Mesmo nas férias de dezembro, janeiro e fevereiro, a gente sempre trabalhava um turno do dia. Sempre teve disciplina. Podia ir jogar bola, ir tomar banho no rio, podia fazer qualquer arte, mas sempre sob controle. Atirava pedras como poucos. Morava numa cidade que não tinha nem asfalto e calçamento. Numa cidade pequena, cheia de pedregulho, pedra não faltava em canto algum.

Aprender a me defender e proteger enquanto crescia solto foi algo de muita serventia quando a família decidiu mudar de Liberato Salzano e fixar-se de vez em Passo Fundo. Era 1976 e foi a primeira grande mudança na minha vida, então um pré-adolescente de dez anos. Ali o mundo se alterou totalmente para mim, tanto quanto fui alterado por ele. Pela sua ampliação em todos os sentidos, suas fronteiras e horizontes, como as fronteiras e horizontes dos pensamentos de quem tinha passado a enxergá-lo e descobri-lo gigantesco, belo, assustador e inesgotável de possibilidades na jornada da vida inteira. Vindo de uma cidadezinha, sem conhecer ninguém, virei alvo dos veteranos na escola. Em poucos dias, já havia brigado durante o recreio, tu pode até apanhar, mas tu enfrenta os caras e eles te largam de mão. Quando percebem que tu se resolve, passa a ser aceito.

Mas o ano de 1976 também me trouxe muita alegria ao retornar à cidade natal. Veria novamente o meu time do coração ser bicampeão brasileiro em cima do Corinthians, 2 x 0, no Beira-Rio, gols de Dario e Valdomiro. Lembro de assistir na TV a torcida do Corinthians disparando os foguetes para dentro do campo, impedindo os colorados de cobrar laterais e escanteios em frente à torcida visitante.

No ano anterior eu tinha viajado para Passo Fundo com meu avô Hilário só para ver a final, que passaria direto, na TV a cores lá na casa da Vó Dilecta. Inesquecível o gol de Don Elias Figueroa após o cruzamento do imortal Valdomiro. Depois, foi justificar a contratação do goleiro Manga, que fechou o gol contra todos os petardos do arsenal chamado Nelinho, mesmo com seus dedos quebrados. O grande time Cruzeirense, de Raul, Nelinho, Piazza, Zé Carlos, Palhinha e Joãozinho, amargou a derrota, que seria descontada com juros na Libertadores do ano seguinte, numa vitória de 5 X 4, com o reforço do Furacão de 70, Jairzinho.

A mãe e professora Maria Lúcia fez da disciplina uma regra aplicada a todos os filhos, incluindo o caçula, Márcio, que só viria a nascer quando eu já estava com 18 anos. Mulher de forte personalidade, só nos deixava sair para a rua jogar bola às cinco da tarde, após todas as tarefas serem cumpridas. Do casarão ninguém saía pela porta da frente sem a sua autorização.

Lembro que jogava bola no colégio, na frente de casa, no campinho da esquina, na pracinha. Ao entardecer, a mãe soltava a gente para brincar. Mas antes tinha que estudar. Ninguém ia para a rua para não fazer nada. Isso nunca existiu em casa. Jogava até escurecer. Meu irmão mais velho, o Martinho Jr., nunca gostou de jogar bola, mas, quando precisava, completava o time do colégio com muita disciplina tática, ajudava na defesa com unhas e dentes. Ele lia muito, quase um livro por tarde, sabe tudo de história universal, geopolítica e agronomia, sua profissão. Fazia esporte por obrigação. Certa vez, durante o campeonato no Colégio Conceição machuquei e não conseguia sequer caminhar, como ele era muito forte, me pegou no colo e me levou para casa, eu chorando, achei que tinha quebrado a perna. Outra característica pessoal era sua coragem, desde criança, às vezes ficávamos sozinhos à noite em casa e sem luz, com ele eu não tinha medo. O Marcelo me acompanhava nos esportes e no escotismo, esbanjávamos companheirismo.

O Colégio Estadual Protásio Alves mudou para sempre a vida deste guri atirador de pedras que vos fala. Em Passo Fundo, me apaixonei pelo atletismo, com a professora Neyde, e handebol e basquete, incentivado pelo professor Marau, que viria a desempenhar um papel importante no desenvolvimento de minha autoconfiança para toda a vida. Apesar de praticar outros esportes, era o futebol que pulsava forte no meu peito, fazia parte dos meus pensamentos e sonhos. Lembro que eu ia assistir aos treinos da Escolinha de Futebol São José, do Colégio Conceição, morria de vontade de jogar e treinar com eles.

Escotismo

A conquista do autoconhecimento e a confiança teriam ainda o reforço do saudoso Irmão Marista Sireno Conti, que, além de professor do Colégio Marista, também era chefe da tropa de escoteiros Cariris em Passo Fundo. Um homem à frente de seu tempo. Inigualável pela simplicidade, inteligência, liderança, altruísmo, visão de futuro e coragem. Sempre será amado por aqueles que desfrutaram de seu convívio.

O movimento escoteiro está presente em 216 países com 40 milhões de aficionados. Seu principal objetivo é contribuir na formação de cidadãos responsáveis que desempenhem um papel construtivo na comunidade e compreendam a dimensão da vida em sociedade. Dos 13 aos 16 anos, o escotismo exerceu um papel fundamental na minha formação, como trabalho em grupo, resiliência, altruísmo e convívio com diferenças.

Na época, o Colégio Conceição tinha uma tropa com cerca de 30 guris entre 12 e 16 anos, e dentro do escotismo havia muitos eventos, como jogos, competições e acampamentos. Sempre competitivo, ali surgiu uma oportunidade de ouro para desenvolver uma possível capacidade de liderança, um traço que poderia ser precioso no decorrer de vida.

O escotismo ajuda a moldar a nossa personalidade, trajetória e caráter como homem com dez leis muito interessantes. Você exercita valores e potencialidades físicas, sociais, afetivas, intelectuais e espirituais, o que nos leva a querer assumir um papel importante na construção de um mundo melhor para muito além da nossa existência.

A história vivida pelo amigo desde os tempos de escotismo, hoje um empresário em Passo Fundo, Jair Calheirão logo após o quarto Jamboree Panamericano, realizado no Parque Saint Hilaire, em Porto Alegre, no mês de janeiro de 1981, já mereceria este parêntese por si só. Narrada pelo protagonista, a aventura pede passagem naturalmente: *"Terminado o acampamento, o chefe Irmão Sireno, que era gremista, prometeu nos levar para conhecermos os estádios da dupla Gre--Nal. Chegamos no Olímpico, estava fechado para visitas. Rumamos para o Beira-Rio, ali pertinho, estava aberto, chegamos na arquibancada inferior, onde era a social. Eis que o Marcos enxerga, atrás da goleira do relógio, um pequeno portão que estava aberto e dava entrada para o gramado. Sem titubear, saiu correndo e foi até o gramado, onde fez o sinal da cruz e pisou no campo sagrado com o pé direito. O zelador que estava cuidando, gritou de longe para sair, mas já estava decretada a sina. O Marcos disse aos colegas: "Um dia vou jogar aí!" Sim, é verdade. Lembro como se fosse hoje, então um colorado de 14 anos de idade."* O amigo Jair terminou de contar a história com os olhos marejados. Dono de um coração bondoso herdado da família Calherão, o sensível Jair lidera o Grupo Amigos da Bola e organiza um Costelão Beneficente, projeto social cujos recursos são destinados ao Centro Assistencial à Criança com Câncer (CACC) e Liga Feminina de Combate ao Câncer, e que movimenta toda Passo Fundo e região.

Foi por essa época que ganhei de minha mãe *O Profeta*, livro mais famoso do escritor libanês Khalil Gibran. A primeira de muitas outras obras que receberia da professora, que participou decisivamente da minha formação espiritual, primeiro no futebol e depois na medicina. Minha família apoiou a decisão de tentar ser jogador do 14 de Julho. Em um dia qualquer de 1982, aos 16 anos, comecei a treinar. Pouco tempo depois, a habilidade com a bola junto com minha persistência me levou ao time profissional. Como os jogos da Segunda Divisão tinham narração pelo rádio, fui sendo conhecido através do apelido "Marquinhos", que me acompanharia durante quase toda a carreira.

Espiritualmente todo mundo vai evoluindo e precisa enriquecer como pessoa. O livro *O Profeta*, o primeiro que ganhei, trazia uma frase que me marcou muito: *"Vossos filhos não são vossos filhos. São setas arremessadas no infinito."* Verdade, nada te pertence. Até hoje mamãe me presenteia com livros sobre liderança, inteligência emocional e humanismo.

Também gostava de ler clássicos, como *Os Miseráveis*, de Victor Hugo, e outros best-sellers do Sidney Sheldon, do Gabriel García Márquez e Milan Kundera. Durante a fase mais intensa do futebol, quando ficava sem estudar, gostava de ler a Bíblia, me trazia uma certa leveza mental. Porque no futebol vivem-se momentos difíceis, com altos e baixos, e o jogador precisa de suporte psíquico e paz de espírito. Porque um dia você faz um gol e é craque e, no dia seguinte, os torcedores poderão achar que tu não jogas nada, o treinador pode te barrar, você deixa de ser titular. O crítico que escreve no jornal diz que você não jogou nada, ou o comentarista do rádio ou TV diz que você, após uma jornada infeliz, não merecia ser titular do Inter. Uma vez, um repórter disse que eu como jogador seria um ótimo médico, acho que ele tinha razão, tenho que admitir, sem nenhuma mágoa.

Monstros sagrados

Nos meus sonhos de criança um dia me tornaria jogador graças a um destino traçado e sem escapatória. Meus primeiros grandes ídolos foram os jogadores do Inter. Em lampejos da memória infantil, a narração vibrante da Rádio Guaíba, as defesas dos goleiros Gainete e Schneider, mais os craques da "linha" Dórinho, Bráulio, Tovar, Carbone, Valdomiro e Claudiomiro.

Tinha outro jogador que eu amava, era o meia-direita Escurinho, nem sempre foi titular, mas sempre foi decisivo, como em muitos Gre-Nais pois saía do banco para resolver. Sua declaração foi inspiradora: *"Eu não sentia as escadas do túnel, alguma coisa estava me levando, esta bola vai ter que parar dentro do gol, porque representa o trabalho de todo um grupo"*. Sintetizou um dos maiores cabeceadores da história do futebol.

Inter de 1975

Foi a partir do time Campeão Brasileiro de 1975 que algo muito forte dentro de mim começou a direcionar o meu futuro. O escrete fantástico tinha Manga; Schneider, Cláudio, Valdir, Figueroa; Hermínio e Vacaria; Chico Fraga, Caçapava, Falcão e Paulo César

Carpegiani; Valdomiro, Flávio Minuano e Lula; e ainda o saudoso "Escuro" (Luiz Carlos Machado), talismã colorado. Hipnotizado, eu acompanhava pelo rádio, ia fazendo os recortes dos jornais e colava em um caderno de desenho com folhas grandes, ali, adicionava as "minhas" manchetes.

A imprensa só começou a respeitar o Inter após o time derrotar, em pleno Maracanã, o Fluminense, aclamado como "A Máquina", com Zé Mário, Rivelino e Paulo Cesar Caju, entre muitos outros imortais. Antes desse jogo, o técnico do tricolor, Didi, campeão do mundo em 58 e 62, deu entrevista dizendo que o Inter deveria se cuidar para não ser goleado, relembrou certa vez o técnico colorado Rubens Minelli com uma pontinha de ironia.

Caçapava entrou no lugar do Escurinho para tentar conter o grande Rivelino. Conta Falcão que tentou ensinar o volante marcador a conter o famoso drible "elástico": "Na *primeira tentativa do meia cerebral, o Caçapa deu no meio do Bigode. Lula e Carpegiani marcaram os gols, 2 X 0." "Colocamos areia na máquina", resumiria Carpegiani.

"Hoje, o Inter tem títulos mais importantes, mas naquele momento, em 1975, foi fundamental porque abriu as portas para ser o que é hoje", relembrou Carpegiani muito tempo depois.

*"O Inter enfrentaria o Cruzeiro, que era um timaço, grande jogo, digno de uma final", resumiu Falcão. O Gigante da Beira-Rio totalmente lotado, o gol "iluminado" de Figueroa, no cruzamento de bola parada pelo sempre fundamental Valdomiro.

Inter de 1976

Praticamente o mesmo time, contudo entrou o Marinho Peres, que veio do Barcelona para o lugar do Hermínio, Jair se juntava a Caçapava e Falcão no meio-campo, com a opção do Batista. No ataque, Flávio sairia para a entrada de Dario, o folclórico Dadá Maravilha. Os pontas Valdomiro e Lula, direita e esquerda respectivamente, sempre infernais e decisivos, além de goleadores, cruzavam bolas para Dario, aquele que parava no ar, feito um beija-flor. Eu era um guri e mal conhecia os jogadores de fora do futebol gaúcho, ou melhor, de fora do Inter, meu mundo já estava completo.

O Inter era o time a ser batido naquele campeonato com 54 clubes.

Na semifinal, no jogo contra o Atlético Mineiro, Batista fez o gol de empate com um chutaço da entrada da área. Próximo ao final da partida que se encaminharia à prorrogação, veio a luz, que acompanha os obstinados, na tabela Dario, Escurinho, Falcão, Escurinho, Falcão, tentativa do goleiro Ortiz, bola mansamente para a rede, o clímax. Viramos para 2x1. Como torcedor e ex-jogador, acho o gol mais lindo da história do Inter, sete toques sem a bola encostar no chão. *"Já no início da jogada, eu senti o Beira-Rio levantando"*, relembra Falcão em entrevista muitos anos depois.

Para a finalíssima, enfrentaria o Corinthians, após o jogo que ficou conhecido como a "Invasão do Maracanã", quando venceram o Fluminense na semifinal. Vieram 15 mil inflamados torcedores corintianos para o jogo no Beira-Rio, a hospitalidade gaúcha os aguardava com os portões abertos.

O querido amigo e paciente Cândido Pinheiro de Oliveira, na época com 26 anos, me contou sobre esse dia. *"Chegamos em Porto Alegre à tarde após termos viajado de carro desde São Paulo em companhia de mais três corintianos meus amigos. A primeira imagem foi ver a estátua do Laçador com a camisa do Corinthians, foi inebriante. Tivemos dificuldade para achar hotel, pois estavam lotados. O clima era o seguinte, a cidade aguardava ansiosa por aquele momento, como em Hamlet, todos esperando o momento 'to be or not to be'. No domingo, chegamos cedo no Beira-Rio, antes das 11 horas, já tinha fila, apesar do jogo marcado para às 16 horas. Naquela época não existia divisão das torcidas, portanto ficamos entreverados com os colorados e não teve nenhuma briga. O povo gaúcho por ser fronteiriço e ter que zelar pelos limites, é amigo mas também zeloso com sua responsabilidade e hospitalidade."*

Outro paciente e amigo corintiano, João Carlos Semelrot, na época com 19 anos, entrou em um daqueles ônibus da torcida e levou 25 horas para chegar a Porto Alegre. Sentado atrás da goleira do gol marcado por Dario, viu seu sonho murchar: *"Após o jogo retornamos cabisbaixos a São Paulo e faltei ao trabalho na segunda-feira!"*

"*A torcida já sabia, de duas faltas, uma eu ia marcar*", relembra Valdomiro sobre aquele certame. Na primeira, a bola desviou na barreira e subiu, Dario foi lá em cima, queixo no peito, gol de cabeça. Na segunda falta, Valdomiro fez direto, após ela tocar no travessão e cair além da linha fatal. "*O bandeira correu*", pressionou o inteligente e astuto Falcão junto ao árbitro José Roberto Wright, que validou o tento de Valdomiro. Naquele momento, Falcão estava no lugar certo, onde deveria estar um jogador extemporâneo como ele, que sabe o que sabe, não porque alguém o ensinou, mas porque ele é e sempre será diferente. Tal qual o instinto de um animal, existe e simplesmente está lá, circulando no ritmo das contrações cardíacas, para torná-lo único. Esta parte da história muitas vezes não é contada pela bola que estufou a rede, mas ficará como o DNA incrustado em cada código genético da camisa colorada. Bi-campeões brasileiros, 2x0 no placar. Confusão no gramado, os jogadores corintianos em jejum de títulos há 22 anos queriam abandonar o sagrado campo de batalha, que bom para o futebol que aqueles gigantes não abandonaram a luta. Para Valdomiro, ali nasceu uma rivalidade que dura até hoje.

Grêmio de 1977

Após oito títulos consecutivos, finalmente o Inter perdeu um Campeonato Gaúcho para o Grêmio. O tricolor trouxe o técnico Telê Santana, os jogadores Oberdan, Tadeu Ricci, Éder, Paulo Isidoro e André Catimba para se juntarem aos incansáveis Iúra e Tarciso.

Como eu nunca tinha visto aquilo, os gremistas fizeram muito barulho, fanático que era, não gostei. Andei fazendo algumas "artes de guri", pegava bandeiras dos gremistas que passavam em carreata e jogava fora. A pior foi a camiseta original do Tadeu Ricci, uma relíquia naqueles tempos, que um inocente torcedor balançava pela janela do seu carro e eu surrupiei, sumindo do mapa. Deu uma baita confusão! Descobriram onde eu morava, a parada só foi resolvida após meu pai pegar sua conta, e foi aí que devolvi o símbolo tricolor que eu jurava já ter até queimado. Devolvi contrariado, que rivalidade visceral! Como resumiria Iúra, o "Passarinho", muito tempo depois, *"Dali para frente o Grêmio mudou muito!"*

Inter de 1979

No último Campeonato Brasileiro da década de 1970 (até hoje o maior já disputado, com 94 clubes, 583 jogos, 1.361 gols marcados), o time do Inter encantou o Brasil inteiro, foi campeão invicto.

Com a permanência de Batista, Falcão e Valdomiro, entraram novos jogadores que passei a admirar, como o goleiro Benitez, o lateral direito João Carlos, os zagueiros Mauro Pastor e Mauro Galvão, o lateral esquerdo Cláudio Mineiro.

Meio-campo era um quadrado com Batista, Falcão, Jair, "o Príncipe", e Mário Sérgio. Ataque com Valdomiro e Bira.

Durante o difícil campeonato, a demonstração de força ao vencer o maior rival, na jogada de Falcão e Jair em gol do Gre-Nal número 251 em 7 de outubro. O goleiro Manga que agora estava "do outro lado da meia-noite" nada pôde fazer após o Príncipe mudar o canto e meter uma curva na bola, consolidando a vitória em 1x0.

Todos os amantes do futebol lembram bem da semifinal contra o Palmeiras de Telê Santana, que tinha ganhado de 4x1 do Flamengo de Zico no Maracanã, na partida anterior.

No dia do jogo que aconteceria no Estádio Morumbi, a manchete do *Jornal da Tarde*, de São Paulo, estampava "Mococa ou Falcão?". Assisti a esse jogo agarrado numa chuteira nova que eu tinha ganhado do meu pai, sentindo aquele cheiro do couro, para mim, o perfume do futebol. Falcão foi implacável como sempre, foi decisivo mais uma vez.

Jair empatou 1x1, Falcão de cabeça 2x2, e finalmente viramos 3x2 na coragem de Falcão ao chutar contra a sola cheia de travas apresentada por Mococa. Jogo muito difícil, vitória épica. No dia seguinte a manchete do *Jornal da Tarde* estampava: "Falcão, é claro".

Para Falcão, *"aí a gente conquistou o campeonato"*, apesar de que haveria o jogo de volta e mais a possível final.

No primeiro jogo da final contra o Vasco, vencido por 2x0 no Rio, Falcão e Valdomiro não jogaram, foram substituídos respectivamente por Valdir Lima e Chico Spina, que marcou os dois gols, usando uma de suas armas, a velocidade. Para Jair, um pouco mais precavido, o título foi ganho nesse jogo, em pleno Maracanã. Para jogar a final, retornaram o Falcão e o Valdomiro, bem, daí já estava ganho, diria a maioria dos fanáticos colorados. Mas é nesses momentos que acontece o inexplicável. O massagista e "Pai de Santo" Santana convenceu o Vasco a entrar em campo com camisas pretas de manga longa sob um calor infernal em Porto Alegre. Nada reverteria a cabeça vencedora e o melhor futebol do time que nunca perdeu, conforme o livro de Paulo Roberto Falcão sobre aquele grupo. O gol do Jair abriu o placar e depois o do Falcão decretou o tricampeonato invicto. O Inter festejava mais um título, eu queria muito conhecer este estádio: *"Pai, me leva lá?"*. Mas conhecer o Gigante da Beira-Rio também era um sonho.

Com preparo físico extraordinário, Jair foi o goleador do time no Brasileirão de 79 e, com muita justiça, chegou à Seleção Brasileira. Após a saída do Príncipe, a camisa 8 do Inter demorou a ter um titular absoluto, parecia enfeitiçada. Jair era filho do grande volante Laerte, que, na década de 60, tinha recusado o contrato para jogar no poderoso Real Madrid, uma decisão que levou espanto à crônica esportiva do Sul e Sudeste do país, aos torcedores, jogadores dos principais clubes e aos atletas das agremiações menores com alguns dos melhores elencos do futebol brasileiro à época.

Um assunto que durou semanas de falatório nas ruas, notícias de jornal, entrevistas com boleiros, pauta nas jornadas aos domingos de jogos e em mesas-redondas que debatiam o mundo da bola nos programas das rádios. Mas essa é uma outra história.

Memórias encarnadas

A Copa Libertadores da América de 1980, jogo que seria a despedida de Falcão, perdemos para o Nacional de Montevidéu, com De León, Vitorino e outros craques uruguaios.

Obrigado a Deus que me deu saúde, uma família para viver e o SC Internacional para amar, vocês me deram a melhor infância e adolescência que eu poderia esperar, vestindo a camiseta colorada.

O Inter foi considerado o melhor time da década de 70 pela imprensa brasileira. Lembro de duas vezes ver esse time ao vivo. A primeira vez, enfrentando o Atlético de Carazinho, fui assistir com o tio Alberto e meus primos. A segunda vez com meu pai, Gaúcho x Inter, fui buscar na história, dia 29/6/75, no Estádio Wolmar Salton em Passo Fundo, entupido de tanta gente; como eu era criança, me enfiei por baixo das pernas dos adultos e fiquei próximo a linha de fundo, junto ao alambrado. De longe, via a movimentação do famoso ponta-direita Valdomiro, seu número sete às costas parecia imenso. Mas quando o ponta-esquerda Lula chegou junto à tela e pude ver aquele gigante bem de pertinho, olhei fixamente para a malha da camisa encarnada com a gola e o distintivo brancos, do herói colorado, lembro até dos seus olhos e da cara de poucos amigos, antes de cobrar o escanteio, tenho a imagem nítida como se fosse hoje. Sei bem o que uma criança sente ao ver de perto seus ídolos! Ele não precisa te olhar, nem tocar e somos enfeitiçados por eles, imagine quando nos atendem e falam conosco?

Já adolescente, acompanhei de perto os duelos do Atlético Mineiro e Flamengo, dois timaços cheios de craques. Além do melhor futebol que esses dois times jogavam, também por causa do Carpegiani, que saiu do Inter e foi jogar ao lado de Zico, Tita e companhia. Ao pendurar as chuteiras, Paulo César pegou o boné de treinador e assumiu o rubro-negro, sendo campeão da Libertadores e do mundo em 81.

Gosto de rememorar a história com filmes e reportagens da dupla Pelé e Garrincha, eles não perderam nenhuma partida de todas as que jogaram juntos pela Seleção Brasileira. Simples, não é mesmo?

O futebol é pródigo em mostrar também uma quantidade fenomenal de jogadores que ficaram pelo caminho no duro trajeto desbravado com talento, romantismo e inocência. Nenhuma malandragem ou malícia fora de campo. Por isso, facilmente lesados, explorados e extorquidos por falsos amigos, empresários enganadores e cartolas interesseiros. Para outros jogadores, o próprio comportamento e influências do meio externo prevaleceram sobre o talento inato de "apenas" jogar bola. Todos nós temos uma lista de brilhantes jogadores que ficaram pelo caminho.

A Seleção de 1970 eu só vejo em filmes e reproduções, tinha apenas quatro anos. Aquele time amado e idolatrado por todos os brasileiros, com o rei Pelé e Tostão, que se tornaria médico. As palavras limitariam este plantel que era completo, todos poderiam ser titulares e jogar a qualquer momento.

Quanto à brilhante e exuberante seleção de 1982, dirigida por Telê no Mundial da Espanha, lembro como sofri ao ver o Brasil de Falcão e companhia perder para o ótimo time italiano. Fui me esconder no quarto para ninguém enxergar minhas lágrimas. Até hoje, alguns jornalistas e jogadores debitam a derrota para a Itália da seleção de 1982 ao azar, um elemento sempre presente no futebol, alguns jogadores da época simplificam, *era para ser*. Sem dúvida que este é o motivo do futebol ser uma paixão universal. Confesso que eu gostaria de escrever um livro sobre futebol, para tentar contar as histórias de grandes tragédias para o lado perdedor e vitórias épicas para o lado vencedor, as duas versões sendo contadas somente pelos atores que suaram em campo. Relembrar de tantos outros duelos com desfechos imprevisíveis que você, caro torcedor(a) e leitor(a), lembra neste momento.

Quanto ao histórico e sempre comentado jogo da final da Copa do Mundo de 54, entre Hungria e Alemanha, gostaria de compartilhar a versão do sapateiro Adolf Dassler, um visionário que presenteou Jesse Owens com "sapatilhas especiais" para corrida na longínqua Olimpíada de Berlim em 1936.

Naquele dia fatídico, Dassler e o técnico alemão Herberger observavam o céu azul da manhã e estavam torcendo para chover porque sabiam que um dos maiores jogadores da história, Fritz Walter, preferia campos pesados. Ao saírem do hotel para o estádio, eles se deliciaram com as primeiras gotas de uma chuva forte e constante. Chegou a hora de Adi Dassler tirar suas cartas da manga, as travas ajustáveis, de vários tamanhos, que poderiam ser aparafusadas e desparafusadas dependendo das condições do campo. Se o campo estivesse seco, os jogadores usariam travas mais curtas, para terem mais agilidade. Se a grama virasse lama, porém, as travas poderiam ser rapidamente aumentadas para que as chuteiras segurassem mais na superfície escorregadia. "Adi aumenta as travas!", comandou Sepp Herberger quando ficou claro que o Estádio Wankdorf logo estaria encharcado. As chuteiras alemãs não impediram Ferenc Puskás de abrir o placar e já aos oito minutos do primeiro tempo os austríacos fizeram o segundo gol. O medo de serem humilhados novamente pareceu mais justificável do que nunca. Mesmo assim, os jogadores revidaram com tudo, durante o intervalo, se olhavam descrentes: haviam empatado com os húngaros. O desenlace da história veio seis minutos antes do final do jogo. O radialista alemão Herbert Zimmermann tentou descrever a loucura de seus compatriotas: "A Alemanha está vencendo por 3x2 faltando cinco minutos para o final, eu devo estar maluco!"

Devido ao resultado e as repercussões do jogo que ficou conhecido como "O milagre de Berna", além dos jogadores e do técnico, Adi Dassler também foi reconhecido como instrumento da vitória. Na época, as chuteiras da Adidas pesavam a metade de uma chuteira tradicional. Acredito que a única seleção de futebol do planeta que nunca trocou seu patrocinador seja a Alemanha.

A Copa do Mundo de 74, também vencida pela Alemanha, lembro muito pouco, apenas que o ponta-direita Valdomiro, que jogava no Inter, marcou o gol que evitou a desclassificação vexatória na primeira fase, contra o desconhecido Zaire.

Na primeira Copa do Mundo que acompanhei com atenção, aos 12 anos, passei a gostar da Argentina, o que para alguns poderia ser paradoxal. Afora tudo o que aconteceu extracampo no mundial de 78, que na época eu nem teria noção. Após a desclassificação brasileira, passei a torcer para a dona da casa, eu adorava ver a paixão do torcedor argentino no Estádio "Monumental de Núñez" e a seleção correspondendo em campo com vibração e raça, confesso que lembro até hoje da escalação daquele time, liderado por Passarela e Mário Kempes. Adoro o futebol deles e seus fantásticos atletas que jogam também com a alma.

3. PENEIRANDO SONHOS

A chamada "peneira" é até hoje uma das maneiras que os clubes utilizam para encontrar talentos, realizada pelo Brasil afora. Uma política que poderia ser melhor aproveitada, assim como faz o basquete nos EUA, afinal de contas não somos o país do futebol?

O ano de 1981 andava rápido, se aproximava do fim, havia terminado o segundo ano do segundo grau, tinha passado por média nos quatro bimestres, na segunda semana de novembro eu já estava de férias escolares. Desde sempre eu queria jogar em uma escolinha de futebol, algum clube, e nada, pois então eu decidi ir para Porto Alegre na peneira do Inter, habitualmente em janeiro!? Teria os meses de novembro e dezembro para me preparar. Conversei com o saudoso Antônio Carlos Tiezerin, goleiro dos juniores do Gaúcho, amigo de primeira qualidade, ele se prontificou de treinarmos todos os dias, o único problema é que tínhamos apenas uma bola velha, arrumamos mais duas emprestadas e treinávamos no campo do Colégio Conceição nos finais de tarde. Como eram férias, o colégio não ficava aberto, então pulávamos o muro e treinávamos. Apesar de os Irmãos Maristas não gostarem dessa nossa prática, eles fechavam os olhos, afinal de contas, imagino eu, qual o problema? O campo já estava bem judiado, nem tinha grama nas goleiras.

Chegou a época planejada, não falei para meus pais para não preocupá-los e me mandei para Porto Alegre sozinho para treinar, lembro de ver aquela multidão de guris em volta dos campos suplementares do Beira-Rio, eu então com 16 anos, alguns com a mãe, a primeira e inigualável empresária que todo jogador venera.

Treinei no primeiro dia por uns quinze minutos, o suficiente para tomar uma "rasgada" na coxa esquerda, logo acima do joelho, abriu a pele, deixou uma cicatriz, presente até hoje, provocada pela trava afiada do zagueiro adversário, que também queria um lugar ao sol. O machucado ficou sangrando durante meu teste, como não poderia desperdiçar esta chance após tantos anos de espera, não tinha feito 300 km por nada, também não reclamei da tatuagem e continuei jogando com muita vontade, ganhando o passaporte para o segundo dia de treinos. Naquele final de tarde, centenas já haviam sido dispensadas. Alegre por ter sido chamado a continuar no dia seguinte, fui pedir alojamento, mas não consegui, estava lotado com a gurizada federada das categorias de base coloradas. Outro zagueiro que conheci naquela tarde, menos hostil, apelido "Belico", me ofereceu para dormir no apartamento da sua namorada, que era enfermeira e estava de plantão; portanto, arranjei um sofá para dormir. No dia seguinte comparecemos novamente, o treino foi um pouco mais longo, talvez 30 minutos. Joguei de meia-direita, o "Edinei", de Santa Cruz do Sul, era o meia-esquerda e o volante Mauro, com cabelos encaracolados igual ao meu irmão, não lembro sua procedência, mas alguma cidadezinha do interior. Rendemos muito bem e nós três fomos chamados para retornar no dia seguinte. A peneira ia ficando mais seletiva, segurando alguns e dispensando muitos outros. Tarefa árdua para os selecionadores e muitas vezes injusta para inúmeros guris que ficariam pelo caminho, que não conseguiam mostrar seu talento, alguns por nervosismo ou insegurança. Pronto para voltar no dia seguinte, fui ao Belico, perguntar se poderia dormir novamente no apartamento de sua namorada, mas não poderia, pois ela estaria em casa e portanto eu teria que arrumar outro lugar. Mais uma vez pedi alojamento, pois estava ficando na peneira. Sem sucesso, nem sequer tomar banho, uns trocados contados no bolso e a noite chegou. Sem pressa e sem alternativas, voltei para a rodoviária. O novo amigo Belico, apesar de nos conhecermos há somente três dias, foi junto, não quis me deixar sozinho, parceria é parceria. Não titubeei, comi algo em uma daquelas inúmeras lancherias da rodoviária. Ela foi esvaziando à medida que a noite avançava, naquele verão escaldante da capital gaúcha. Pude escolher um entre tantos bancos de alvenaria disponíveis, ajeitei minha bolsa com calção, chuteira e meias, que foi meu travesseiro naquela noite comprida e preenchida por pequenos cochilos e muitos sobressaltos. A noite foi novamente uma boa conselheira, sou de uma família normal, nunca tive luxo, mas também nunca faltou conforto, calor humano, comida. Perguntei-me se precisaria passar por aqueles sacrifícios para jogar bola. Retornei para o último treino da semana, agora com o Belico na zaga e na meiúca o Edinei com sua canhota habilidosa e o Mauro junto comigo.

No final do treino de sexta-feira, nós três do meio-campo fomos selecionados para voltar na próxima segunda-feira, nos despedimos planejando esse retorno. Contudo, fui direto para a rodoviária e peguei o primeiro ônibus para casa. A viagem de quatro horas me deu tempo suficiente para chegar a uma conclusão e sentenciei: *"Se um dia me quiserem, vão me buscar em casa!"*

Deslumbramento

Esquecido por enquanto o sonho do Inter, teria todo o ano de 1982 para cursar o terceiro e último ano do segundo grau no Colégio Conceição, me preparar para o vestibular e tentar entrar na faculdade de medicina.

O ano se iniciou frenético, colégio pela manhã, cursinho pré-vestibular à tarde, treinos de handebol e basquete na escola, futebol no juvenil do 14 de Julho, clube da cidade.

Este ano foi muito intenso, queríamos jogar um torneio de clubes de "handebol" na cidade de Santa Maria, a capital desse esporte naquela época, pois mandava atletas para a seleção brasileira e também os exportava para a Europa. Foi uma aventura muito legal, toda planejada e organizada pelo saudoso colega Davi Nasser, cuja ideia compramos imediatamente. Tivemos que convencer os irmãos Romeu e Irineu Gehlen, mandatários do time da cidade chamado Cosmos, credenciado na federação gaúcha para jogar "futebol de salão", para ceder a licença para podermos disputar este quadrangular em um final de semana. Eles concordaram, ficamos entusiasmados, treinávamos às seis horas da manhã antes das aulas, iríamos enfrentar grandes adversários, na verdade eram clubes muito bem preparados.

Nos finais de semana jogava na equipe dos juniores do 14 de Julho, com o treinador Roberto França; ele conta que, nessa ocasião, jogaríamos contra o Atlético de Carazinho. Ele foi nos pegar, eu e o Renato Treviso, dono de uma canhota habilidosa, como a maioria dos canhotos com os quais joguei bola. Foi então que de repente, ao enxergar o time adversário, incrédulo, proferi a seguinte frase que o Beto França sempre relembra: *"Beto, tu não me disse que iríamos jogar contra homens, até a barba eles têm!"*

Apesar de jogar no campeonato do Clube Campestre, onde tudo começou, no "futebol de sete" com nosso time do Nacional, contra homens adultos conhecidos, naquele momento parecia algo diferente. Comecei o jogo apreensivo, mas, depois de alguns minutos, estava ambientado, aprendi com meu irmão mais velho, fui buscar a coragem que ele sempre demonstrava, e ela foi fiel naquele jogo inesquecível. Só lembro que foi empate, acho que 1x1, mas dali para frente meus conceitos sobre futebol seriam diferentes, sem dúvida que existe a parte técnica, mas a imposição física e a atitude são fundamentais. Quem mais me ensinou naquele jogo foi o saudoso Tito (Marcos Vinicius), estudante de medicina, irmão do craque André, ambos filhos do Dr. Dentista Heitor Verardi. Pois o capitão Tito protegeu os mais jovens, como o Treviso e eu, gritou mais alto que o time adversário, colocou ordem na casa e liderou nosso time. Enquanto isso os corajosos centroavante Tôto e o meia-direita Paulinho, de uma habilidade tremenda, não pipocavam e apanhavam como gente grande naquele clássico regional. Lá atrás o Tito não deixava ninguém do adversário se agigantar. Saí muito feliz da minha primeira partida em estádio de futebol (Vermelhão da Serra) como jogador, os artistas que participaram desse espetáculo me deram uma aula sobre o futebol e principalmente suas nuances.

O ano andou a passos largos, chegava ao fim, e agora viria o vestibular.

Prestes a concluir o terceiro ano do segundo grau, não tinha passado por média como nos anos anteriores. Aos 16 anos, "adolescente", não consegui manter a concentração e o estilo. Acho que me empolguei com o último ano do segundo grau, tentei fazer tudo ao mesmo tempo, pois completaria um ciclo importante da minha vida. Queria entrar na universidade, mas aquela barreira era muito mais alta do que eu imaginava, me dei conta de que não me preparara o suficiente.

Como não consegui ser aprovado nos vestibulares para medicina em Passo Fundo e em Porto Alegre, teria todo ano de 1983 para me preparar. Fiquei aborrecido com a reprovação, apesar de chegar entre os 100 primeiros, eram 50 vagas na UPF e na UFRGS fiquei mais longe da classificação. Eu fui muito mal. Como sabia que não tinha merecido ver meu nome na lista de aprovados, decidi que seria diferente no ano seguinte. Estava jogando na segunda divisão, em março, comecei o cursinho pré-vestibular do Gama, líder em aprovações, do Professor Romero, e fui pedir desconto para a matrícula naquele ano. Mas o Romero fez muito mais que isso. Desafiou-me, me deu de "presente" todo o ano do curso pré-vestibular. Eu teria o compromisso de estudar e tentar passar. Fiquei totalmente arrebatado, não esperava aquilo. "Agora teria que passar para pagar na mesma moeda", pensei. Como ele havia confiado em mim daquela maneira? Nem me conhecia, como faria para não decepcioná-lo, ou melhor, para não me decepcionar? Só conhecia um jeito: estudar, me esforçar. Parecia relativamente simples.

Como todo adolescente de uma família de classe média ou de alguém que almeja crescer na vida, a rotina começava cedo. Cursinho pela manhã, estudava toda tarde e nas noites de terças e quintas-feiras treinava no Estádio Vermelhão da Serra, do Grêmio Esportivo e Recreativo 14 de Julho. Com ótimo preparo físico, avesso a bebidas alcoólicas e ao cigarro, correr, para um cara com 17 anos, era a coisa mais natural deste mundo. Comecei a fazer musculação para fortalecer as pernas e o tórax. A "Segundona" prometia.

Não pegava os livros no sábado nem no domingo. Nunca saía de noite, muito menos no fim de semana, quando o pau comia em campos esburacados cheios de roseta. Quando dava um carrinho, já sabia que quando chegasse em casa teria serviço para minha mãe: retirar os pequenos espinhos adquiridos no jogo. A mãe se divertia, como ela gostava daquilo... Acho que era um momento de lazer para ela.

Num bom ritmo de estudo, o ano de 1983 fluiu muito bem. Felizmente, nunca me machuquei em campo, e ainda não entendia como jogadores profissionais contraem uma lesão muscular. No meu conceito, boa alimentação, sono e treino seriam incompatíveis com lesões musculares. Claro que existem lesões muito temidas pelos jogadores principalmente os meniscos e os ligamentos do joelho, dali para frente veria jogadores encerrarem a carreira precocemente por esse motivo.

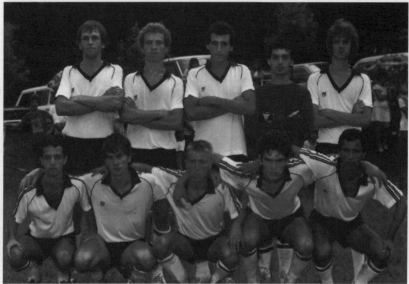

Time do Nacional. Da esquerda para a direita: em pé: Hortêncio, Marcelo, Jean, Brandão, Treviso.
Agachados: Augusto, Fernando, Branco, Marcos, Idalmir.

O "Canhão da Serra"

O futebol de Passo Fundo, através do 14 de Julho e Gaúcho, foi constantemente protagonista nos campeonatos estaduais, oferecendo à dupla Gre-Nal, muitas dificuldades quando jogavam na capital do Planalto Médio.

Eu gostava de futebol e isso era o suficiente para ir ao estádio, entretanto tinha um jogador que era muito famoso em nossa cidade, chamava-se Bebeto. Alberto Vilasboas dos Reis, o Bebeto, natural de

Soledade, figura lendária cujo carisma e gols foram imortalizados no futebol gaúcho, pela alcunha de Canhão da Serra devido ao seu potente e indefensável chute. Começou sua carreira no Pampeiro, de sua cidade natal, Soledade, foi para Passo Fundo, onde iniciou pelo 14 de Julho em 1966, ano em que nasci. Mesmo tendo marcado muitos gols pelo alvirrubro e sendo goleador da segunda divisão, no ano seguinte foi contratado pelo maior rival da cidade, o Esporte Clube Gaúcho, clube que o consagrou para o futebol, marcando 255 gols pelo verde e branco entre idas e vindas. Existe uma lenda que certa vez, no início da carreira, seu pai invadiu o campo armado e ameaçou furar a bola, literalmente "com um tiro", porque o árbitro não validou um gol de seu filho!

Desde sempre, atormentava meu pai para me levar ao estádio, tinha acontecido no ano anterior de vermos o Inter ganhar do Gaúcho em nossa cidade, dia inesquecível. Dessa vez, novamente pedi a meu pai para irmos ao estádio, rememoro quando me levaria para assistir o Gaúcho de Pedro e Bebeto enfrentar o Grêmio do goleiro Cejas, zagueiro Ancheta, meia-esquerda Iúra, ponta-direita Tarciso e ponta-esquerda argentino Ortiz, jogadores que eu conhecia pelo rádio quando tinha Gre-Nal. O zagueiro Ancheta havia jogado a Copa de 70 pelo Uruguai, vocês vão lembrar dele ao ver um dos lances mais famosos do "Rei" que não resultou em gol. Após o drible de corpo no goleiro Mazurkiewicz, Ancheta projeta seu corpo com um rolamento ao solo ao ser pego no contrapé quando tentava interceptar a bola que já saía junto à trave oposta.

Como eu havia fraturado o braço jogando bola uma semana antes daquele jogo que seria histórico em nossa cidade, com o braço esquerdo em uma tipoia e ainda com algumas dores, mesmo implorando para ir ao estádio, meu pai não cedeu. Tive que me contentar com os palhaços e as águas dançantes do famoso circo Orlando Orfei, que estava em nossa cidade, aquilo me distraiu parcialmente. Contudo, ao sairmos do espetáculo circense, imediatamente liguei o rádio do carro para descobrir o resultado do jogo: Gaúcho 2x1 Grêmio, faltando dez minutos para acabar. Acompanhei incrédulo a virada do Grêmio com o lateral direito Eurico, já consagrado pelo Palmeiras, aos 38' e o centroavante Alcino aos 44' derradeiros. Recapitulando o jogo: o Grêmio largou na frente com Ancheta no início do primeiro tempo, o meia-direita clássico Pedro empatou aos cinco do segundo tempo e Bebeto virou para o Gaúcho, faltando onze minutos para terminar o jogo. Meu querido primo Fernando Scortegagna, então com 11 anos, hoje figura importante da cidade de Passo Fundo, conta com detalhes vívidos: *"Eu estava atrás da goleira, encolhido e apertado pelo público junto ao alambrado. Na perspectiva do lance, a baliza me encobria a visão do Bebeto, estiquei o pescoço para o lado e consegui ver a bola vindo em minha direção, estufando as redes do ângulo superior!"*

Conta a história que o goleiro argentino Cejas, após a pancada do Bebeto, que não deixou a bola cair depois do chapéu no defensor, falou aos zagueiros *"yo no vi, yo no vi la pelota!"*. Que espetáculo eu perdera! Lamentei muito a vitória do Grêmio, não apenas por ser colorado, mas principalmente por ter perdido a exibição do maior goleador a que nossa cidade já assistiu, naquele dia 27/6/76. Eu queria ter ido ao campo ver o Gaúcho enfrentar o Grêmio, naquela que seria lembrada como uma das "top 10" apresentações da história do Canhão da Serra.

Outra figura emblemática deste time era o Daison Pontes, zagueiro rude e viril acostumado a intimidar os atacantes adversários com suas divididas, às vezes violentas, considerado um dos mais temidos zagueiros da história do Rio Grande do Sul. Fazia de sua área a extensão do seu lar, *"só entrava quem era convidado"*, dizia ele. Os atacantes precisavam passar por Passo Fundo para conhecerem o verdadeiro Gauchão, vociferava o sanguinário zagueiro. Consta que foi expulso 18 vezes durante sua carreira, tendo sido também suspenso por um ano após agredir o árbitro José Luís Barreto. Foi dispensado do Flamengo do Rio de Janeiro ao final de três meses, quando jogou seu companheiro para fora do gramado em um simples treino coletivo.

Nos anos de 1981 e 82, o Sport Club Gaúcho de Passo Fundo jogava na primeira divisão de futebol do estado. Dessa feita, nosso grupo de amigos começou a assistir aos jogos principalmente nos domingos à tarde. Durante a semana, nos reuníamos no Colégio

Conceição, enchíamos sacos com jornal picado e jogávamos nosso "confete" quando o Gaúcho entrava em campo e também quando marcavam gols, igual à torcida argentina no mundial de 78 – nos divertíamos muito e ainda admirávamos o espetáculo. Era uma turma com o Leonardo Crossi, o saudoso Davi Nasser e seu irmão Iazid, Antonio Carlos Tiezerin, na época era goleiro do time de juniors do Gaúcho, o meu irmão Marcelo, eu e nosso primo Ivandro Bona. Uma peculiaridade deste grupo era que pulávamos o muro do estádio, dificilmente comprávamos ingressos, achávamos uma brecha quando a polícia militar se descuidava. Foi nessa época que comecei a ver frequentemente de dentro do estádio o futebol profissional, eu adorava aquilo, queria ser um deles. Eis alguns que eram especiais, diferentes e famosos naquele nosso pequeno mundo.

Bebeto era imprevisível para finalizar, me relembrou o arqueiro da seleção paraguaia Benitez, campeão brasileiro invicto em 79 com o Inter. Da primeira vez que foi a Passo Fundo acabou avisado para prestar atenção no camisa 9! Eis que foi cruzada uma bola que chegou na entrada da área a uma altura excessiva, talvez para tentar dominá-la no peito, e o "buenas noches" veio de perna esquerda após um movimento acrobático e harmônico que poderia ser executado por Baryshnikov emendar e explodir com aquele barulho surdo no poste da meta colorada. Benitez não esboçou reação e, inocente como uma criança, falou para os zagueiros com incredulidade: *"É assim que o gajo arremata?"* Esqueceram de lhe falar que Bebeto não dominava, era de qualquer lugar e não escolhia perna!

Bebeto jogou em vários clubes, tento destacar aqui alguns deles que considero os mais importantes.

Após o Campeonato Gaúcho de 76 com muitos gols pelo Gaúcho em dupla com Pedro, foi emprestado à Sociedade Esportiva e Recreativa Caxias. Na cidade serrana de Caxias do Sul jogou com os zagueiros Cedenir e Luis Felipe Scolari, sendo lembrado até hoje pelos torcedores da camisa "grená" por ter marcado um golaço, em pleno Maracanã, no jogo Flamengo 1x1 Caxias pelo Campeonato Brasileiro. Foi ídolo na Serra, marcando 61 gols entre 76 e 79, com 25 gols somente no Campeonato Brasileiro.

Bebeto marcou também contra o Inter no Beira-Rio, me contou certa vez sobre aquele peculiar encontro com o famoso zagueiro Figueroa. O jogo estava no fim, todo o time do Caxias dentro da área se defendendo para segurar a vitória, pois eu já tinha marcado o único gol até ali. Eu lá no meio-campo ao lado do temido e respeitado zagueiro chileno: *"Por mim já pode terminar, não aguento mais, estou morto!".* O inesquecível capitão colorado, com semblante mal-humorado, concordou com a cabeça. De repente a defesa Grená afasta de qualquer maneira e Bebeto dá um pique triunfal e ainda fora da área, ao perceber o ofegante chileno no seu encalço, solta a bomba que acerta o travessão do grande goleiro colorado "Manguita Fenômeno". O gringo veio bem louco e falou: *"Vou quebrar tua perna fdp!".* *"Vamos deixar por isso mesmo",* retrucou o sempre amistoso Bebeto, ao ver o caldo entornar, enquanto lembrava ao árbitro: *"Pode terminar seu juiz!".* Abraçou com respeito aquele que considerou seu melhor marcador em toda sua longa trajetória nos gramados, o ídolo colorado Figueroa.

Bebeto tentou se adaptar no Rio de Janeiro, onde jogou no América, em 1969, ao lado dos craques Tadeu Ricci e Edu Coimbra, irmão de Zico, mas não deu certo por lá.

Pelo SC Internacional teve duas passagens, a primeira em 1968, com a sombra do efervescente Claudiomiro, infelizmente não foram escalados juntos. Bebeto não ficaria como opção no banco, uma fera como ele não ficaria enjaulada. Houve outra rápida passagem pelo Gigante da Beira-Rio em 77, sem empolgação e sem o brilho merecido.

Bebeto esteve na boa terra onde se sagrou campeão baiano em 71, simples assim.

O temido e já conhecido goleador dos pampas – para mim, o primeiro Bebeto famoso no futebol, após marcar 31 gols em 52 jogos pelo Gaúcho de Passo Fundo no ano de 1967 – entrou no radar do capitão Oswaldo Brandão, que o levou para o Corinthians paulista, onde impressionou o técnico Aymoré Moreira. Logo após sua chegada, tendo jogado apenas duas partidas no ano de 1968, ele abandonou o "Timão" sem dar explicações. Reza a lenda que Brandão foi a

Passo Fundo buscá-lo de avião fretado, mas Bebeto só voltaria para a cidade de São Paulo no ano de 1979, para defender o Juventus, onde jogou 14 partidas e marcou apenas dois gols.

Bebeto também esteve no Grêmio Porto Alegrense em 1971, em fase esplendorosa e meteórica, marcando nove gols em 11 jogos ao formar dupla com o grande meia tricolor Gessy, um dos dez maiores artilheiros do tricolor gaúcho, contudo foi preterido por Alcindo quando este retornou da Seleção Brasileira. Seu espírito inquieto de goleador não era compatível com o banco de reservas, nem poderia ser diferente!

Por algum motivo, talvez até timidez, não conseguiu aproveitar as oportunidades de se tornar ídolo na dupla Gre-Nal, o que sem dúvida foi uma perda para o futebol gaúcho.

Em 20 anos de carreira marcou cerca de 500 gols por 12 clubes. Foi artilheiro do Gauchão nos anos de 73 e 75 com 13 gols em cada certame.

É imortalizado nos anais do futebol passo-fundense da seguinte maneira:

"Poucos fizeram tantos e tão belos gols como Bebeto. Gostava de bater na bola sempre de primeira, de voleio, sem-pulo, bate-pronto, não dando chance aos goleiros. Muitos outros gols foram marcados após dribles e 'chapéus' desconcertantes nos zagueiros. O lamentável é que nem todas estas obras primas foram registradas em imagens. Ficaram na memória dos muitos que as viram e jamais as esquecerão".

4. A BOLA PRA VALER

O Grêmio Esportivo Recreativo 14 de Julho, de Passo Fundo, foi fundado em 27 de junho de 1921, com as cores vermelha e branca.

Além de apresentar Bebeto em 1966, que depois se tornaria um dos maiores goleadores gaúchos, o 14 de Julho também revelou outros jogadores importantes no cenário do esporte bretão. Entre eles, China, o volante campeão do mundo com o Grêmio e que acabaria erguendo a taça ao lado de Hugo de Léon, capitão do time em 1983. Também revelou Kita, goleador implacável, corajoso e destemido. O lateral esquerdo Olavo Dorico Vieira, com 16 anos, começou a jogar no Glória, tornou-se profissional no 14 de Julho, onde foi batizado de Vacaria. Ídolo no Inter, atingiu o ápice com o bi-campeonato brasileiro de 75 e 76, ainda defendeu o Palmeiras no ano de 77. O 14 de Julho revelou também o grande jogador Caíco, autor do gol do título de Campeão do Primeiro Centenário, pai do meu querido colega de aula e amigo para sempre Marcelo Marques.

Batismo no futebol: O "14 de Julho" de Passo Fundo

Foi este 14 de Julho conhecido e respeitado em todo o estado que me recebeu, cuja diretoria sempre prometia, após as vitórias no domingo, pagar o "bicho" durante a semana. Na segunda-feira à tarde estava lá a boleirada, que quase nunca recebia nenhum centavo, apenas a promessa de que ganharia a grana. Justamente por isso, a maioria tinha emprego, como um trabalhador comum, durante o dia. Das grandes empresas da época em Passo Fundo, alguns trabalhavam no frigorífico, outros em supermercados e outros na cervejaria Brahma, como Ivan, Lívio e Deco. O meia-atacante Pisca descarregava e entregava botijões de gás pela cidade, trabalho penoso. O lateral esquerdo Betinho era pintor, o goleiro Orso e o lateral Zanella trabalhavam na pequena empresa da família. Portanto, não dependiam do futebol para sobreviver, nem seria possível. Esse nosso time treinava nas noites de terças e quintas no Estádio Vermelhão da Serra. Seu Calixto, o roupeiro, cuidava do material "humilde" de todos, como o abrigo puído de Miro, zagueiro que não tinha os dentes centrais, mas compensava com um cabelo comprido e tinha uma chuteira olímpica com travas de osso que eu respeitava mais que santo de igreja. No final do treino, por volta das 22 horas tinha lanche: duas bananas e um copo de leite gelado. Depois, todos iam para suas casas debaixo de um frio danado. Para muitos, aquela era a refeição da noite.

Todos jogavam por prazer, ganhavam uma ninharia, alguns nem isso, trabalhavam o dia todo em outra profissão, chegavam no conforto do lar tarde da noite. O que movia aqueles homens a manter acesa a paixão pelo futebol era, no mínimo, curioso e enigmático. Como a felicidade, a alegria do dia a dia pode ser obtida por coisas simples.

A segunda divisão de 1983 seguiu na primeira fase com embates e jogos que foram muito importantes para meu desenvolvimento, pois estava ingressando num mundo até então desconhecido, que me recebia com jogos truncados, riscos nas canelas, cortes nos supercílios, intimidações. Como num jogo contra o Igrejinha em que fui escalado como volante (até então vinha fazendo partidas irregulares, buscando afirmação como meia), numa sacada do fisicultor Beto França, que me conhecia havia mais tempo, prontamente aceita pelo treinador Raul Matté. No meu primeiro jogo nessa nova posição, ainda no primeiro tempo, mostrava boa adaptação como centro-médio. Fiz uma jogada individual, livrando-me de dois adversários, e dei um passe açucarado para o saudoso Pisca, o camisa dez do 14 de Julho, fazer o gol após o arqueiro rival sair, e ele tocar entre as pernas do goleiro, de pé direito, com muita categoria, inapelável.

No segundo tempo, o atacante do time deles, após uma disputa de bola no alto, deu uma cotovelada que abriu o meu supercílio direito e ainda perguntou com certo desprezo quando eu estava sangrando no chão: *"Machucou gurizinho"?*

Um dos ensinamentos do futebol e da vida é que algumas coisas, infelizmente não são todas, se decidem no campo de jogo. Naquele dia, o capitão Joubert, zagueiro central do 14 de Julho, um homem que silenciava tudo à sua volta ao se apresentar com seu bigode de respeito, falou em alto e bom som para o algoz de seu companheiro de equipe: *"Tu não devia ter feito isso com o meu guri!"*

Poucos minutos depois, "está lá um corpo estendido no chão", como diria o saudoso Januário de Oliveira, famoso locutor esportivo da TV Bandeirantes, que usava esse bordão quando um jogador caía machucado no gramado. Era o adversário que tinha me agredido. Parece que foi o Joubert que deu uma porrada nele, se o trio de arbitragem viu, fez que não viu. É um pouco da lei do jogo, ainda mais peculiar na segunda divisão daqueles tempos. Vitória importantíssima de 1x0, nascia ali o volante do 14 de Julho, uma inspiração e vislumbre do Beto França que o Raul Matté assinou embaixo.

Abatido, o atacante do Igrejinha, cidade próxima de Porto Alegre, não voltaria mais para o jogo após o nocaute a que meu querido capitão e justiceiro Joubert o submeteu. Enquanto o Igrejinha capitulava, eu estava batizado para o futebol. No dia seguinte, orgulhoso, exibia alguns pontos ao lado do olho direito, cicatriz que carrego até hoje, e um roxo bem roxo que levaria mais alguns dias para desaparecer. Essa lei do jogo eu levaria vida afora.

Principiante na Segundona

A Segunda Divisão do futebol gaúcho pode nos passar uma ideia errada se a encararmos como uma divisão secundária, inferior, pouco vista ou lembrada. Mas lá acontece um campeonato diferente da elite que disputa a Primeira Divisão dos campeonatos Gaúcho ou Brasileiro. A "segundona" abriga veteranos da primeira, novatos da várzea e jogadores experientes da segunda.

Foi nesse campeonato singular que em 1966 o 14 de Julho revelou Bebeto, o Canhão da Serra, o maior e melhor centroavante que vi jogar, que no ano seguinte iria para o Sport Club Gaúcho. O Gaúcho revelou também Daison Pontes, o zagueiro mais temido do interior do Rio Grande do Sul, que também defendeu as cores do 14, do Flamengo e América do Rio de Janeiro.

Na Segunda Divisão, a briga começa nas longas viagens de ônibus pelo interior do estado, na hospedagem em hotéis muito humildes e, às vezes, nem isso. Lembro-me com nitidez da concentração na véspera de disputar meu primeiro clássico, o Ga-Quá, o mais importante de Passo Fundo, entre o Gaúcho e o 14 de Julho. Ali não tinha conversa, como todo clássico citadino, nenhum lado cogita a derrota. O time dormiu na Brigada Militar para se concentrar. Mais amador impossível, prova incrível de uma diretoria muito limitada, porque ninguém pregou o olho. Os brigadianos, como chamamos os policiais militares no RS, fizeram barulho a noite inteira, chovia muito e havia as trocas de serviço e de plantão. Ninguém gostou obviamente. Se tivéssemos ficado em casa, com certeza nosso time teria descansado e dormido muito melhor.

No decorrer do campeonato, o 14 de Julho foi ganhando consistência e padrão de jogo, mesclando com jogadores experientes, em consequência passamos a ser respeitados e temidos pelos nossos adversários. Esta fotografia representa nosso time de 1983.

Experiente goleiro Orso, rápido na saída do gol e reposição de jogo, bom na bola aérea, reflexos apurados dentro do gol, difícil de ser vazado, passava confiança para o time e a torcida.

Também veterano, Lívio, lateral direito ou zagueiro, esbanjava tranquilidade, sabia comandar o jogo em suas dificuldades impostas pelo adversário. Certa vez, em Nova Prata, a bola entrando no gol, por cobertura, todos já vencidos, exceto Lívio, que com um toque sutil de cabeça evitou o gol adversário, naqueles lances em que o zagueiro, no desespero de afastar, faz o gol contra. Ainda retrucou sorridente ao final do lance: *"Acharam que eu ia ficar nervoso?*

Xavier, quarto-zagueiro corajoso, de habilidade e talento, bom na bola aérea, melhor ainda no chão, saía jogando com facilidade. Apesar de jovem conhecia os atalhos da área, era respeitado, pois também chegava forte no adversário.

Outro jogador muito experiente, o capitão e central Joubert era nosso xerife, seguro por baixo e impecável na bola aérea. Era respeitado por sua lealdade, contudo, se o jogo ficasse ríspido, era ele quem dava as cartas para o adversário e muitas vezes aos árbitros.

Betinho, lateral esquerdo, ótimo marcador, assim como o lateral direito, evitava o apoio ao ataque para não sobrecarregar seu desempenho físico.

O polivalente defensor Arno sempre entrava bem, cabeceava qualquer bola, até aquelas na altura da cintura ele dava um "peixinho". Com ótimo tempo de bola, ganhava todas na grande área; marcador implacável, encarava qualquer posição da defesa.

Outro zagueiro, Júlio, muita força, sua marca registrada era a imposição física.

Este que agora vos escreve, então jovem volante, compensava a inexperiência ouvindo o que os colegas diziam e aceitando suas orientações durante todo o jogo. Sem falsa modéstia, meu excelente preparo físico na época ajudava para recompor e buscar sempre o posicionamento na frente da área; eu gostava de carregar a bola, mas não ultrapassava os meias. Quando o "pau comia" dividia a redonda sem medo, na dúvida espantava a bola para bem longe, como ensinavam os meus companheiros experientes.

O meia-esquerda Pisca veio da várzea para a segunda divisão; tremendo jogador de bola, forte, corajoso, raçudo, jogava em qualquer posição do meio-campo, tal sua versatilidade. Parecia veterano, não "pipocava" nunca, nem conhecia esse termo.

Deco, meia-direita clássico, porte físico do famoso jogador Bráulio do Inter de Porto Alegre, rápido e veloz, fugia do choque com dribles curtos e progressivos.

Centroavante Ivan, também atacante pelo lado esquerdo, o chamávamos de "Grandão", jogador moderno, 1,90 m de altura, forte fisicamente, bom finalizador, às vezes distraído, mas quando desafiado, rendia muito mais. Calvet, versátil, jogava de ponta-direita e centroavante. O atacante Biavatti era guri, forte, raçudo, veloz, jogava solto na frente. Subiu dos Juniores junto comigo. Léri, ponta-direita vindo da vizinha Getúlio Vargas, com bom drible e cruzamento.

Chicória, atacante vindo do Ypiranga de Erechim, na frente corria em todas as direções, buscando e criando espaços. Sarará, outro atacante pela esquerda, habilidoso, cadenciava o jogo quando era necessário, com sua habilidosa perna esquerda.

Apesar de o Beto França ter me ensinado muito sobre futebol, sendo o responsável por me trazer do time de juniores para o profissional, após a saída do Raul Matté, que aperfeiçoou minhas noções de posicionamento, atitude e imposição física e moral, deu lugar ao novo treinador, o principiante Ivanir Rodighero. Empresário da cidade, do ramo de gás, bem posicionado financeiramente, Rodighero fazia uma coisa de que não gostava muito, que era ajudar financeiramente o clube na função de diretor de futebol. Como todo "italiano", ele não gostava de ver sair dinheiro. Porém, sua felicidade como treinador pagava com juros suas despesas. Limitado como estrategista, tinha um bordão que sempre usava nas preleções minutos antes do jogo: *"Pessoal, acabou a brincadeira!"*

E o resto, táticas, jogadas... Muito astuto, falava pouco, essa parte importante era com o time dentro do campo. Lá no banco, quase sempre tratava de acatar as dicas de posicionamento e substituições sugeridas pelo esperto Prof. Roberto França, preparador físico do profissional, mas treinador e descobridor de talentos das categorias de base desde sempre. Aliás, Betinho, como é carinhosamente chamado, é um baluarte de Passo Fundo, sua lista de jogadores revelados para o futebol e cidadãos acima de qualquer suspeita forjados com sua disciplina, bondade e ética é infindável.

Sobrava confiança para o plantel do 14, comigo não era diferente. Pois não é que o Canhão da Serra, então com 38 anos, veio encerrar a carreira no 14 de Julho, ao nosso lado no resplandecer dos meus 18 anos?

A chegada de Bebeto

Aquele ano prometia, após avançarmos a fase inicial, uma ótima notícia para o grupo. Vejam quem foi o atacante contratado pelo 14 Julho para tentar subir à primeira divisão. Ele mesmo, chegou

Bebeto, o Canhão da Serra, para reforçar nosso time e amedrontar os adversários – sem dúvida estávamos muito animados e motivados para tentar subir à elite do futebol gaúcho. Agora ele retornava ao 14 de Julho trazendo na bagagem toda a experiência adquirida em dezenas de clubes pelo Brasil afora.

O convívio com o Bebeto seria muito rico, dentro e fora de campo, com ótimos conselhos e também compartilhando conosco suas vivências e angústias. Ele contou certa vez sobre sua passagem pelo Corinthians, o motivo real de ter abandonado a cidade de São Paulo. Em abril de 1969, seus companheiros de concentração o convidaram para sair à noite e ele recusou o convite, sem saber bem o porquê. Horas depois, antes do dia clarear, chegou a notícia de que dois atletas corintianos (o lateral direito Lidu e o ponta-esquerda Eduardo) haviam morrido numa capotagem na marginal Tietê, em São Paulo. Ele estaria junto.

Tal era a sua sensibilidade e mansidão que Bebeto não tolerou aquela tragédia, instintivamente fez as malas e foi embora. Não comentou qualquer outro problema, com certeza aquele infortúnio fora a gota d'água, como me confidenciou o incrível goleador.

Formado em Educação Física, o professor Bebeto, nesta época, ao saber que eu era aspirante a faculdade, ele soltou a máxima: – *"A escola da vida é aqui, no futebol"*. Eu nunca duvidaria dele, seu carisma era inebriante.

Nesse período, já aos 38 anos, observei que nos dias de jogos Bebeto sempre pedia ao roupeiro um calção tamanho pequeno, que aguçou minha curiosidade. *"É para os zagueiros adversários pensarem que estou com as pernas grossas e bem preparado!"*, explicou. Este era o carismático Bebeto, cuja pancada na bola era algo inato.

O campeonato em sua fase classificatória, tínhamos o Pratense, da vizinha cidade Nova Prata, como um árduo adversário. Na defesa, o capitão e assustador zagueiro "Bode", que conservava uma barba de lenhador, tentava intimidar o adversário e batia nos atacantes sem dó, principalmente quando jogava em casa. Claro que eu o respeitava! Mesmo assim vencemos as duas partidas contra eles, em casa ganhamos de 3x0. Lembro de um dos gols, após o Bebeto bater uma falta com o pé direito, a bola acertou na barreira e voltou quicando, daí o Canhão pegou com a canhota e furou a rede. No jogo de volta, em Nova Prata, ganhamos de 2x1.

Enfrentamos o Esporte Clube São José de Porto Alegre em seus domínios na fase classificatória, 23 de outubro de 1983, terminando no empate sem gols numa tarde escaldante. Voltamos para decidir em casa no dia 27 do mesmo mês, contra o mesmo Zequinha, a chance de avançar à fase final da competição. Foi neste jogo que o insubstituível Bebeto me defendeu do veterano Jerônimo, ex-volante do Grêmio, que logo no início do jogo sentenciou este novato meio-campo, ao perceber minha mobilidade e procura pelo jogo: *"Vou te quebrar a perna, guri"!*

Aquilo soou como uma condenação. Por segurança ou falta dela, ou até mesmo medo, por que não? Eu me queixei para Bebeto imediatamente. Com sua autoridade, interrompeu o jogo com um pedido de tempo, chamou o experiente volante e calmamente lhe disse para todos ouvirem: *"Que é isso, Jerônimo, deixa o guri jogar"!* Aquela simples frase me libertou, como um exorcista ao expurgar o mal para bem longe daquele sacrossanto gramado. Naquele 13/11/83, a "cobra criada" assentiu com a cabeça com um sorriso "amarelo" e voltou para Porto Alegre com 3x0 no costado.

Com aquela convincente vitória, o GER 14 de Julho avançava a passos firmes, inflamando a cidade na crença de retornar à divisão principal. Pois aquele ano reservava encontros épicos, especialmente no quadrangular final, durante a tentativa do 14 de Julho de subir para a primeira divisão de 1984.

Duas vagas seriam disputadas por quatro cidades. Curiosamente, dois 14 de Julho, o rubro-negro de Santana do Livramento, cidade que faz divisa "seca" com a uruguaia Rivera, e nós, o alvirrubro de Passo Fundo. O alvinegro Santa Cruz, de Santa Cruz do Sul, cidade de origem germânica, localizada no coração do estado, e o amarelo e azul do Esporte Clube Pelotas, lá do extremo sul gaúcho.

Flerte com a primeira divisão

Naquele 23 de novembro de 1983, às 21 horas, no Estádio Vermelhão da Serra, aconteceria a segunda partida válida pelo quadrangular final, que classificaria duas equipes para a divisão especial de 1984. O jogo era contra o Santa Cruz, que vencera sua primeira partida, domingo último, contra o 14 de Julho de Livramento e agora vinha a PF enfrentar a nossa equipe, defendendo a liderança do quadrangular ao lado do Pelotas, que havia nos vencido de 1x0 nos seus domínios, no último dia 20, em um jogo "peleado".

Em Passo Fundo, naquela quarta-feira à noite, temperatura amena, noite sem lua, os "lampiões" eram visíveis no Vermelhão da Serra, lá em cima do morro, e poderiam ser identificados de muito longe. Em suas arquibancadas, os amantes do futebol passo-fundense estavam reunidos e aguardavam ansiosamente pelo desfecho daquele encontro.

Jogo muito tenso em seu início, aguerrido, equilibrado com o grande oponente daquele ano, o Santa Cruz. No primeiro tempo, os adversários se postaram com respeito, equilíbrio e determinação em não ceder espaços. Facilitamos o trabalho da zaga adversária alçando muitas bolas aéreas, a única jogada mais perigosa foi em bola parada, quando Bebeto obrigou o goleiro adversário Carlos a ótima defesa. Teve um lance polêmico em toque na mão do zagueiro Chimbica, o árbitro não marcou irregularidade, aumentando a tensão dos jogadores e da torcida alvirrubra. Encerrada a primeira etapa.

Eram 21' da etapa complementar quando o ótimo atacante adversário Betinho, que jogava em todos os espaços do ataque, infernizando a defesa, aprontou mais uma surpresa. O ambidestro fez 1x0 com gol olímpico. Largaram na frente e se posicionaram dentro do seu campo. Digerimos o susto e fomos pra cima, o que já estava difícil, poderia ficar dramático. Entretanto, imediatamente após a saída da bola, nossa torcida levantou ao cavarmos uma falta na meia-lua da grande área.

O ótimo goleirão adversário Carlos começou a arrumar a barreira, sem pressa, tentando conter nosso ímpeto e tirar a concentração do batedor. Ele e todo o estado já conheciam o Bebeto, que não gostava de bater colocado. Posicionou quase todo seu time na barreira cobrindo seu lado esquerdo, e ficou no canto dele ao lado da trave direita, ocupando todo o espaço com seu corpanzil, aguardando a "bala". Agora o "guapo" esperava ansioso e solitário pelo duelo. Sabia que por cima da barreira teria que ser um chute colocado, o goleiro não pode sair antes, pois corre o risco de tomar o gol no próprio canto onde está posicionado. Portanto, sem se mexer, lá esperou por seu algoz intermináveis segundos, silêncio no Vermelhão da Serra. O Canhão estava impávido, tranquilo, era seu ofício desde os 16 anos de idade, agora, aos 38 anos, no apagar das luzes de uma carreira marcada pelos seus pés também 38. Em momentos descontraídos, quando se gabava e me mostrava suas canelas sem nenhuma cicatriz das chuteiras dos rudes beques gaúchos, me explicava que não gostava de divididas, até porque fisicamente era menos privilegiado que a maioria dos zagueiros. Com a bola parada, os adversários guardando distância regulamentar, esta preocupação não existia. Já havia abatido tantos goleiros na sua trajetória, por que pararia neste aqui? Tomou distância, dois passos da bola, talvez três, que aguardava ansiosa uma pancada seca, de pé direito, que explodiria no poste, a um palmo da cabeça do goleiro, que não esboçou absolutamente nenhum movimento, tal a velocidade da "bola-projétil". Ao tocar na parte interna da trave, foi escorrendo para as redes e desatando o frenesi da cidade, que via uma esperança de retornar à primeira divisão, empatada a peleia, aos 23'. Bebeto era propriedade de Passo Fundo, apesar de ter nascido na vizinha Soledade. Adalberto Vilas Boas dos Reis era cidadão rio-grandense, respeitado e temido em qualquer campo do Rio Grande, fez jus a alcunha, o Canhão abatera mais um guarda-redes. Foi um momento mágico e inesquecível para todos que presenciaram aquela partida de futebol de primeira.

Ainda teria muito jogo pela frente, o Santa Cruz dava sinais de cansaço, precisávamos da vitória a todo custo, fomos aumentando a pressão com a ajuda fundamental da "inflamada magnética", como imortalizou Jorge Benjor. Nosso time veterano que treinava junto apenas duas vezes por semana buscou forças e superação. Partimos para o sufoco, na goleira do abafa, aquela com a arquibancada atrás. Mais um lance de toque de mão na área, para a torcida, outro pênalti não marcado; conforme sinalizou o árbitro José Mocellin, toque involuntário, segue o jogo. Aos 27 minutos, confusão na área, vai para o chão o intocável Bebeto, mas, desta vez, a bola é acomodada carinhosamente na marca da cal. O camisa 10, Pisca, entregador de gás nas horas vagas, bem preparado física e mentalmente, com total frieza, adquirida numa trajetória humilde em campos esburacados da várzea, com uma personalidade inabalável, que eu muito admirava, se posicionou com as mãos na cintura, alheio a tudo e a todos. Numa cobrança magistral colocou a bola no canto esquerdo da meta adversária, decretando 2x1.

Fomos à fronteiriça Santana do Livramento e vencemos os donos da casa por 2x1 no dia 27/11/83, naqueles jogos tipicamente aguerridos de uma fase final, quando os defensores da fronteira venderam muito cara a derrota. Esperamos em casa para o jogo de volta no dia 30/11/83 com a convicção de vencermos novamente; contudo, ficamos no empate de 1x1, em um jogo catimbado e enfadonho em que nada deu certo para nós. Sabíamos que um adversário da fronteira nunca era fácil, como provou o homônimo 14 de Julho. Inacreditável, desperdiçamos grande chance.

Recebemos o ótimo Pelotas no dia 4/12/83 e tomamos uma surra. Quando tentávamos o empate, pois já perdíamos por 1x0, o brilhante atacante Celso Guimarães fez um golaço de falta, meteu a bola na gaveta, 2x0 para os visitantes com todo mérito e superioridade.

Ambos com cinco pontos ganhos, ombro a ombro na tabela, teríamos o jogo decisivo em Santa Cruz do Sul, quem ganhasse subiria à divisão especial!

Sentia-se na cidade um clima de festa, como relatou Ary Machado da Rádio Planalto, de Passo Fundo. O time do 14 de Julho havia viajado 220 km no mesmo dia.

– Saímos de manhã, almoçamos no caminho, descansamos por três ou quatro horas na vizinha Vera Cruz e rumamos para o estádio dos Plátanos. A noite estava muito boa, fresquinha, agradável, lembro como se fosse hoje. Tivemos dificuldades para chegar ao estádio, nos fardamos dentro do ônibus, não foi possível fazer o aquecimento. Entramos em campo hostilizados, sem massagem ou aquecimento, naquele estádio completamente lotado. Tragicômico lembrar que jogaram um galo carijó lindo dentro do campo, o mascote, igual ao urubu do Flamengo que vimos inúmeras vezes pela TV no Maracanã. Ivan, nosso centroavante que jogava caindo pela esquerda, encurralou o galo junto ao muro e enfiou-lhe o pé com toda força e o bicho saiu em disparada soltando um penaredo para loucura da torcida pelo desaforo e desrespeito ao animalzinho. Com aquele gesto ficou claro que o que seria difícil se tornaria impossível e que não sairíamos dali tranquilamente naquela noite a não ser que perdêssemos. Mas perder para quê?

Quando Bebeto cumprimentou os zagueiros experientes com mais de 30 anos de bola, a dupla Tadeu e Tião desconversou, confidenciaram que o ainda mais matreiro, o experiente treinador Deca, tinha lhes avisado que não era para falar com ele. Bebeto, sorridente e brincalhão como sempre, indagou: *"Que é isso pessoal?"*. *"Todos te conhecem, tu vens com uma conversa mole e depois ainda arruma algum jeito de complicar a nossa vida"*. Pura verdade, mas é muito engraçado.

Iniciada a partida com vinte minutos de atraso, entramos com a musculatura fria para começar um jogo que já estava em ebulição. Sentimos de imediato o "abafa" dos donos da casa, como acordar em sobressalto. Aos dois minutos, após jogada pela direita, bola na área, carga do ataque e o irascível Betinho fez um a zero. E que abafa, aos nove minutos, após escanteio, o ótimo meia-direita goleador Renato Teixeira com seu estilo elegante, num bolo de jogadores, fazia 2x0 de cabeça. Um desastre, parecia mesmo que seríamos goleados impiedosamente. Alucinada, a torcida embalava o time carijó. Cada vez que Ivan pegava na bola o estádio vinha abaixo: *"É esse, é esse..."*. O "Grandão" gostou daquilo. Aqueles que um dia contestaram seu futebol ou a sua coragem certamente desconheciam aquela sua apresentação que foi célebre, marcante, deslumbrante, se fosse hoje com internet, You Tube, emissoras e caça-talentos estaria empregado em qualquer clube grande. Mas voltemos ao jogo. Aos 15 minutos, após falta cobrada na área, falhou o arqueiro Carlos e o inesquecível Ivan, ele mesmo descontou para 2x1, mais ódio da torcida. Novo ataque adversário, o excelente meio-campo Luiz Fernando, que desarmava e atacava com vitalidade, é derrubado na área do 14 de Julho. O nosso algoz daqueles encontros, Betinho, ampliou para 3x1. Nosso time brigava muito, cheio de coragem, atacava os donos da casa, que nos seguravam como podiam. Cometeram falta na intermediária, pois perto da área era quase fatal. O grande goleiro Carlos arrumou a barreira, esperou novamente o chute forte do Bebeto? Mas, sendo Bebeto, não seria tão previsível. O número 9 mais temido do Rio Grande colocou por cima da barreira, o "guapo" novamente ficou estático, 3x2 no placar, resultado final do primeiro tempo. Estávamos vivos e muito quentes para a segunda etapa. Eu me arrepio até hoje ao relembrar!

A torcida empurrou o Santa Cruz no segundo tempo, este resultado os colocaria na primeira divisão, eles acreditavam e muito. Nosso time contragolpeava sempre perigosamente e não se entregava, por que não ir para cima? Fomos com tudo, faltavam ainda 10 minutos quando o zagueiro Tadeu tirou com o braço a bola que estava embaixo dos paus, "trila" o apito. Tremenda confusão, jogadores pressionam o árbitro, brigada em campo, invasão dos dirigentes do Santa Cruz. O experiente árbitro Airton Bernardoni marcou convicto, mas naquela fumaceira só os fortes têm esta coragem e convicção, todos sabemos disso. Penalidade máxima, nosso camisa 10, Pisca, com seu olhar fixo e imperturbável, apesar do frenesi em sua volta, pegou a bola com a segurança dos matadores e a meteu nas redes, sem chance para o goleiro. Bateu com a tranquilidade que demonstrava na várzea desde muito jovem e decretou o empate em 3x3, que seria o resultado final. Atônitos, ninguém acreditava naquilo, para o desespero de toda Santa Cruz, que mostrou a irracionalidade que a paixão pela bola pode provocar.

O preparador físico Beto França tinha alertado a todos lá no intervalo: *"Quando terminar o jogo, independentemente do resultado, voem para o vestiário!!!"*

Na saída de campo, fiz o combinado; só parei de correr dentro do minúsculo vestiário. Mas o Léri, nosso ponta-direita, estava lá do outro lado do campo e chegou com o uniforme rasgado após apanhar da torcida, que invadiu o gramado revoltada. Mas conosco? Estávamos lá para defender nossas cores! O Beto França começou a contar, um a um, todos sãos e salvos. Alguns, como eu, estavam apreensivos, tensos e ainda ofegantes, transbordando de adrenalina. Bebeto era intocável, benzido nos gramados gaúchos, era propriedade do Rio Grande, mas o resto teria que proteger sua vida naquele momento, principalmente o Ivan, que, por conta do galinho carijó, hoje provavelmente seria processado pelo Ibama e perseguido nas redes sociais.

O time do 14 de Julho ficou encerrado, naquele inseguro vestiário, típico do interior gaúcho daqueles tempos. Pedras quebravam os vidros das pequenas janelas e espatifavam nas paredes. Tentativas de derrubar a porta foram várias, até chegar o policiamento mais ostensivo.

Alguém dos nossos sacou da bolsa um revólver, era um calibre 22, achei muito pequeno, mas acho que assustaria algum incauto, assim como também me assustou. O clima era muito tenso, o medo misturado com euforia, e o barulho lá fora não parava, apesar de ter passado mais de uma hora do término do jogo. Banho e troca de roupas? Sem chance!

Como o vestiário continuava a ser apedrejado através das janelas destruídas, a Brigada Militar nos levou de volta para dentro do campo, ainda fardados, fazendo um grande círculo de escudos à nossa volta.

Quando tudo parecia ter se acalmado, após duas horas do fim da peleja, toda a delegação saiu protegida pela polícia, por dentro do gramado e depois por um portão lateral. Quem se manifestava tomava com o cassetete no lombo, o incrível naquilo tudo, era que ainda tinha gente tentando nos agredir.

Entramos no ônibus e saímos escoltados por dois camburões até o trevo da cidade. Aprendi com os mais experientes que, além de fechar as janelas, deveria fechar as cortinas também. Agora, o mais importante, era ficar abaixado no chão, abaixo da linha das janelas.

Uma medida providencial, pois os tijolos e pedras estraçalhavam os vidros laterais, as pedras na maioria das vezes ficavam nas cortinas, quando as ultrapassavam, caíam sem força o suficiente para machucar alguém. Do para-brisa não sobrou nada. Voltamos com o ônibus bem arejado, pela falta de vidros, o que ajudou a refrescar e abaixar a temperatura e o ânimo de todos. Rigorosamente empatados, haveria a "disputa" de mais dois jogos, um em cada cidade.

Agora, o bom time do E.C. Pelotas, treinado pelo famoso e respeitado técnico Galego, já estava classificado para a divisão principal e o encardido fronteiriço 14 de Julho de Livramento eliminado. Haveria um jogo extra entre 14 de Julho e Santa Cruz. Poderia ser em PF, pois eles provavelmente sofreriam interdição do estádio devido aos últimos acontecimentos. A segunda vaga estava em nossas mãos, como profetizava o experiente jornalista e comentarista de futebol do *Correio do Povo* e Rádio Guaíba Edegar Schmidt em sua coluna no dia 11-12-83, após acompanhar "in loco" o memorável jogo quatro dias antes. Escreveu ele:

O 14 de julho agora é favorito para ganhar a segunda vaga para o próximo campeonato gaúcho.

Eu sempre achei que a diferença entre ele e o Santa Cruz era muito pequena, mas depois do jogo de quarta em Santa Cruz vi que a diferença técnica é muito grande a favor do Santa Cruz mas que a diferença de garra é enorme a favor do 14 de julho.

O que o 14 fez em Santa Cruz, foi incrível. Um time cansado, com jogadores que trabalham até ao meio – dia e viajaram a tarde, só chegando ao estádio oito minutos antes do jogo, parecia que seria amassado pelo adversário nos primeiros dez minutos. Levou dois gols, parecia levar cinco. Mas aos poucos aquecendo durante o jogo porque antes não houve tempo, foi mudando o jogo. E mesmo duas vezes perdendo por diferença de dois gols, o 14 de julho chegou ao empate que força a super decisão. Se vencer neste domingo no Vermelho da Serra, não perde a vaga. Se ganhar hoje, quarta-feira terá sua tarefa facilitada até pela ausência do público no estádio da Santa Cruz, porque a decepção foi muito grande. Uma grande festa estava armada e Bebeto e seus companheiros desmancharam esta festa. O público, que eu vi saindo do estádio, não acredita mais em recuperação do *Santa Cruz*. E terá toda a razão se o 14 ganhar hoje. Se isso acontecer não haverá força que remotive o time até então tido como favorito. E assim, o 14 de julho chegará a Santa Cruz na quarta-feira para jogar por um empate contra um adversário intranquilo e abandonado por sua torcida.

Bebeto

No time semi-profissional de 14 de julho, destaque para o goleiro Orso, o zagueiro Xavier, o armador Marquinhos e o falso ponteiro Ivan. Mas destaque, acima de tudo, para o Velho Alberto Vilasboas, e Bebeto. Que gol, ele marcou de falta. Que temor ele ainda causa nos adversários.

Sem correr, apenas rodando à frente da área, ele orienta o time, briga, toca de primeira, e quando pode, chuta. E sempre que chuta, é meio gol. Quarta em Santa Cruz, chutou três vezes, marcou um gol, e numa outra jogada cavou a falta que acabou em outro gol. O futebol de Passo fundo, prestes a voltar à primeira divisão, deve prestar uma grande homenagem e este time humilde do 14 de julho. Mas deve prestar uma homenagem muito especial ao seu goleador. Bebeto é o maior do futebol do interior, é um dos maiores goleadores que futebol gaúcho já teve. E a partir desta tarde no Vermelhão da Serra, pode estar conseguindo outro título.

Recorda o nosso preparador Roberto França os acontecimentos na concentração do City Hotel, na avenida Presidente Vargas, na véspera do jogo mais importante do ano. Ocorreram grandes discussões entre uma comissão dos nossos jogadores mais experientes, noite adentro, e a diretoria liderada pelo contido e pão-duro presidente Celso Guerra. O motivo, a premiação para subirmos à primeira divisão; depois de muitos anos PF não tinha representantes, era a chance da cidade. Como nossos jogadores eram praticamente amadores e ganhavam salários muito baixos, encontraram naquele jogo uma esperança de pelo menos uma premiação justa. No primeiro jogo daquele quadrangular decisivo, fora de casa, tínhamos dormido na Brigada Militar de Pelotas, obviamente nem descansamos pelo barulho das trocas de plantão e também propositalmente, pois enfrentaríamos o time da cidade. Naquele sábado de noite barulhento, o Bebeto retirou-se do quartel e foi dormir no hotel pagando do seu bolso, inadmissível! O objetivo da nossa diretoria era de não gastar com hotel e alimentação, só pagariam o ônibus. Precisávamos vencer os adversários e também uma diretoria que nos sabotava. Visivelmente uma diretoria que temia subir à primeira divisão, pois também representava custos e desafios. Portanto, não chegou a nenhum acordo com a comissão e fomos para o jogo com muitos atletas visivelmente incomodados e desgastados. Como o futebol continuamente mostra que estes embates sempre favorecem o adversário, mais uma vez aconteceu.

A torcida do Galo de Santa Cruz invadiu a cidade naquele domingo à tarde para a decisão da vaga.

No domingo, dia 11/12/83 tivemos um jogo disputado palmo a palmo, com respeito mútuo. O Santa Cruz teve uma chance em bola parada, na cobrança de escanteio, quando o excelente Luis Fernando Wissmann, que eu estava tentando marcar, correu e testou com força para baixo, obrigando o goleiro Orso a fazer a melhor defesa do jogo. O segundo tempo foi ainda mais truncado e sem oportunidades, caiu uma chuva para deixar a bola ainda mais indomável. Terminou 0x0, voltaríamos a Santa Cruz novamente. Agora teria um desfecho.

De maneira inacreditável, naqueles tempos de leão (como na música), o estádio deles não foi interditado. Estávamos no limite de nossas forças físicas e a mental havia capitulado no momento em que vimos a inoperância e falta de iniciativa de nossa diretoria.

Mas dessa vez eles foram superiores e mereceram voltar à primeira divisão. Naquele 14 de dezembro de 1983, novamente no Estádio dos Plátanos, nos ganharam de 2x0 com visível superioridade.

O 14 de Julho de Passo Fundo ficou na cara do gol, morremos na praia, não quero e não vou "caçar bruxas" mas bem que poderia ter sido diferente.

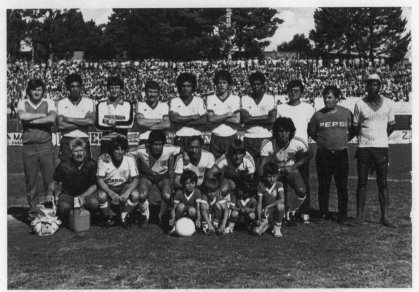

Time do 14 de Julho, 1983. Da esquerda para a direita:
em pé: Rodiguero (Treinador), Júlio, Orso, Lívio, Joubert,
Marquinhos, Xavier, Roberto França (Prep. Fisico).
Agachados: Vilson (Massagista), Nenê, Deco, Bebeto, Pisca, Ivan.

Agulhas assassinas

Meu primeiro treinador profissional foi o ex-jogador Raul Matté. No ano de 1966 Raul ajudou o Gaúcho de Passo Fundo a ingressar na elite do futebol do RS, na divisão especial. Em 1969 foi improvisado como centro-médio, em uma emergência, e nunca mais deixou a posição. Devido ao seu perfil e liderança marcantes, tornou-se capitão do time. Marcou época, como símbolo da garra e amor à camisa alviverde. Raul corria do primeiro ao último minuto de jogo, desarmava os adversários com lealdade e ainda marcava gols. Nessa época, foi convocado pela seleção gaúcha e levantou a taça Atlântico, disputada contra grandes clubes, como o argentino Racing e os uruguaios Peñarol e Nacional. Jogou também no Atlético de Carazinho, onde encerrou sua brilhante trajetória nos gramados. As conversas de amantes do futebol daquela época relembram que o Gaúcho nunca mais foi o mesmo após a saída de Raul.

Curiosamente, foi o técnico Raul Matté que me fixou como volante, posição que me projetou no futebol. Lembro-me do seu carinho, maneira cuidadosa e detalhista ao passar seus conhecimentos sobre os segredos da posição que ele tanto conhecia. Ele me ensinou a cobrir os avanços dos laterais, armar jogadas e fazer lançamentos. Na marcação, sempre ser leal, mas mostrar ao adversário a presença através de uma atitude forte e determinada. Raul Matté faleceu devido a complicações de hepatite contraída durante seus anos de atleta.

Existe um período da história do futebol brasileiro que é muito triste e melancólico, pois ex-jogadores da década de 60 a 80 foram contaminados pelo vírus da hepatite C, que nem era conhecido pela medicina nessa época. Atletas inocentes desenvolveram uma doença silenciosa e traiçoeira como uma serpente, onde eram contaminados por um desconhecido, invisível e letal inimigo.

Meu colega de aula e amigo gastroenterologista Dr. Luis Antônio Iglesias Júnior é um dos mais importantes hepatologistas do país, sendo pioneiro no tratamento dessa doença, revelando sua experiência constantemente em congressos sobre o assunto no Brasil e exterior. Ele descreve a silenciosa epidemia no meio futebolístico, causada pela hepatite C:

"O vírus da hepatite C foi descoberto em 1989 devido às técnicas de biologia molecular. Antes de tal descoberta, falava-se de um tipo de hepatite infecciosa então designada por: hepatite 'não A' e hepatite 'não B'. Os indivíduos portadores da doença tinham evidências clínicas ou laboratoriais de hepatite, no entanto não havia evidências de infecção viral das hepatites A e B.

Os estudos realizados em doentes com hepatite não A e não B permitiram o estabelecimento da associação entre a doença propriamente dita e do histórico de transfusão sanguínea ou história de toxicodependência. Dessa forma, em 1989, os cientistas identificaram o vírus da hepatite C como sendo o agente infeccioso responsável por mais de 95% dos casos dessa hepatite 'não-A, não-B'.

Descobriu-se que o vírus da hepatite C se encontra no sangue e sua via de contaminação é a hematogênica, transmitindo a doença através do sangue contaminado. O vírus depois de penetrar na circulação sanguínea viaja até o fígado, local onde desencadeia um processo inflamatório inicial, chamado de hepatite aguda. Tal inflamação, frequentemente, perpetua-se, evoluindo para um estágio de hepatite crônica.

A infecção aguda pelo vírus da hepatite C, habitualmente, não origina sintomas e, por essa razão, raramente, é diagnosticada. A maioria dos indivíduos com infecção crônica não se recorda de nenhum episódio agudo de icterícia ou de doença hepática. A infecção pode evoluir para a forma crônica numa grande porcentagem de casos, embora a infecção aguda, a qual ocorre quando o vírus entra no organismo, não seja, geralmente, acompanhada de doença clinicamente evidente. Existe uma elevada probabilidade de que esse agente permaneça e se replique no fígado, conduzindo uma lesão progressiva do órgão, sem sintomas durante 20 a 40 anos, até provocar em alguns casos cirrose e câncer. Por isto que os atletas contaminados entre as décadas de 1960 e 1980 descobriram a doença a partir dos anos 2000."

No Brasil, naquele período que mais tarde revelou-se obscuro, era habitual o uso comunitário de seringas em vestiários antes de partidas profissionais. O equipamento era utilizado para aplicar energéticos e medicamentos nos jogadores, o que criou um efeito cascata, visto que a seringa utilizada por um atleta era compartilhada com os outros colegas de profissão.

Havia, também, outra prática bastante comum, que promovia a disseminação da doença. Tal prática ocorria durante as concentrações, onde os jogadores dividiam aparelhos de barbear. Novamente, um atleta com o vírus gerava uma reação em cadeia pelo compartilhamento do objeto. Entre as substâncias utilizadas pelos jogadores na época, estavam: a thiaminose, o energizan e o glucoenergan, este último, o mais frequentemente usado pela maioria dos atletas, é um supressor de apetite e seu uso ocorreu entre atletas a partir desse período.

A medicação era administrada no vestiário, antes dos jogos, normalmente com seringas e agulhas reutilizáveis, as quais eram submetidas ao processo de fervura entre as aplicações. É importante ressaltar que não era o glucoenergan ou as outras drogas injetáveis os responsáveis por causar a doença, mas sim o modo de aplicação. Como também por infiltrações de corticoides para conter as dores articulares, frutos do desgaste e lesões crônicas.

Continua Iglesias: *"Na época, as seringas e as agulhas não eram descartáveis e o processo de fervura não era capaz de inativar o vírus da hepatite C. As seringas descartáveis só começaram a ser disponibilizadas a partir do final dos anos 70, no Brasil. Tratamento atual com 96% de cura através de antivirais de ação direta."*

Os ex-atletas, principalmente do meio futebolístico, evitam comentar sobre a doença da hepatite e rejeitam exames médicos. O silêncio é padrão. Eles escondem a doença. Ainda há muito preconceito, muitos não falam por medo de ser interpretado como doping, o que não ocorria. Os próprios clubes não gostam de falar do tema, por receio de reparação. Muitas coisas aconteceram nos vestiários...

A Sociedade Brasileira de Hepatologia desenvolveu campanhas em 2010 dirigindo-se especialmente aos ex-jogadores, liderada pelo campeão mundial de 70, Wilson Piazza, quando presidente da Federação das Associações de Atletas Profissionais (Faap). Na época foram diagnosticados 209 ex-atletas com teste positivo em todo Brasil.

Jorge Valdano, campeão mundial pela Argentina, em 1986, fazendo gol na final contra a Alemanha, ao lado de Burruchaga e Maradona, que ganhou duas copas da Uefa pelo Real Madrid, encerrou sua carreira súbita e inesperadamente aos 31 anos após o diagnóstico de hepatite.

Essa história para mim é muito triste porque levou embora muitos amigos com os quais joguei pelo 14 de Julho, como o Ivan, Lívio, Loreno, Xavier e o Bebeto. Já ouvi muitas versões de ex-jogadores e técnicos sobre os motivos pelos quais esses ex-atletas não comentaram sobre a doença da hepatite e rejeitaram exames médicos.

"O silêncio é padrão. Eles escondem a doença, ex-boleiro é vaidoso, gosta sempre de dizer, eu ganhei, eu fiz muita festa, eu fui a muitos lugares, ex-boleiros evitam o teste da hepatite porque podem ser obrigados a largar a vida de churrascadas e de bebidas."

Discordo vigorosamente dessas opiniões tacanhas e canhestras, acho isso um ultraje à memória de ídolos do futebol brasileiro, em especial dos amigos com quem convivi fraternalmente por anos maravilhosos e inesquecíveis.

Será que esses "entendidos" da natureza humana imaginam o que é ser submetido a um transplante de fígado? Tratar uma doença com remédios paliativos que não funcionam? Dar um telefonema desesperado para a secretaria de saúde para furar a fila do transplante? Pedir para um político, como muitas vezes recebi cartas e telefonemas dessas autoridades para beneficiarem seus eleitores. E os outros que não tem ninguém por eles e ali na fila rezam para chegar sua vez enquanto é tempo? Sem dinheiro? Sinto muito, seu convênio não cobre o tratamento.

Pelo SUS, uma fila que para muitos representava um caminho na escuridão de um túnel prestes a desabar em sua cabeça, como aconteceu com o Jorge Luiz, ex-meia e atacante do Pelotas que certa vez me telefonou desesperado, para ele a fila não andou, faleceu em 19 de março de 2013.

Hoje, como médico, estudo e aprendo as diferentes maneiras dos pacientes enfrentarem uma doença, existem cinco fases que precisam ser vivenciadas. A primeira é a negação, é um mecanismo de defesa que nos faz acreditar que aquela situação não pode estar acontecendo. A segunda é a raiva, quando a pessoa não se sente merecedora daquela tragédia. A terceira é a negociação, a pessoa tenta barganhar para que a tragédia ou mudança não seja tão drástica. A quarta é a depressão, quando a pessoa percebe que a tragédia vai acontecer e reage com um choque emocional. A quinta etapa é a aceitação, que após o desastre emocional a pessoa consegue encontrar um impulso para reagir e trazer mudanças positivas para sua vida. Qualquer um de nós poderá enfrentar de diferentes maneiras essas fases e às vezes nem superá-las.

O quadro *O grito*, do pintor norueguês Edvard Munch, é obra de arte expressionista que simboliza a angústia e ansiedade da alma de um indivíduo, acho que se encaixa nessas situações e traduz o sofrimento humano ao adoecer.

Bebeto ficou doente, com seu carisma e camaradagem, admirado e respeitado com reverência pelos seus pares, torcedores, árbitros e imprensa. Meu amigo e colega de aula na PUCRS Dr. Eduardo Schlindwein, o "Brother", e a Dra. Maria Lúcia Zannotelli, ambos trabalhando na respeitada instituição, a inigualável Irmandade Santa Casa de Misericórdia de Porto Alegre, já tinham transplantado um fígado e também um rim para o Sr. Alberto Villasboas dos Reis, órgãos que infelizmente não voltaram a assumir suas funções plenamente a longo prazo, como o centroavante sempre fizera com a bola. Nosso destino é irônico, já disse o poeta. Na UTI do Hospital Dom Vicente Scherer, da Santa Casa de Porto Alegre, eu pude vê-lo, por acaso, quando lá estava meu pai, também transplantado do fígado. O "Brother" me falou: *"O Bebeto está aqui na UTI!"* Imediatamente fui vê-lo, no seu leito de morte me reconheceu, balbuciou meu nome com dificuldade por causa da traqueostomia[1]. Estava muito enfraquecido, sofrendo, seu corpo de atleta já não tinha o mesmo vigor. Bebeto faleceu dali a poucos dias, em 19 de setembro de 2003, aos 57 anos. Sua morte prematura permanece até hoje como uma chaga aberta em meu peito. Tento manter o sensacional Bebeto vivo em minha alma toda vez que repito o mesmo cumprimento à gurizada jovem da bola e aos meus residentes de cirurgia: *"E aí, 'pé de alface'?"*

---

[1] *Traqueostomia: intervenção cirúrgica que consiste na abertura de um orifício na traqueia e na colocação de uma cânula para a passagem de ar.*

5. NA MARCA DO PÊNALTI: A FACULDADE DE MEDICINA

Terminando o ano de 1983 e fora da primeira divisão, precisava esquecer tudo o que representava o mundo da bola até aquele momento, me abstrair totalmente, sublimar as derrotas no futebol e canalizar todas as energias aos estudos. Teria pela frente uns 45 dias até o início das provas do vestibular, que aconteceriam em janeiro, agora era o *"sprint"* final.

A rotina espartana iniciava-se impreterivelmente às 6 horas, ao clarear do dia, quando eu aproveitava para estudar no silêncio da manhã até às 7h15. Café da manhã rápido, ia para o cursinho pré--vestibular das oito ao meio-dia. À tarde, das 14 às 18 horas, revisava as matérias, fazia redações, assistia a algumas aulas específicas, principalmente de matemática e física, meus pontos mais vulneráveis. Pausa para o jantar. Reiniciava às 20 horas. Na calada da noite, até às 23 horas, fazia questões de vestibulares. Esta rotina não teve exceções nem no Natal, e muito menos no Ano-Novo. Eu estava determinado a entrar de qualquer jeito em medicina. Como eu queria continuar jogando no 14, nem tentei fazer vestibular em outras cidades, só fiz na UPF. Portanto, "só tinha uma bala na agulha".

As provas se iniciariam na primeira semana de 1984, no domingo com língua portuguesa e redação; segunda, inglês e literatura; terça, matemática e física; quarta, biologia e química; encerrando--se na quinta-feira com história e geografia. Para não me deixar influenciar, guardei os gabaritos e só conferi meus acertos na quinta à tarde. Foi nesse momento que tive certeza de que brigaria por uma vaga, tinha também a nota da redação, que eu nunca saberia. O resultado oficial demoraria mais dois dias, que agonia aquela espera.

No sábado à tarde me fechei no quarto, sintonizei na rádio, aguardava ansioso a lista dos outros cursos, o tempo demorava a passar, estava concentrado no momento que sairia a medicina, que vinha em ordem alfabética, quando de repente ouvi uma gritaria e barulho ao meu encontro. Meus pais e irmãos que estavam na sala e ouviram a lista de aprovados em outra emissora. Fui aprovado na primeira chamada, uma das 50 vagas era minha, grande momento de euforia. Minha mãe lembra que eu já tinha perdido a cor, estava pálido de tanto estudar. Coloquei um calção e camiseta velhas e me mandei para a sede do Gama vestibulares, em frente à praça central, aquela que tem a cuia de chimarrão, cartão-postal da cidade. Banho no lago, tinta por todo corpo, abraços efusivos, inúmeros amigos festejando aprovação em seus respectivos cursos. Da minha parte, primeiramente precisava agradecer ao professor Carlos Romero pela oportunidade e confiança depositada, conseguimos chegar lá. Os demais e também inesquecíveis professores que me ajudaram a chegar, como o Daniel Viunisky (Química), Saletinha (Química), Ironi (Redação e Literatura), Adilvo e Arthur (Biologia). Lá encontrei meus colegas aprovados, Pablito em Educação Fisica, Brizola em Direito, e o Fernando Tedesco.

Em alguns dias precisava fazer a matrícula e seria colega de amigos antigos, como os colegas do segundo grau escolar e cursinho Carla Mena Barreto (psiquiatria), o Leonardo Crossi (ortopedia), Marcos Busato (anestesia), Cleuza (ginecologia), Adolfo (vascular), Carlos Madalosso (gastrocirurgia). Conheceria novos, como o Gambá, Tubarão, Antero (ortopedia), Quinho (ortopedia), Michel e Gilberto (uro), Paixão (anestesia), Basileo (cardio), Luis Eduardo Hickembic, o Pingo (anestesia).

Para o ano de 1984 o cardápio já estava pronto. Faculdade de medicina em horário integral, treinos de futebol duas a três vezes por semana e jogos pelo 14 de Julho nos finais de semana, enfrentando novamente a concorrida divisão de acesso. Se tudo corresse bem, estaria formado dali seis anos, em dezembro de 1989.

O ano já estava bem projetado, sabia que tinha matérias muito difíceis e que precisava estudar bastante, principalmente anatomia humana, um dos mais importantes pilares da medicina. Histologia que era a cadeira do professor Heitor Verardi, ele mesmo, pai do André e do Tito.

Entre as grandes figuras desta nossa turma estava o Cláudio Inácio Canova de Castro, o "Quinho". No primeiro dia de aula, perguntou quem jogava bola, queria organizar o time da sala para os jogos dos calouros. Animou-se ainda mais ao saber pelos colegas que eu já era quase profissional.

O inteligente e astuto Quinho se tornou grande amigo, estudávamos juntos, ele sempre sabia tudo das matérias, o que não sabia, inventava. Também era hábil com a bola nos pés, driblava curto e chutava forte. O "alemão" Leonardo Crossi era colega de aula no segundo grau, jogava de zagueiro ou centro-avante, como tinha "faro de gols", jogou na frente para eu poder jogar de fixo na defesa. Nosso time de futsal era o Celso Merlo de goleiro, Quinho, Michel, Alemão, Busato, Paixão, Peri, Cecatto e eu.

Outra coisa muito engraçada na época foi que no "trote" dos calouros, me passaram creme nas pernas, fiquei sem entender o objetivo durante toda a festa, contudo, em casa, na hora do banho para tirar o "fedor" e a sujeira do corpo, vi que estava depilado. Fiquei envergonhado de jogar a truculenta segunda divisão com as pernas lisinhas, meus colegas de vestiário caíram na minha cabeça, se divertiram com a novidade para a época. Eram outros tempos, hoje em dia todo jogador se depila.

Aquele inédito primeiro semestre de 1984, estudando na universidade e jogando "semiprofissionalmente" andava de vento em popa, eu estava radiante, não pensava em mais nada.

Lições de anatomia

Meu primeiro contato real e muito intenso das aulas de medicina foi na sala de anatomia humana. Foi um momento extremamente marcante e doloroso. Logo nos primeiros dias de faculdade começamos a estudar biologia, biofísica, citologia e histologia (células e tecidos do corpo humano). São todas matérias de importância fundamental, mas absolutamente tranquilas de estudar.

É a anatomia, contudo, que lhe expõe a realidade na cara, que lhe provoca o primeiro grande impacto. A essa altura já tínhamos lidado com a morte e o luto de conhecidos e desconhecidos. Contudo, você chegar à sala e ver um cadáver formolizado sobre uma mesa é algo perturbador, me senti muito mal. Em todas as salas de anatomia das faculdades de medicina e hospitais há um quadro em suas paredes frias com um texto de 1876 intitulado *"Oração ao Cadáver Desconhecido"*, de autoria de Karl Rokitansky. Ele diz o seguinte:

> Ao curvar-te com a lâmina rija de teu bisturi sobre o cadáver desconhecido, lembra-te que este corpo nasceu do amor de duas almas: cresceu embalado pela fé e esperança daquela que em seu seio o agasalhou, sorriu e sonhou os mesmos sonhos das crianças e dos jovens; por certo amou e foi amado e sentiu saudades dos outros que partiram, acalentou um amanhã feliz e agora jaz na fria lousa, sem que por ele tivesse derramado uma lágrima sequer, sem que tivesse uma só prece. Seu nome só Deus o sabe; mas o destino inexorável deu-lhe o poder e a grandeza de servir à humanidade que por ele passou indiferente. Ao cadáver, respeito e agradecimento.

Nada dissipava minha imensa sensação de tristeza, diante daquela pessoa sozinha. Naquela sala fria, ele nos aguardará durante todo o ano, para que possamos dissecar, um a um, os seus músculos e órgãos. Tal aprendizado foi, sem dúvida, o mais marcante no início da faculdade. É um ambiente pesado e leva muito tempo para você assimilar e digerir. Sempre mantive profunda reverência, com silêncio e respeito.

Tenho um amigo querido, anestesista experiente, recordista em anestesiar pacientes para transplantes, cardíacos, hepáticos, renais e de pâncreas lá no hospital São Paulo, tendo em seu currículo um recorde por quinze anos anestesiando esses pacientes. O Dr. Euclides (atacante "Metade" da seleção médica) me confidenciou que não frequentava a sala de dissecção durante sua formação médica, foi impossível para ele superar esse obstáculo, seus sentimentos e respeito pelo corpo sem vida eram intransponíveis.

– *Me sentia mal com os cadáveres!*

Nova tentativa de acesso à "Primeira Divisão"

Desde o ano anterior, percebia que os mais veteranos reuniam-se umas duas horas antes do jogo com o massagista, ficava algo meio escondido, disfarçado. Ao averiguar, descobri que eles aplicavam um energético endovenoso. Nada mais razoável pensei, veteranos, trabalhavam durante o dia, dois treinos por semana e ainda correr 90', realmente não era fácil. Como eu estava na faculdade e já sabia aplicar injeções endovenosas, uma vez pediram para eu aplicá-las. Sabiamente, o preparador Beto França falou que ia retirar meu foco antes do jogo e me tirou daquele compromisso embaraçoso.

Para nova tentativa de acesso à divisão principal, na primeira fase classificatória, enfrentaríamos times da nossa região: o Taguá de Getúlio Vargas, o Santa Bárbara de Santa Bárbara do Sul, o Ypiranga de Erechim, o Atlético de Carazinho, o Pratense de Nova Prata e o principal rival Gaúcho. Da região central e fronteira do estado, os adversários seriam Cruzeiro de Santiago, São Gabriel que representava a cidade e nosso conhecido 14 de Julho de Livramento.

Iniciamos a campanha no dia 29 de abril de 1984 na vitória de 3x2 fora de casa contra o Pratense em Nova Prata, a seguir, engatamos mais três vitórias consecutivas. O quinto jogo seria o clássico da cidade, contra o Gaúcho, na casa deles. Naquele jogo, o também jovem lateral esquerdo Ricardinho estava muito ansioso e me perguntou: *"Porque tu estás tão quieto, está tudo bem?". "Estou concentrado, só isso!"*, respondi. *"Eu te garanto uma coisa, vou colar no ponta-direita, ele não vai tocar na bola..."* Dito e feito, parecia um carrapato, fez uma grande partida, inclusive o treinador deles substituiu o atacante por outro, descansado, que também foi contido pelo nosso excelente lateral.

Clássico "Ga-Quá"

O meu primeiro clássico citadino Gaúcho x 14 de Julho foi na casa deles, no Estádio Wolmar Salton, no dia 27/5/84. O Sport Clube Gaúcho, que tem como símbolo um periquito verde cujo carisma e caricatura emprestou do famoso personagem Zé Carioca, de Walt Disney. O jogo, como todo clássico gaúcho da capital do Planalto Médio, começou nervoso, com divididas fortes, mas sempre leais. O 14 largou na frente aos 8 minutos do segundo tempo. Deco, nosso meia-direita muito habilidoso, fez uma jogada maravilhosa e entregou para o ponta-direita Loreno vencer o bom goleiro Orso. Como era esperado, o segundo tempo traria o Gaúcho para o ataque, ninguém quer perder um clássico, muito menos em casa. Mesmo sob intensa pressão, com um jogador a menos, o 14 resistia, com a defesa bem postada, o meio-campo firme e dá-lhe contra-ataques infrutíferos. O árbitro já consultava seu cronômetro para os acréscimos finais. Foi aí que vi meu ídolo e amigo a última vez em ação, dentro das quatro linhas, pena que em lados contrários.

O Canhão da Serra, Bebeto, agora com 38 anos, havia voltado ao Gaúcho para tentar devolvê-lo à primeira divisão, antes de encerrar a carreira. Indubitavelmente eu acreditava que vê-lo em ação, mesmo contra, era uma celebração do futebol passo-fundense. Eis que, com a contenda já nos finalmentes, vem mais um escanteio a favor do Gaúcho, o último do jogo, 20 jogadores dentro da área, dez deles e dez nossos. O Bebeto gritando *"é agora, deixa comigo que eu vou fazer !! Não adianta 'pé de alface',"* como ele chamava a gurizada recém-saída do juvenil, como eu, que nem sabia se barbear direito. Bebeto estava se divertindo, cantarolando dentro da área. Naquele enredo de 30 segundos entre o ponta centrar a bola na área e o árbitro finalizar, ele conseguiu incendiar o time dele e deixar atônitos os jogadores do 14. Como ele poderia marcar? De cabeça somente em raras ocasiões e não na confusão do escanteio, alguém do nosso time estaria colado nele, ele fugiria do contato, o Canhão da Serra só pegava de "prima", e, pior, não escolhia o pé.

Voltando para aquela tarde, naquela cobrança de escanteio, a bola veio bonita para a grande área, no lusco-fusco da tarde, a zaga tirou soberana, mas e o Canhão? Onde estava? Havia se escondido onde? Senhores, ele estava esperando sua velha amiga lá na entrada da área, que foi caindo ao encontro de sua sempre calibrada canhota. Seu *"medonho buenas tardes"*, como diria Jayme Caetano Braun, veio como um tiro, seco, surdo, PAAMMM! Bebeto acertara mais um de seus tiros indefensáveis.

Foi assim que testemunhei pela última vez o encontro da bola com o pé mais mortal do Gauchão, reverenciado nos quatro cantos do Rio Grande. Foi aos 44' que ela saiu indefensável, no ângulo esquerdo do goleiro, como uma bala, e foi dormir com aquele barulho da rede e da torcida, naquela goleira com a arquibancada ao fundo, no bafo da torcida do Estádio Volmar Salton, do bairro Boqueirão. Para nosso meia-esquerda Flávio lamentar para sempre sua injusta expulsão: *"Era lá o meu posicionamento nos escanteios, no rebote!"* Enquanto Bebeto era abraçado por todos, sorridente, pois tinha dado números finais àquele Ga-Quá, eu tinha desfrutado de perto todo seu carisma, no início como torcedor, da arquibancada, no ano anterior jogando juntos e agora como adversário. Apesar do empate com gosto de derrota, fiquei radiante com aquela partida de futebol, foi meu primeiro clássico da cidade, e o melhor, com "casa cheia".

Naquele ano joguei mais dois clássicos Ga-Quá, no empate sem gols, no Estádio Vermelhão da Serra, na noite de 11 de julho de 1984, depois no dia 26 de agosto de 1984, no Estádio Wolmar Salton, empate em 1x1, Carlos Alberto para o Gaúcho e Ivan para o 14 de Julho. Meu histórico foi de três empates encardidos, típicos daquele clássico Verde X Vermelho.

Outro jogo que merece destaque foi contra o coirmão 14 de Julho em Santana do Livramento, no dia 22 de setembro. O nosso camisa 10 daquele ano, o cerebral meia-esquerda Flávio Chiesa relembra o jogo: *"Ao chegarmos ao vestiário uma estratégia adotada por alguns times nestes tempos de leão, forte cheiro de tinta fresca, falta de água e privada entupida com fezes. Nosso time, ficando mais calejado, construiu uma importante vantagem no primeiro tempo com 3x1.*

No segundo tempo o jogo complicou, vencíamos por 4x3 com nossos goleadores Leocir e Ivan marcando dois tentos cada. Aos 44', eles marcaram um gol irregular que o árbitro Bagatini anulou. Daí fechou o tempo. Como no ano anterior havíamos nos enfrentado, a rivalidade se intensificou e ocorreram várias interrupções do jogo, com jogadas ríspidas de lado a lado. No final, nem conseguimos entrar no vestiário, devido à hostilidade e o arremesso de pedras pela torcida adversária, ficamos escoltados pela Brigada Militar dentro do campo. "*Ala pucha*", termo usado no estado do Rio Grande do Sul como uma expressão de espanto. Inclusive existe uma música do grupo Os Serranos que cairia bem para aquele momento: "*Ala pucha tchê não se assustemo, que no perigo a bala vem nóis se abaixemo*". Seguimos liderando a segundona com muita raça e coragem.

Naquele ano, jogando pelo 14 de Julho, participei dos 18 jogos, sendo 11 vitórias, seis empates e uma derrota. Foram nove jogos em casa com oito vitórias e apenas um empate sem gols, justamente contra o Gaúcho. Fora de casa obtivemos três vitórias, cinco empates e a única derrota, quando perdemos por 1x0 para o Ypiranga lá em Erechim, baita rivalidade regional. Marcamos 30 gols e sofremos 11, eu marquei apenas um gol, sendo na vitória por 1x0, em casa, contra o Cruzeiro de Santiago. Aquele jogo truncado, durante o rigoroso inverno com o campo encharcado, peguei um rebote da defesa na entrada da área e acertei um chute rasteiro, a bola entrou no canto esquerdo do goleiro.

MARQUINHOS FAZ O GOL DA VITÓRIA E DEVOLVE LIDERANÇA AO 14 DE JULHO

14 JOGOS INVICTOS, UMA LIDERANÇA PARA NINGUÉM BOTAR DEFEITO

MARQUINHOS
Não é só do técnico essa parcela de vitórias. Ela cabe ainda aos dirigentes e os próprios jogadores, a um Marquinhos incansável, jogador técnico que chegou a encantar Otacílio num treino do Internacional. O próprio Falcão estava lá no Beira Rio e gostou do treinamento do garoto; um Leocir com pinta de Renato e um goleiro baixinho, mas excepcional.

MARQUINHOS E DECO LEVARAM O 14 DE JULHO

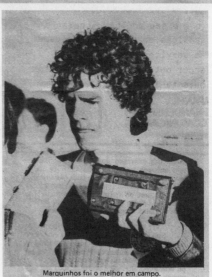

Marquinhos foi o melhor em campo.

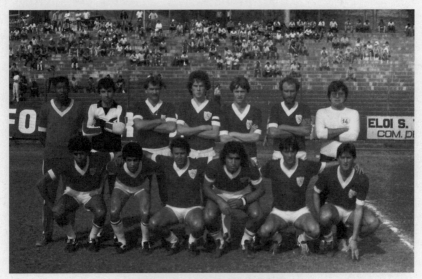

Time do 14 de Julho de 1984.
Da esquerda para direita: em pé: Ari (Massagista), Mazaropi, Lívio, Marquinhos, Ricardinho, Arno, Roberto França (Prep. Físico).
Agachados: Xavier, Deco, Loreno, Ivan, Flávio, Leocir.

6. CORAÇÃO VERMELHO

Terminei o primeiro semestre da faculdade, a disciplina de anatomia, considerada a mais difícil e mais perigosa pelo índice de reprovação, dirigida pelo Professor Ali Mena, baluarte da cadeira, sendo professor em outras faculdades do interior e de Porto Alegre. Também tive aula com o Dr. Carlos Corso, jovem cirurgião, muito promissor na cadeira de anatomia, concursado recentemente.

Um destaque para a prova prática de anatomia: composta por 20 questões nos cadáveres, tínhamos o tempo de um minuto por questão e intervalo de 30 segundos. O tempo era controlado por uma música aterrorizante e soava um gongo para mudarmos de questão, todas em peças de cadáver, um aluno após o outro, tinha que saber, pois era impossível colar. Saindo pela porta oposta, apresentei meu gabarito para o professor Dr. Paulo Vianna, ortopedista em Porto Alegre, que o corrigiu na hora. Cravei 19 acertos, estava aprovado com média 9,5 no semestre, uau!!! Vale destacar que o Juarez, um sujeito com olhar estrábico, fala mansa, que cuidava do anatômico e dos cadáveres, nos deixava estudar à noite, nos dias que antecediam essas provas aterrorizantes.

Na cadeira de histologia, com o Professor Heitor Verardi, obtive a média 8,2 juntando as notas das provas teóricas e práticas com o microscópio, em que precisava conhecer todos os tipos celulares e tecidos do corpo humano. Muito bom, as demais cadeiras foram tranquilas, passei com ótimas médias.

Portanto, de férias da faculdade e jogando tranquilo, liderávamos a feroz divisão de acesso pelo 14 de Julho, com nosso time renovado.

Chegou o excelente goleiro Mazaropi, apelidado pela semelhança com o famoso arqueiro do Vasco da Gama, por sua agilidade dentro da goleira. Permaneceu o ainda mais experiente lateral direito Lívio, o zagueiro central Arno assumiu a titularidade ao lado do quarto-zagueiro Xavier. O craque tímido e amigo há muitos anos Ricardinho subiu dos juniores para com sua perna direita dominante assumir a lateral esquerda. O destemido e habilidoso ponta-direita Loreno também ficou titular com a permanência do centroavante Ivan no comando do ataque. Chegaram para nos ajudar, oriundos da vizinha Campinas do Sul, dois jovens canhotos de extrema qualidade.

Destaque para o cerebral meia-esquerda Flávio Chiesa, sabia cadenciar o jogo em todos os momentos da partida, quando estávamos em vantagem, prendia e soltava a bola na hora certa, quando estávamos em dificuldade, dava ritmo e velocidade com lançamentos precisos aos atacantes e conclusões cheias de veneno de fora da área. Na meia-direita o já conhecido Deco pensava rápido, arisco com a bola nos pés, muito ofensivo e dinâmico. Na ponta-esquerda nosso maior destaque, chamado Leocir, extremamente agudo, chutava com precisão, quando parecia alheio ao jogo, era ainda mais fatal, veloz e driblador, concluía muito bem, era goleador do campeonato até o momento. Tinha também o versátil atacante canhoto Luisinho, que encarava qualquer desafio e, habilidoso, sempre atuava pelo lado esquerdo do ataque. Liderávamos com tranquilidade, nesse ano teríamos que subir de qualquer maneira.

Eis que o tricampeão brasileiro Internacional de Porto Alegre estava em recesso, apenas treinando com os jogadores que não tinham viajado para a Olimpíada. O Inter era a base da seleção olímpica de Los Angeles 84, treinado pelo Jair Picerni.

Aquele foi o momento ideal encontrado pela direção do Inter, que já nos observava, através dos diretores Pedro França e Roberto Franchini, para avaliar melhor os promissores Marquinhos e Leocir, com a concordância do técnico Otacílio Gonçalves da Silva Júnior.

De repente o Inter

O Gigante da Beira-Rio estava lá, imponente, com sua história, o tricampeão brasileiro abria as portas para nos receber. Ao chegar no vestiário, os roupeiros "Seu Rosa", mais veterano, com seu cabelo tordilho, e Gentil me deram calção preto, meião vermelho e uma camisa antiga de lã, também vermelha, de mangas longas, com aquele distintivo que eu amava, bem cuidadas desde a década de 1970 para enfrentar os rigores do inverno gaúcho, agora aposentadas mas utilizadas nos treinos. Eu trouxe minha chuteira já bem amaciada.

Fomos apresentados ao treinador Otacílio, pessoa extremamente cordial, acessível e agradável. "Chapinha" para uns e "Francês" para outros, era um lorde em todas as ocasiões e com todos, desde o porteiro ao mais graduado dirigente.

Fomos para o campo suplementar, era um dia frio, por volta de 10 °C, às 9h30. Cordialmente, nos deixando à vontade, o Otacílio nos apresentou e fomos para o aquecimento, uma corrida nos aterros às margens do Guaíba. Em meia hora estávamos de volta para iniciar o treino coletivo, precisávamos jogar para uma avaliação mais precisa. A grama cobria a chuteira, campo pesado e molhado pelo orvalho, precisava tocar com força para a bola correr, fui me adaptando novamente ao mesmo gramado que havia feito a peneira alguns anos antes. Que incrível, eu estava ali novamente... De início, lembro dos olhares furtivos com curiosidade: o goleiro Mano, comprado do São Borja, baita goleiro, não foi para Olimpíada, pois estava voltando de lesão; o meia Fernando, que também veio do São Borja; o zagueiro Aloísio, que eu não entendia porque foi preterido pelo treinador Jair Picerni; e o meia-esquerda Rubén Paz, da seleção uruguaia.

Para mim aquele teste era encarado como jogo, totalmente concentrado, cada dividida de bola, cada passe era caprichado, eu sonhara com aquilo desde a infância, precisava aproveitar aquela chance. Estava com ótimo preparo físico, orientado pelo inseparável amigo Prof. Roberto França, que veio comigo a Porto Alegre. Adicionado a isso, o entusiasmo e o destemor daqueles que não tem nada a perder, aos 18 anos.

O treino fluiu muito bem, principalmente pela ajuda de um Campeão do Mundo. Treinando à espera de um clube, chegava de Ford Landau trazido pela esposa para treinar o "Príncipe Jajá". Campeão brasileiro invicto em 79 pelo Inter, goleador de Gre-Nais, campeão da Libertadores de 1982 ao vencer o Cobreloa do Chile, na final jogando pelo Peñarol de Montevideo. Jair Gonçalves Prates foi o responsável direto pela eliminação do postulante Flamengo ao bi da América, com seu gol de falta em pleno Maracanã. Naquela época, a final acontecia em jogo único no Japão, do campeão da América contra o campeão europeu Aston Villa, da Inglaterra. Jair foi escolhido melhor jogador da final do mundial interclubes vencida pelo Peñarol em 1982, definiu antes do jogo: *"Se vocês ganharem o carro não quero que dividam comigo, entretanto se eu ganhar...!"* E não dividiu o prêmio com o restante do elenco. Seus colegas uruguaios, liderados por Saralegui e Morena, não gostaram da atitude, isto pode ter acelerado sua saída de Montevidéu...

Mas voltando ao treino, Jair me falava para jogar tranquilo, orientava passes e lançamentos, me tocava a bola a todo momento e facilitava meu desempenho, foi passando tranquilidade nos dois jogos treinos que tivemos juntos. Falava alto e bom som: *"rapaziada, deixem comigo que vocês serão aprovados"*. Não deu outra, bastaram dois treinos. Obrigado, Jair Gonçalves Prates. Valeu, Príncipe!

Nessa semana também conheci pessoalmente o grande ídolo da infância, Paulo Roberto Falcão, por intermédio do empresário e diretor do Inter Pedro França. O Rei de Roma tinha acabado de entrar em férias, após ser campeão italiano e vice da Copa da Uefa. Ainda deu tempo de me dar alguns conselhos de como jogar naquela posição, que sempre procurei pôr em prática, não carregar a bola demasiadamente, acelerar o jogo para os meias, posicionamento ocupando os espaços. Lembro que ele salientou as constantes viradas de bola de um lado para o outro para o apoio dos laterais. Foi uma semana incrível. O titular da Seleção Brasileira de 82 ali, em carne e osso, me ensinando!

Além do meu pai, que estava feliz em acontecer sua premonição de seu filho jogar no Inter, procurei outros conselhos. Com a iminente oportunidade, fui conversar com o Professor Heitor Verardi, além de amigo, ele também jogara profissionalmente no Botafogo do Rio, Internacional de Porto Alegre e 14 de Julho. Foi enfático em sugerir que a faculdade poderia esperar alguns anos, o futebol não, pois este é o melhor momento para investir, aos 18 anos. Fui também trocar ideias com o Prof. Tonico, de sociologia, ele nem entendia de futebol, mas entendia do resto. Homem cuja sensibilidade e valores humanos eram muito pronunciados, também sugeriu que eu fosse, sem dúvida aquele era o momento. O querido amigo Beto França, preparador físico, treinador desde os juniores, estava realizado, era a premiação, seu pupilo ser pretendido pelo Inter. Nos últimos três anos treinávamos religiosamente com bola para melhorar todos fundamentos como passes, cabeceios, lançamentos e chutes a gol, sem contar a parte física e o apoio no grupo profissional. Eu devia isso a ele, sua perseverança e ensinamentos no campo de jogo.

Voltamos para Passo Fundo e aguardamos o término das negociações entre os clubes, nosso treinador Rodighero ficou muito incomodado com a nossa possível saída. Iniciaram-se as aulas do segundo semestre, notícias pipocando nos jornais locais e estaduais, minha cabeça já estava em Porto Alegre. Ninguém quis esperar, não teve jeito e a negociação aconteceu. Assinei contrato junto a CBF, na série A com número 89184, com o Internacional de 2 de setembro de 1984 até 2 de setembro de 1985.

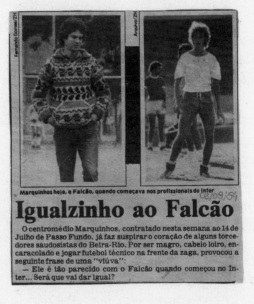

Igualzinho ao Falcão

O centromédio Marquinhos, contratado nesta semana ao 14 de Julho de Passo Fundo, já faz suspirar o coração de alguns torcedores saudosistas do Beira-Rio. Por ser magro, cabelo loiro, encaracolado e jogar futebol técnico na frente da zaga, provocou a seguinte frase de uma "viúva":
— Ele é tão parecido com o Falcão quando começou no Inter... Será que vai dar igual?

O saudoso amigo Edu, proprietário do Boka Lanches, ponto de encontro em Passo Fundo, me deu um saco cheio de borrachinhas, daquelas de prender o dinheiro. *"Leva isto contigo, vais precisar!"*, finalizou sorridente o mais bem-sucedido empresário de Passo Fundo, zagueiro de futebol "society" nas horas de lazer.

Não sei por quanto fomos vendidos, mas sei que uma parte da arquibancada e um novo vestiário de tijolos do 14 de Julho foram construídos com o dinheiro da venda de meu passe e do ponta-esquerda Leocir. O vestiário antigo era de madeira, apenas dois chuveiros que mal aqueciam. Fui para o Inter ganhando um salário de $ 800 mil cruzeiros, equivalente hoje, em abril de 2020, a $ 4.670,42 reais, pagava o aluguel e sobrava uns trocados, não importava o dinheiro, o que valia mesmo era a oportunidade. Fiquei impressionado porque meu primeiro salário, que não era grande coisa, já era superior ao da minha mãe, que foi professora e alfabetizadora a vida inteira, que injustiça.

Os colorados da Prata Olímpica de 84

O Sport Club Internacional de Porto Alegre, fundado em 4 de abril de 1909, o clube do povo, pela sua história, sempre será respeitado pelos adversários, por muitas conquistas e momentos de superação, através de jogadores que marcaram época.

Chamada para representar o Brasil como a base da seleção olímpica de 1984, a equipe colorada foi vice-campeã, obtendo finalmente a primeira medalha olímpica, de prata, conquistada pelo futebol brasileiro em Los Angeles. Uma glória inédita para o Brasil e para o SC Internacional.

Este grupo de jogadores do Inter, com o qual passei a conviver, carrego até hoje carinhosamente na memória. Eram atletas com técnica acima da média, inteligentes dentro e fora de campo, extremamente atenciosos com os colegas recém-chegados como eu. Vamos a eles...

Após o Brasil vencer a Itália para disputar a medalha de ouro contra a França, o lendário treinador italiano Enzo Bearzot, campeão do mundo em 82, indagou: *Como esse jogador (Pinga) não é titular da seleção principal do Brasil?"*

O consagrado técnico Bearzot estava coberto de razão, joguei e aprendi muito com o Pinga e toda defesa fantástica do Internacional, inclusive pude ser titular ao lado deles. Jorge Luis Brum, filho do ex-jogador Pinga, que cedeu o apelido, despontou, como previsto, em um grande jogador.

Mas vamos aos demais.

O time tinha o goleiro Gilmar Rinaldi, que voltou consagrado após sua brilhante performance no torneio olímpico. Seu ápice foi contra o Canadá, quando após o Brasil buscar o empate, conseguiu levar a decisão para as penalidades máximas. Gilmar cresceu ainda mais e pegou dois pênaltis, com defesas espetaculares, classificando o Brasil para ganhar uma medalha olímpica pela primeira vez em sua história.

Quando esses craques voltaram das Olimpíadas, meu armário no vestiário ficava entre os zagueiros Mauro Galvão, Pinga e Aloísio, que não foi à Olimpíada. Fui muito bem recebido por todos. Lembro-me deles com agasalhos da seleção, tênis e chuteiras muito legais e originais, material de luxo, algo possível somente aos mais viajados.

Com o Dunga eu tive pouco contato, ele foi negociado com o Corinthians assim que voltou da Olimpíada. Tem alguma coisa na alma do gaudério que alguns de seus filhos, como Carlos Caetano Bledorn Verri, carregam, que é uma garra desmedida, uma raça para brigar com tudo e contra todos. Às vezes não sabem sequer o motivo. São iguais a galos de rinha, brigam por instinto. Assim vejo esse grande personagem do futebol mundial.

Luís Carlos Winck, o jovem lateral direito dessa seleção, era atleta de muita força e velocidade, que apoiava na hora certa, lateral moderno já naquela época por seu estilo de jogo.

Mauro (Geraldo) Galvão já carregava na bagagem o título de campeão brasileiro invicto com o Inter em 1979. Craque de bola, jogador clássico, conhecia as nuances do jogo. Com sua sabedoria e perspicácia, era capaz de antever os acontecimentos durante todo o desenrolar de uma partida. Foi ele que respondeu ao Falcão, ainda no início de sua carreira, que o xingou por não "ter dado um bico" na bola e espantado o perigo. A resposta de Mauro foi surreal, de quem se garante: *"Onde fica o bico?"*.

André Luis, um jogador técnico e de imposição física, combinação infrequente em defensores. Jogava de quarto-zagueiro, mas na seleção jogou como lateral esquerdo. Lembro-me de vê-lo erguer o Troféu Joan Gamper em 1982, como capitão colorado de personalidade marcante, em jogo com recorde de público no torneio, onde 110 mil pessoas compareceram para ver a estreia de Diego Maradona pelo Barcelona. Até hoje o Inter é o único clube não europeu a conquistar esse troféu.

Ademir Kaefer, capitão do Inter e da Seleção Olímpica de 1984, era a fera com quem eu tentaria disputar a titularidade da camisa número cinco. Muito disciplinado taticamente, com ótimo preparo físico. Pessoa extremamente correta e leal. Postura exemplar e liderança natural, marcador implacável.

Paulo Santos, um ponta-direita agudo e veloz, driblava para a linha de fundo e cruzava com eficiência, era também bom finalizador e goleador. Paulo era uma pessoa humilde com sensibilidade e afeto ímpares.

Milton Cruz, um goleador nato, jogava na meia-direita ou de centroavante, ótimo finalizador, adorava fazer gols em arqueiros famosos. Gostava de brincar com os goleiros do Inter, Gilmar, Mano, Taffarel, ser vazado por ele era uma honra. Relembro aqui um jogo contra o Flamengo no Beira-Rio a que assisti da arquibancada em março de 84, em que ele fez um gol no arqueiro argentino Fillol na goleada de 4x0. Outro lance inesquecível dele foi um lindo gol "de letra" no Beira-Rio. Excelente pessoa, com tremendo espírito de grupo, muito amigo do Rubén Paz, dupla que mantinha o alto astral do nosso plantel.

O centroavante Kit, também começou no 14 de Julho de Passo Fundo. Depois, foi para outros clubes do interior, como o Brasil de Pelotas e o Juventude de Caxias do Sul, sendo goleador do Campeonato Gaúcho de 1983. O centroavante foi então contratado pelo Inter de Porto Alegre para também imortalizar seu nome com a camisa nove colorada. O saudoso Kita era dono de um coração generoso e acolhedor.

Sílvio Paiva, o Silvinho, iniciou a carreira pelo América de São José do Rio Preto. Chamado carinhosamente de "Mancha", era veloz como um raio e humilde como ninguém. Bom finalizador, levava para a linha de fundo e cruzava para os atacantes e muitas vezes finalizava ao entrar na diagonal. Foi assim que marcou o gol do título no Gre-Nal final do Gauchão 1981, empate de 1x1. Já tinha uma medalha de ouro pela Seleção Brasileira nos Jogos Pan-Americanos de 1979 em Porto Rico. Muito querido por todo o plantel, sempre ajudava a descontrair o ambiente com o seu pandeiro, pois parecia um músico profissional, acompanhado por Aloísio na caixeta e André no surdo. Outro que se aventurava sem desafinar na roda de samba era o goleiro Gilmar.

Campeão Gaúcho de 84

Após a chegada no Inter, segui o conselho de Raul Matté: *"Neste período, lute para ficar no banco de reservas!"*

Eu fiz o máximo que pude, consegui ficar no banco contra o Aimoré no dia 15 de setembro e estreei como titular contra o Novo Hamburgo no dia 17 de setembro de 1984. Lembro bem, daquele dia, toda a espera, preparo psicológico, estava ansioso o suficiente, lógico que estrear pelo profissional de um grande clube como o Internacional nunca será um acontecimento normal, mas acho que conseguia lidar bem com aquilo e ficar tranquilo para jogar uma boa partida. Eu tinha ganho uma corrente (guia) para usar naquela partida, coloquei-a no pescoço, confiando numa proteção a mais, lembro de sentir sua presença e fazer uma oração ainda no túnel. Não tinha nem 15 minutos de jogo, percebi que já tinha sido arrancada do meu pescoço, paciência, a cabeça que manda. Estreante com a camisa número cinco às costas, com dois meias consagrados e de bem com a vida para entregar a bola, que nem precisava ser redonda, eles cadenciariam qualquer descompasso que meu não aparente nervosismo pudesse provocar. Milton Cruz jogava de meia-direita de ligação, sempre ofensivo e com faro de gols, junto do cerebral meia-esquerda Rubén Paz, dono de uma das canhotas mais privilegiadas que vi jogar. Ganhamos de 2x0, o primeiro gol foi marcado pelo Milton Cruz, o segundo nem lembro. Saí satisfeito com minha atuação, mas principalmente pelo apoio que recebi do time durante a partida.

Minha segunda partida como titular ocorreu em Santa Cruz do Sul, eu joguei no lugar do titular Ademir, que estava cumprindo suspensão automática pelo terceiro cartão amarelo.

Estávamos invictos há 27 jogos, o jogo seria no domingo às 11 da manhã, no Estádio dos Plátanos, que eu conhecia muito bem. O time do Santa Cruz era praticamente o mesmo que havia jogado com o 14 e subido havia menos de um ano, com alguns reforços. Lembro que, após a preleção, Otacílio sempre dava a palavra aos atletas, fiz questão de falar o que eu conhecia deles. Dei ênfase aos dois pontas, pela direita o Caio, que era muito bom jogador e fazia uma correria danada, incendiava a torcida porque carregava para cima do lateral, chamava falta, era muito difícil de segurá-lo. O André Luiz jogaria na lateral esquerda, lembro que teve muito trabalho. O ponta-esquerda Betinho também era infernal, ambidestro, usava qualquer perna para driblar ou concluir, também incendiou o jogo. Sob um calor infernal, horário que não estávamos acostumados. Perdemos de 1x0, gol do centroavante Valduíno de cabeça, no final do segundo tempo. Tinha vários motivos para ficar triste, perder a invencibilidade do time, minha primeira derrota jogando pelo Inter e ainda para o Santa Cruz, que eu não tinha digerido a derrota do ano anterior defendendo o 14. Após o jogo, veio ao meu encontro sorrindo para me cumprimentar, perguntando se eu lembrava dele, o meia-esquerda Edinei: *"Você é o Marcos? Sabia que era você, imediatamente, assim que te vi..."*. Ele me falou que permaneceu treinando no Inter por muitos dias, mas terminou não ficando na peneira. Relembrou que por alguns dias chamaram meu nome até verificarem que eu tinha sumido sem dar satisfações. Contou que estava jogando nos Juniores do Santa Cruz, depois desse dia, não nos encontramos mais.

Felizmente, apesar da derrota e a quebra da invencibilidade, aquele grupo era muito sólido e coeso, não alterou nossa confiança nem desviou nossa trajetória.

Outra pessoa que acrescentou muito ao plantel colorado nesta conquista regional foi o paulista de São José do Rio Pardo Luis Fernando. Pessoa amiga e sensível, gostava de boa música, era oriundo da Democracia Corinthiana, tinha sido campeão paulista em 1982 e 83, viera por empréstimo. Luís Fernando Abichabki, compadre do lateral esquerdo Wladimir, era apontado por Sócrates como seu sucessor no Timão. Mas o futebol sempre será imprevisível!

Outro atleta que se encaixou bem neste time foi o ponta-direita Jussiê, que veio do Vasco. Adorava bater na bola "de chapa", sempre tirando do goleiro. Contribuiu com o grupo, inclusive marcando gol em sua estreia pelo Inter, no Gre-Nal 269, na vitória de 2x0! Infelizmente o Jussiê teve uma lesão grave no joelho, rompeu o ligamento cruzado em um treino coletivo lá no Beira-Rio. Sua carreira promissora foi abatida em pleno voo!

Otacílio Gonçalves, que conduziu o time que foi com justiça o campeão gaúcho em 84, também figura na lista dos meus treinadores muito admirados. Era um cara muito legal, sabia harmonizar o grupo, criava um ambiente leve onde todos eram ouvidos e respeitados!

Eu me recordo que todos os jogadores casados iam para a concentração às 19 horas no Beira-Rio; aos sábados, quando jogávamos em Porto Alegre, os casados levavam suas esposas, jantavam com elas, que ficavam por ali até as 21 horas. Um pouco mais tarde, os solteiros chegavam para concentrar, sem interferir na privacidade dos casais. Era uma maneira de Otacílio criar um clima familiar para os jogadores casados.

Carmen, a esposa do Kita, uma pessoa espetacular, querida e amável, era voz onipresente entre as esposas dos jogadores, contribuindo para um ambiente fraterno naquele grupo vencedor.

O exemplar e correto Otacílio fazia questão de que todos os jogadores ganhassem as gratificações. Quando possível, trazia os guris dos juniores para compor o banco de reservas e os colocava para jogar nem que fossem apenas alguns minutos. Sentiam o gosto de jogar no time principal e ainda ganhavam "100% do bicho", se não entrassem ganhariam a metade.

À medida que andava o Gauchão de 84, fui me entrosando com os medalhas de prata, sendo muito bem recebido por todos. Lembro com carinho da atitude do goleiro Gilmar Rinaldi, que era de Erechim, cidade vizinha a Passo Fundo. Ele me convidou para jantar, claro que aceitei, ainda que encabulado pelo inesperado convite. Ele tinha um Puma conversível branco e ambos faziam muito sucesso na capital. Levou-me numa pizzaria na Av. Getúlio Vargas, no bairro Menino Deus, conversamos um bocado. Essa sua atitude me marcou para sempre, nunca a esqueço.

E qual o significado desse gesto? Ele queria me mostrar Porto Alegre, falar do Inter, do futebol profissional que eu não conhecia. Com esse gesto de carinho, ele me cativou, o mais legal é que ele fazia isso com todos recém-chegados ao clube. O desejo dele era que aquilo servisse para assimilar mais rápido o ambiente do clube, as pessoas, a cidade, a cultura, entre tantas outras. Porque, de certa maneira, a maioria dos atletas que vêm do interior ficam muito inibidos, muitos não dão sequer um chute com a nova camisa, mesmo já tendo demonstrado um bom futebol em seus clubes de origem. O carismático goleiro que voltou consagrado da Olimpíada de Los Angeles, conhecido por ser muito pão-duro, não hesitou em pagar a conta, eu tive que confirmar quando a boleirada me perguntou lá no vestiário no dia seguinte.

Teve um acontecimento social importante na reta final do Campeonato Gaúcho que foi o casamento do Mauro Galvão, ele colocou o convite lá no vestiário para todos nós participarmos do seu enlace. Não tive coragem de ir, nem tinha um terno, fiquei encabulado e até envergonhado de participar. Na semana seguinte ele me deu uma bronca por não ter comparecido, fiquei contente por ele perceber minha ausência.

Neste final de temporada teve um jogador chamado Maurício que veio para testes, ficou instalado por alguns dias na concentração. Sotaque típico carioca, porte atlético, alto, forte, veloz e metido a driblador. Um atacante com essas características não pode ser menosprezado. Acho que não agradou, após alguns dias foi embora silenciosamente, da mesma maneira que tinha chegado. Voltaria como destaque alguns anos depois para fazer dupla com o centroavante Nilson no Gre-Nal do século.

Neste certame, além de ter jogado duas partidas, consegui ficar no banco em mais 13 jogos, como tinha me recomendado o Raul

Matté ao sair de Passo Fundo. O excelente time do Brasil de Pelotas chegou em segundo ao despachar o Grêmio, e nós vencemos o Campeonato Gaúcho de 1984, comecei com o pé direito, dá-lhe colorado!

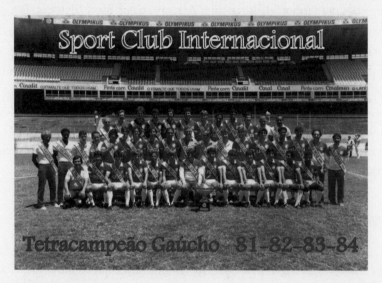

Celeiro de craques

Merece destaque o time de juniores do Inter de 84, que eu gostava de acompanhar, haja vista ter a mesma idade e também porque por detalhes não fui incorporado àquele grupo. O meia-armador Airton gostava de brincar com o Taffarel dizendo que ele era o responsável pela aprovação do Cláudio Taffarel no Inter, o extrovertido meio-campo formado na base colorada explica melhor...

O treinador dos juniores em 1984 era o saudoso Homero Cavalheiro, que naquele dia estava muito atarefado e sem tempo para avaliar os goleiros que fariam teste. Dessa maneira, pediu para o Airton Fraga fazer uma primeira análise. Prontamente o Airton, que já tinha tomado banho, retornou ao vestiário se fardou novamente e foi bater bola nos goleiros. Conhecido pelo potente chute, enchia o pé com vontade para testar aqueles aspirantes que sonhavam com o estrelato. *"Eram uns sete ou oito, de repente, percebi que um deles dava um passo para o lado e segurava a bola firme, com naturalidade, dificilmente se jogava ou caía no chão, a menos que fosse muito necessário. Era um "alemão" com uma camisa preta de mangas longas muito parecida com a dos antigos goleiros Manga e Benitez, grandes campões pelo Inter"*, diverte-se o Airton ao contar a história. Eis que chegou o treinador Cavalheiro e perguntou ao Airton quem ele deveria mandar embora. Airton, ficou penalizado em tomar a decisão de definir o sonho daqueles "guapos" e respondeu de outra maneira: *"Olha, professor, o que eu posso dizer é que aquele "alemão" tem que ficar, os outros depois o Senhor reavalia com calma"*. Nascia ali o goleiro Cláudio, que foi morar na concentração dos atletas da base, gostava de usar um moletom vermelho, era chamado carinhosamente pela gurizada da base de "He-Man", desenho muito assistido na TV.

Quando o goleiro Cláudio virou Taffarel

No final daquele ano de 84, o ótimo time dos juniores, com Airton e Balalo, os zagueiros Sorriso, Xicão e Laércio, os atacantes Paulinho, Marino e Roberto Carlos, liderava o campeonato com folga. Prestes a ser campeão, o time colorado recebeu o Brasil de Pelotas no Beira-Rio, no jogo preliminar do profissional. Eu que ficaria no banco do jogo de fundo acompanhei aquela partida ali na saída do túnel para o campo. Para aquele jogo, o goleiro Cláudio anunciou à imprensa para mudar seu nome de guerra e passar a ser chamado Taffarel dali em diante. Eis que surge o imprevisível, o ótimo meia adversário do Brasil de Pelotas acertou um chute de fora da área que surpreendeu o "guapo", marcando 1x0 para os visitantes, resultado final. Alguns da imprensa caíram de pau que a mudança do nome teria dado azar e indicaria um mau presságio, claro que o gringo não se preocupou, entre suas características principais estavam cabeça fria e autoconfiança.

O frenético ano de 1985

Iniciei o ano de 1985 viajando pela primeira vez de avião, para enfrentar o Atlético Mineiro, em Belo Horizonte. O Estádio Mineirão e sua imponência, um palco espetacular para o futebol. Assisti ao jogo das tribunas, pois fiquei fora do banco. Naquela época, viajavam seis além dos onze titulares, no banco ficava o goleiro reserva e mais quatro, um sobrava.

O Nelinho, que agora estava no Galo, bateu umas bolas difíceis, o Gilmar pegou todas. Mas o Everton "Cara de buraco", apelido da boleirada, que eu já tinha visto fazer um gol no Benitez, jogando pelo São Paulo, na primeira vez que assisti a um jogo no Beira-Rio, guardou de novo, perdemos de 1x0. Acho que o Everton dava muita sorte ao enfrentar o Colorado, todavia era um jogador de alto nível, insinuante, boa movimentação e um chute potente e letal. Contudo, lembro bem da viagem, com escala em São Paulo, o Otacílio me colocou na janela na ida e volta, haja vista eu ser o marinheiro de primeira viagem. Para aquela viagem muito importante, pois estava iniciando um novo ciclo, comprei um sapato novo, que me apertou o tempo todo, fiquei com bolhas, uma desgraça. O Inter estava disputando o Campeonato Brasileiro e no Sul a Copa Bento Gonçalves. Eu estava jogando apenas partidas dessa copa regional, sem problemas, eu queria aproveitar qualquer oportunidade. Outra coisa importante era participar constantemente do grupo em ambas as competições, me tornando totalmente entrosado.

Provavelmente por esse motivo os responsáveis pela caixinha dos jogadores, os contidos e disciplinados Sílvio e Gilmar, falaram comigo e me inseriram, formando um trio para ajudar a controlar a chamada "caixinha". As principais funções eram controlar os horários e multar os atrasados nos treinos, concentrações e viagens, pegar o dinheiro do bicho no banco ou com a diretoria, distribuir o "bicho" aos jogadores e já descontar as multas. Esse mecanismo gerido pelos atletas é interessante porque mantém todos disciplinados e de uma maneira informal. Era comum os atrasados serem recebidos por todos com uma salva de palmas, pois estavam contribuindo com os rendimentos da caixinha, que depois seria dividida entre todos. Isso foi muito legal porque me aproximou do plantel, me deixando plenamente ambientado. Ademais, uma demonstração de apreço e confiança no meu caráter.

Ainda naquela Copa Bento Gonçalves de 85, durante o retorno da cidade de São Borja, a 600 km da capital, a viagem mais longa do Gauchão, já eram 2 horas da madrugada, alguns dormindo, outros jogando carta, quando o Otacílio me chamou lá na frente e me ofereceu um gole de whisky com um sorriso maroto.

"*Obrigado, professor, não bebo.*" Insistiu ele: "*só um golinho?!*" Recusei sorridente enquanto ele dizia novamente: "*Quem não bebe não joga, então vai dormir!*", brincou um dos melhores gestores de grupo que conheci até hoje.

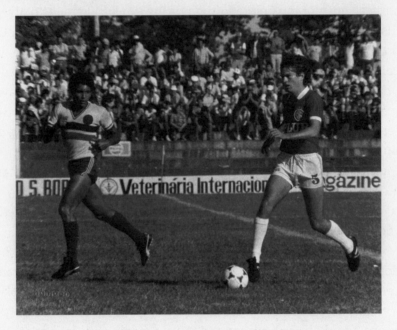

Enfrentando o São Borja do enigmático craque Cláudio Freitas.

Lembro, nessa época, que o Otacílio adorava ouvir as histórias engraçadas contadas com bom humor pela nova estrela que brilhava no horizonte, o goleiro Taffarel. Ele viera de Crissiumal, cidade do interior, próxima de Santa Rosa, a 485 km de Porto Alegre.

Pude jogar dois amistosos em Santa Catarina, contra o Criciúma e Figueirense, nos dias 12 e 14 de maio de 1985, respectivamente. Destaco um importante acontecimento com o valoroso zaguei-ro André Luís. Naquele jogo morno contra o Criciúma, no Estádio Heriberto Hulse, em determinados momentos eu prendia demais a bola demorando a tocá-la ou corria com ela, ele me deu uma bronca. Trocamos de posição por alguns minutos; ele me chamou atenção, tocando rápido, virando o jogo, tudo em dois toques. *"Viu como fica mais fácil jogar assim?"* Balancei a cabeça afirmativamente. Fiquei encantado com sua paciência, mas também com o desejo de me aju-dar a melhorar. Voltei bem motivado após aqueles dois jogos com jogadores adversários experientes.

Tanto que meu primeiro gol pelo Inter foi contra o Aimoré de São Leopoldo, no dia 18 de maio de 1985. Eu estava no banco, jogo encardido, 1x1, eles bem fechados atrás. Quando o nosso zagueiro se machucou lá pelos 30 minutos da etapa final, o lateral-esquerdo foi para a zaga e eu entrei com a camisa 13; a ordem era a de apoiar por aquele lado, pois o adversário só se defendia. Já no finalzinho do jogo, atacávamos na goleira do lado do Gigantinho. Numa cobrança rápida de falta pela meia-esquerda, uns cinco metros fora da área, o uruguaio Rubén Paz tocou rapidamente ao me ver desmarcado e co-meçou gritar com seu o sotaque castelhano marcante e irreprodutí-vel: *"Chuta, chuta, chuta!"* A bola veio rolando mansamente, peguei um foguete no lado de fora do peito do pé direito, e a "redonda" fez uma curva e foi saindo, saindo, dando jeito de escapar da grande en-vergadura do goleiro Ênio. Entrou no ângulo esquerdo do excelente arqueiro. Indefensável. Esse goleiro jogaria mais tarde pela Portu-guesa de Desportos em São Paulo.

Narrado pelo imortal Armindo Antonio Ranzolin, cuja voz eu conhecia desde criança pelo rádio. Vai lá Ranzolin: *"Rubén Paz rápi-do... Entregou para Marquinhos... Uma bomba! Gooooooooooool do Internacional! Marquinhos que de fora da área deu uma cacetada de perna direita desempatando a partida!"* Como se não bastasse, veio o comentário do inigualável Professor Ruy Carlos Ostermann: *"Há uma felicidade que só jogador de futebol tem, é quando ele tenta bater na bola e bate tão bem na bola que ela pega a máxima impulsão, ganha a maior velocidade e surpreende a todos!"* Inesquecível porque para mim os dois maiores artistas do rádio gaúcho participaram do lance junto comigo, o narrador Ranzolin e o comentarista Ostermann. Ambos desenharam a jogada a cada passo, a cada pincelada, para além de interpretá-la num retângulo em certo instante do tempo e a ocupar sua singela parcela no espaço, empurrando aquele lance para além do instante ao vivo, para além dos ponteiros do jogo e para sempre, pelas ondas do rádio, a todo Rio Grande.

Só fui jogar uma partida como titular um mês depois, no dia 20 de junho de 1985, novamente pela Copa Bento Gonçalves, no Gigante da Beira-Rio, fizemos 6X0 no São Borja. Iniciei muito bem o jogo, no primeiro tempo fiz assistência para o Ademir Alcântara marcar. Ele, que fora goleador do Gauchão do ano anterior pelo E.C. Pelotas, com 21 gols, tinha sido comprado pelo Inter. Baita jogador, com muita classe e elegância, goleador que não desperdiçava oportunidades: era bola na rede. Fiquei feliz, pois em algumas outras ocasiões ele também marcaria com assistência minha, dava moral para mim também, apesar que nessa época as assistências não eram tão valorizadas. Mas foi na etapa final dessa partida que fiz meu segundo gol pelo Inter em onze jogos. Entrei driblando pela grande área, na meia-direita e enchi o pé, a bola entrou no alto, à esquerda do goleirão Yung, dessa vez na goleira do estádio onde ficava o relógio ao fundo. Transcrevo a narração da Rádio Gaúcha: *"Recebeu Paulo Santos no passe de Pinga... Paulo Santos na direção do meia-direita a esta altura Marquinhos, entrou, bom drible... Gol do Inter, gol do Inter, gol do Inter... Um golaço de Marquinhos! Um belíssimo gol! Ele acreditou na sua capacidade, na sua potencialidade, na sua individualidade, entrou driblando a zaga do São Borja, chegou na frente do Yung e mandou ver, na marca de 17 minutos do segundo tempo"*. Então entra, a partir do link com o gramado, o Repórter Régis Hoyer: *"A defesa do São Borja não acreditou, Marquinhos deu um drible, um segundo drible e daí soltou uma bomba para o gol e para fazer um golaço"*. O comentarista João Nassif foi a próxima testemunha, direto das cabines de rádio, o legítimo cronista, cuja missão e o dom são de levar as histórias adiante no tempo, para que não se percam no instante em que acontecem, restritas aos espectadores presentes: *"Coroou com um grande gol uma grande atuação! Realmente um gol maravilhoso do Marquinhos!"*

Estava iniciando o ano, eu sossegado em meu apartamento, situado na Rua Riachuelo, 1290, quando tocou a campainha e despontou, assim que a porta foi aberta, o ilustre colega e amigo Cláudio Inácio Canova de Castro, o "Quinho", com um sorriso de orelha a orelha, feliz como ganso novo à beira d'água, trazendo consigo duas malas. Suas palavras foram textuais: *"Vim morar aqui, transferi a faculdade para Porto Alegre".* Inacreditável, ele havia me falado no ano anterior quando tranquei a faculdade e rumei para o Inter. *"Também irei embora de Passo Fundo, pode me esperar!"* Ele veio rápido, que alegria. Ficaria no quarto da esquerda com meu irmão Marcelo e eu sozinho no quarto da direita. Eles foram muito úteis nas conversas sobre os treinos e jogos, pela amizade e a companhia sempre animada. Ambos tiveram também outra função muito importante. Como eu sempre evitei possíveis romances fortuitos que apareciam no estádio, para não misturar as coisas e evitar confusões extracampo, meus fiéis companheiros conseguiam distrair e atender com educação as gurias mais destemidas que me procuravam também em minha casa.

No jogo seguinte, dia 28 de junho de 1985, como titular novamente, foi a vez de fazer um gol de cabeça após o cruzamento do ponta-esquerda Silvinho. Fiz o segundo na vitória de 3x0 contra o E.C. Pelotas jogando em casa. Transcrevo a narração de Haroldo de Souza, da Rádio Gaúcha: *"A bola pela esquerda... Levantou... para o arco... Goooooool, Marquinhos, número 5, aos 39 minutos de partida! Marquinhos desvia de cabeça e estufa os cordéis da cidadela do Pelotas... A rede ainda está balançando, balançando.... E agora tchê, as bandeiras coloradas estão tremulando, tremulando, TREMULANDO TORCEDOR DO BRASIL!... dois para o Inter, zero para o Pelotas!"* Rapidamente o Comentarista Macedo emenda: *"Grande jogada de Silvinho, que fez o cruzamento pelo alto... O Marquinhos surgiu entre os zagueiros, sem necessidade de pular e desviou para o canto esquerdo, marcando o segundo gol do Inter!"*

Já era meu terceiro gol com a camisa colorada, mesmo tendo como funções marcar o adversário e dar cobertura à defesa. Como o titular, Ademir Kaefer raramente marcava gols, isso era lembrado pelos críticos.

ZERO HORA — Sábado, 22.06.85

Ruy Carlos Ostermann

Para não falar de Marquinhos, que, segundo velhos expositores da importância do volante saber jogar futebol como se fosse também um pequeno Gerson ou um incipiente Didi (para citar dois incontestáveis do meio de campo, um de 70, outro de 58 e 62), revelou qualidades quase definitivas sobre a pretendida esperança dos expositores de que ele seja o substituto de Ademir, que só sabe ser volante, segundo eles.

Paulo Sant'Ana

Novo Falcão

Enquanto isso, no Beira-Rio, ressoam os elogios ao futebol de Marquinho, o centromédio. O rapaz voa no sentido de ser titular e abocanhar como representante de sua geração o prestígio da tradição colorada de grandes valores da meia-cancha surgidos nas categorias do próprio clube. Marquinho é centromédio mas faz gol. Esse sempre foi meu tipo ideal de centromédio. O Ênio Mello garante que vai ser craque, mas diz que no Grêmio apareceu um ainda melhor na posição: João Antônio, que está na Seleção Brasileira de Júniors.

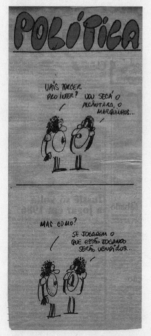

Ademais, não é tão comum um volante goleador, ainda mais em uma época em que jogávamos com um meia-direita e meia-esquerda ofensivos. Lembro que o Pedro Verdun, centroavante revelação do Inter, que sempre era convocado pela Seleção Brasileira de novos, me falou na época: *"Tu tens que fazer esses gols no Maracanã, contra o Vasco, Flamengo, Fluminense..."*. *"Deus te ouça Pedro!"*, concordei. Será que algum dia jogaria contra esses times? É o que tem para hoje! Nesta época, o calendário era muito tranquilo, diferente de hoje que os enfrentamentos são frequentes. Aprendi no futebol que tua oportunidade para jogar sempre chega, seja por cartões, lesões ou estafa muscular de quem está jogando. Por isso temos que estar sempre preparados física e mentalmente. Isso também vale para a vida em qualquer profissão ou situação, tua hora sempre chega. Pode apostar.

Hoje em dia vejo os grandes clubes como o Inter com várias competições, campeonato regional, Brasileiro, Copa do Brasil, Libertadores, etc., calendário apertado, plantel grande, todos os atletas do plantel têm oportunidade para jogar, às vezes quando menos se espera. Todos os jogos transmitidos pela tevê, aberta, a cabo ou por satélite, IP tevê, pela internet, através de grandes redes sociais, em aplicativos de esporte e de canais esportivos e em plataformas de *streaming*. Basta fazer um jogo bom e tu já estarás sendo apresentado ao mundo. O Pedro Verdun estava coberto de razão. Naquela época, meus gols pela Copa Regional, que nem era o Gauchão, só eram vistos em nosso estado.

Enquanto isso, tínhamos uma baixa importante no plantel, o goleiro Gilmar, que estava servindo à Seleção, e, após participar da classificação nas eliminatórias para a Copa do Mundo de 86, fora vendido ao São Paulo, onde se apresentaria no dia 1 de julho de 1985. Quase não deu tempo de se despedir do plantel, tivemos um rápido encontro numa pizzaria, onde o grupo de companheiros o abraçou carinhosamente, desejando-lhe sucesso para o futuro. No final do jantar, sentenciou: *"Vou para lá. Nunca vi nenhum gaúcho se dar mal em São Paulo".*

Com boas atuações nos jogos regionais, tive uma pequena esperança de pelo menos jogar um pouco no Brasileiro, mas continuava firme no banco, em dois jogos seguidos, no Maracanã. Eu a poucos metros daquela grama sagrada, do maior estádio do mundo, palco da final da Copa de 1950. "Professor, professor, me deixa jogar um pouquinho", entretanto, as palavras não saíam pela minha boca. Contra o Bangu no dia 3 de julho de 1985 saímos na frente, quando o clássico e habilidoso Ademir Alcântara fez mais um golaço, seu primeiro naquele templo sagrado, bem ao seu estilo, ele adorava "bater de chapa" na bola, tirando do goleiro, que se prepara e espera uma pancada do atacante. Ao colocar no canto, o goleiro muitas vezes fica inerte. Pois o Bangu empatou através de uma cabeçada do atacante João Cláudio após cruzamento do saudoso ponta-direita

Marinho. Após o jogo, ainda no estádio, ganhamos um bicho pelo empate fora de casa, guardei aquele dinheiro com carinho, pois ele duraria por um mês no meu cuidadoso orçamento. No dia seguinte, um dos meus colegas recém-subido ao profissional que havia ficado comigo no banco de reservas me confidenciou: *"Saí ontem à noite e gastei todo o dinheiro do bicho..."* E eu: *"Mas como?"* E ele: *"Bar, mulher e motel".* Não acreditei que alguém poderia fazer aquilo, o meu dinheirinho estava bem guardado, duraria pelo menos trinta dias. Lembrei do ex-jogador da Irlanda do Norte chamado George Best, que se consagrou no inglês Manchester United, quando descreveu o que fez com o dinheiro que ganhou no futebol: *"Gastei com bebida, carros e mulheres. O resto eu desperdicei"!*

Permaneceríamos no Rio até o próximo jogo contra o Vasco, dia 7/7/85. Treinamos nos dias seguintes, na Escola de Educação Física do Exército, na Urca, que lugar sensacional, após o treino dava um mergulho no mar, curtindo aquela vista paradisíaca. Naquele domingo, novamente no maior estádio do mundo, enfrentamos o bom time do Vasco, liderado pelo Roberto Dinamite, o jogo muito equilibrado terminou 1x1. Eu firme no banco, gostaria de ter entrado pelo menos alguns minutos. Fazer o quê!

Retornamos a Porto Alegre para dois jogos como mandantes, ganhamos do Mixto-MT em 10 de setembro de 1985. E enfrentaríamos novamente o Vasco no dia 14 de setembro. Em casa vai ser diferente!

Ainda pela Taça de Ouro do Campeonato Brasileiro, também fiquei no banco de reservas, de onde vi um jogo cheio de alternativas contra o cruz-maltino famoso. O veloz Mário Tilico acertou um chute cruzado indefensável no início do primeiro tempo. Mauro Galvão empatou e Silvinho virou o jogo ainda no primeiro tempo, Inter 2x1. O gol de empate do Vasco veio com Roberto Dinamite, ao seu estilo, fazendo um golaço de falta no ótimo goleiro Mano, placar final 2x2. O Taffarel que estava no banco comigo e me mostrou quando ia entrar um guri da nossa idade chamado Romário, que tinha sido cortado da Seleção de Juniores por indisciplina. Entrou no 2° tempo daquela partida. Apesar de atrevido com a bola dominada, o zagueiraço Aloisio não deu chance para seu insinuante "rabo de vaca", drible que ele aplicaria dali alguns anos com êxito pelo Barcelona, ao marcar três no Real Madrid, em um jogo histórico. Reza a lenda que foi ali que pediu dispensa para o Cruyff para ir ao Carnaval do Rio, voltou atrasado e se desentendeu com seus colegas. Foi embora do Barcelona quando não precisava. Todos perderam, o futebol, o Romário e os Blaugranas. Típica atitude daqueles atletas de indiscutível talento que afrontam o sistema por rebeldia, prepotência e talvez imaturidade.

Voltando para a taça de ouro, fomos a Cuiabá jogar contra o Mixto no dia 17/7/85 e na volta teríamos o reencontro com o Bangu marcado para o dia 21/7/85, um jogo decisivo cujo empate nos desclassificava, precisávamos ganhar.

Novamente presenciei do banco de reservas, contra o Bangu do patrono Castor de Andrade, famoso "bicheiro" e figura controversa na história do Rio de Janeiro. O Bangu fez 1x0 novamente com a jovem promessa João Cláudio, empatamos com André Luís e mantivemos a pressão em busca da vitória. O veloz e habilidoso ponta-direita Marinho se responsabilizava pelos contra-ataques sempre perigosos, entretanto foi numa bola parada que ele decretou em um tiro frontal a derrota colorada por 2x1 em pleno Beira-Rio. Pude, anos depois, interpretar melhor aquela derrota ao relembrar declaração do nosso craque Rubén Paz: "*Até aquela partida, eu imaginava que a camisa de um time ainda ganhava jogo, foi a derrota e desclassificação mais amarga que tive na vida!*", falou o ídolo uruguaio, apresentado ao planeta da bola ao ser Campeão do Mundialito de 80 no Uruguai, que comemorava os 50 anos da conquista do Mundial de 1930 pela Celeste.

Pois o famoso Bangu de Moça Bonita, seria o vice-campeão brasileiro daquele ano, ao perder para o Coritiba de Ênio Andrade. Inacreditável, aquele time do Coritiba tinha tomado 4x0 do Inter no Beira-Rio, no início do campeonato. Este é o futebol, sempre terá algo mais para ser explicado, eis sua beleza.

Dias inesquecíveis com mestre Carpegiani

Quando fomos apresentados ao novo técnico do Internacional, senti uma tremenda emoção. Seu nome: Paulo César Carpegiani, um dos maiores ídolos da minha infância.

Encontrei grande motivação com o ex-camisa 10 do Inter, bicampeão brasileiro. Lembrava do Gre-Nal número 223, em 1976, quando o dono do posto da cidade de Constantina, vizinha de Liberato Salzano, onde morávamos, ao me ver fardado e entusiasmado com meu time, antes do jogo propôs apostarmos $ 25,00. Meu pai bancaria o dinheiro que eu não tinha, obviamente. Acompanhei a vitória colorada com um gol do Figueroa e outro de Paulo César. Outra lembrança maravilhosa foi o gol que Carpegiani, um dos dez imortais do Internacional, fez, após dar uma "meia-lua" no zagueiro na semifinal do Brasileiro de 75 contra o timaço do Fluminense, no Maracanã. O mesmo que, após o bicampeonato brasileiro conquistado pelo Inter, foi para o Flamengo no ano de 77 para brilhar ao lado de Zico e Tita, novamente conquistando o título de campeão brasileiro em 80 pelo rubro-negro carioca, um dos grandes times da época.

Esta lenda viva que agora estava falando na minha frente era a mesma pessoa que me dera tantas alegrias na infância.

"Um jogador é 95% confiança e 5% futebol!" A frase dita por Paulo César Carpegiani na preleção feita aos jogadores do Inter em sua apresentação como novo comandante do time, em 1985, ficou cravada para sempre em minha mente. Justificou: *"Joguei a Copa do Mundo de 1974 como volante, mesmo tendo jogado a vida inteira como meia-armador!"*

Transportei isso para a vida. Qualquer um de nós, ao sair de casa de manhã para buscar um lugar ao sol, em qualquer profissão, se não tiver autoconfiança não chega à esquina.

Tivemos cinco jogos amistosos com o Paulo César, minha primeira partida de titular com ele foi no quinto jogo, lá em Campo Grande, em 26 de agosto de 1985, contra o Operário, que tinha um jogador que se destacava, chamava a atenção o ótimo centroavante Lima, que mais tarde viria a brilhar no Grêmio.

Meu segundo contrato profissional foi renovado de 2 de setembro de 1985 a 31 de dezembro 1986. Lembro que também ganhei um dinheiro referente a "luvas" ao assinar o contrato. Guardei tudo o que ganhei naquele ano e dei entrada em um apartamento de dois quartos ali na Rua Botafogo, bairro Menino Deus, dava para ir caminhando ao Beira-Rio. Consegui pagar a metade do imóvel, o restante financiei na Caixa Federal para pagar nos próximos 15 anos em suaves prestações mensais. Agora tinha uma casa própria, que conquista maravilhosa, lembro que muitos jogadores titulares e com destaque não tinham imóvel próprio. A primeira coisa que fiz ao entrar no apartamento vazio foi deitar sobre o carpete e ficar com os olhos voltados para o teto, imagem longínqua e desconectada como se fosse o universo.

Logo após a chegada do Carpegiani, quem chegou com muito destaque foi Milton Queiroz da Paixão, o Tita, bicampeão da Libertadores, pelo Flamengo em 81 e Grêmio em 83, jogador de Seleção Brasileira, vitorioso e com forte personalidade. Agora defenderia a cor vermelha no Rio Grande, trazido pelo Paulo César, com nítida afinidade entre ambos. Foi o Tita que certa vez falou de sua admiração pelo jogador Carpegiani: *"Ele era do mesmo nível do Zico!"*

Carpegiani, um gaúcho de Erechim, que começou a carreira no futsal, tinha uma visão e capacidade tática incríveis. Era quase um visionário. Ainda na década de 1980, passou a usar três zagueiros, quando ninguém considerava essa possibilidade tática que hoje todos utilizam mundo afora. Pudera! Com as feras Aloísio, Pinga e Mauro Galvão na zaga. Montou um timaço. Conseguia treinar a equipe e, dentro do time, trocar muitas peças conforme o próximo jogo. Era um treinador muito dedicado taticamente, gostava que os jogadores exercessem mais de uma função e dava liberdade para o atleta desenvolver isso.

Lembro que a visão de jogo de Carpegiani foi vitoriosa contra o Brasil de Pelotas. Permanece intacta na minha memória uma partida na casa deles, um time encardido que, naquele ano de 85, tinha ficado em terceiro lugar no Campeonato Brasileiro, eliminando o Flamengo do goleiro argentino Fillol, campeão do mundo em 78, e Zico, Adílio, Leandro, Mozer na cidade de Pelotas.

O jogo seria no famoso "alçapão", o Estádio Bento Freitas, no dia 18 de setembro de 1985, com a torcida local ensandecida que ficava a apenas um metro do gramado, junto à cerca de proteção. Após o almoço, naquela quarta-feira, o Mauro Galvão me deu uma prévia: *"Tu vais jogar hoje à noite"*. Fiquei boquiaberto, pois até aquele momento não imaginava aquela possibilidade. *"Não vais perguntar como eu sei?"*, provocou. Meio sem graça, dei um sorriso: *"Tu és o capitão, sabe de tudo!"*. Um dos mais inteligentes atletas com quem tive a oportunidade de jogar ainda me deu mais uma dica "Uvinha", como ele chamava a gurizada: *"Espera o atacante porque, muitas vezes, ele te entrega a bola e tu nem precisa roubar"*. Boquiaberto, murmurei: *"Será que dá certo isso, Galvão?"* Ele sabia tudo. Simplesmente genial.

Naquela tarde, o Carpegiani me chamou no quarto e disse: *"Marquinhos, mudei o time que vai começar jogando, tu vais entrar. Eles estão esperando uma formação e uma característica de jogo, contigo vamos surpreendê-los"*, resumiu o estrategista. *"Tu vais jogar de volante, na meia-direita fica o Tita e na esquerda, o Rubén Paz"*. O que aconteceu? Ganhamos de 1x0 um jogo que foi uma guerra, isso porque o time deles era quase imbatível em casa. Sensacional, adorei aquela fumaceira, estava acostumado com a pressão da "Segundona". Com todo respeito, enfrentar o Brasil lá em Pelotas era o tipo de jogo que eu gostava.

Ao final da partida, em meio à confraternização no vestiário, Carpegiani olhou para meus pés e, ao ver a minha velha chuteira, disse: *"Que chuteira é essa? Tu nunca viajou para fora do Brasil, Marcos?"* *"Não Sr.!"*, respondi encabulado. *"Imaginei, porque essa tua chuteira não existe!"* Para descontração de todos os atletas, era uma chuteira da marca Rainha, nessa época tínhamos apenas marcas nacionais disponíveis no país. Para mim o importante era jogar.

O encontro desmarcado com o Rei de Roma

Estava no inverno, jogando o Campeonato Gaúcho, os campos ainda úmidos, noites frias no início daquela semana, o treinador me perguntou.

– *Já jogou no Morumbi?*

– *Não senhor...*

– *"Pois tu vais jogar na próxima sexta-feira. O Inter foi convidado para o jogo amistoso de estreia do Falcão pelo São Paulo, no seu retorno ao Brasil, após ter se tornado o "Rei de Roma". O jogo será transmitido para todo o Brasil, tu vais ser titular",* sentenciou Paulo César. Que alegria, satisfação, bem-estar, leveza! Não poderia sentir algo diferente. Um jogo dos sonhos! Jogaria com a camisa 5! Justamente a camisa imortalizada pelo homenageado.

Enfrentamos o Juventude e o Santa Cruz pelo Campeonato Gaúcho, mas, de maneira inacreditável, após ter sido poupado e ficado no banco, na noite fria de Santa Cruz daquele fatídico 24 de setembro, voltei para Porto Alegre com febre de 40°C, e diagnóstico de amigdalite. Fui medicado imediatamente com antibióticos. Viajaríamos no final da tarde de quinta-feira para São Paulo, o atencioso treinador veio me perguntar como eu estava. Ao ser reavaliado no Beira-Rio algumas horas antes da viagem, eu estava péssimo. Além da fraqueza e mal-estar, apresentava muita dor de estômago e vômitos; de tanta medicação via oral, tinha desenvolvido uma gastrite. Implorei para viajar, iria melhorar, teria ainda 24 horas. Nosso médico conversou calmamente comigo, explicou à comissão técnica e decidiram: *"Não tens condições de viajar, muito menos de jogar".* Fiquei em casa naquela noite, tive que ir ao pronto-socorro receber buscopan endovenoso, tamanhas eram as dores abdominais devido à gastrite medicamentosa. Já não bastava o resto?

Arrasado, na sexta à noite, dia 26/9/85, assisti, direto do Morumbi pela TV Bandeirantes, ao grande narrador Luciano do Valle narrar os "Menudos do Cilinho" mais o "Bola" (como os jogadores chamavam o Falcão), simplesmente enfrentando meus colegas de time. Chorei de tristeza, eu poderia estar lá! O jogo foi uma festa. Os atletas deram espetáculo para uma "casa cheia".

O Mauro Galvão ao retornar a Porto Alegre me confidenciou: *"O 'Bola' perguntou porque tu não foi".* Não tive palavras – *"Que tragédia, Uvinha!"*

Na calada da noite

Paulo Cesar Carpegiani se tornou uma história à parte na minha vida de "jogador". Por ser taticamente um sujeito muito inteligente, eu o admirava muito. Trabalhava o time até cansar todo mundo, o que era um verdadeiro deleite para um jovem que sonhava herdar a camisa 5 de Falcão. A maneira de comandar o treino do time e de trocar as peças conforme o próximo jogo, toda aquela organização tática, variação de ideias e perspectivas do jogo chamavam muito minha atenção.

Muitas vezes o futebol não tem capacidade de acompanhar um treinador assim, muito acima do lugar comum. O Guardiola é fantástico, mas quantos anos foram precisos para se formar o timaço do Barcelona? Aquela gurizada jogou junto durante muitos anos. Para mim, o jogo do Barça funcionava com a bola de pé em pé, metaforicamente, como se desenvolve um jogo de handebol, através de aproximações e deslocamentos, de um lado para outro, continuamente, em busca de espaço para impor seu jogo.

Após já ter largado o futebol, sempre torci pelo sucesso do Carpegiani, ouvi algumas vezes duras críticas ao Paulo César devido à sua capacidade de realizar mudanças táticas e de disposição dos jogadores em campo, muitas vezes de um jogo para outro. Ele fazia isso porque conhecia e confiava na inteligência de seus comandados. Entretanto, o futebol não é como no vôlei e basquete, tanto nas características do campo de jogo como na visão e entendimento dos jogadores, a parte cognitiva, por vezes, é muito heterogênea.

O Taffarel estava na Seleção Brasileira e veio o excelente goleiro Roberto Costa, que tinha passado pelo Athletico Paranaense e Vasco da Gama. No dia 6/10/85 jogamos em Passo Fundo contra o Gaúcho, estávamos vencendo por 1x0 até o final do jogo, quando cedemos o empate já no final da partida.

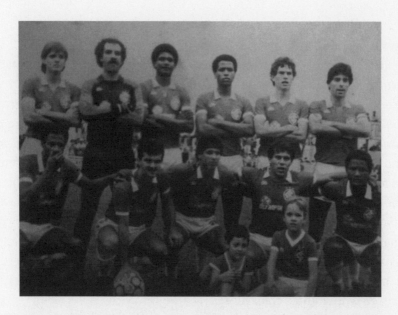

Da esquerda para direita: em pé: Luís Carlos Winck, Roberto Costa, Aloísio, Pinga, Marquinhos, Mauro Galvão. Agachados: Paulo Santos, Tita, Balalo, Rubén Paz, Silvinho.

Após o jogo, tivemos um churrasco na casa dos meus pais, que foi muito agradável, pois foi toda a delegação lá em casa. Retornamos para Porto Alegre no início da noite. Receberíamos o E.C. Pelotas no Beira-Rio na próxima quarta-feira, dia 9/10/85.

Aquela concentração no Beira-Rio terça-feira à noite estava tão perfeita, tão agradável que só poderia acontecer uma desgraça, o ambiente estava muito legal e divertido, totalmente descontraído, tanto que ficou marcado em minha memória. Na manhã seguinte, quando acordei e fui tomar café, por volta das 9 horas, vi o Galvão com a cara diferente, ele que me falou: *"Assumiu esta noite o Arthur Dallegrave como novo diretor de futebol e 'derrubou' o Paulo César, estamos sem treinador, o substituto será o Daltro Menezes"*. Fiquei incrédulo, não podia ser verdade, estava muito bem com o Carpegiani, boas vitórias, bom ambiente, perguntei qual seria o motivo e foi esta a resposta: *"Alguma rusga antiga, ainda da época que o Paulo era jogador"*. Achei péssimo, mal eu saberia o quanto.

Perguntei ao Carpegiani, quando estava escrevendo este livro durante a pandemia em 2020, sobre o que de fato teria ocorrido. *"No ano de 1977 o Flamengo estava tentando me comprar, contudo o Inter estava irredutível, entretanto, após a morte de um diretor do departamento financeiro colorado, o negócio saiu inesperadamente. O Artur Dallegrave ficou muito incomodado e, para justificar a venda para a torcida que não aceitava, disse que meu joelho estava lesionado. Mesmo assim, fui tricampeão carioca e campeão brasileiro. Dali para frente nunca mais houve trégua, Dallegrave sempre falava alguma coisa me depreciando".* Naquele dia 9/10/85, sua esposa, Sra. Zeni, estava viajando quando recebeu uma ligação de sua amiga no início da manhã: *"– O Paulo saiu do Inter? – Que eu saiba não! – Deu na rádio agora!"* Paulo César Carpegiani foi acordado por sua esposa para receber a notícia que já circulava em todo o Rio Grande. Para minha tristeza e de muitos colorados.

Paulo Cesar estava fazendo um trabalho maravilhoso que foi interrompido abruptamente, por uma decisão lamentável e unilateral, no momento em que ele era respeitado dentro do vestiário pela amizade e coerência com seus comandados.

Como seria minha relação com o próximo treinador? Como seria o restante de 85, pois estávamos na reta final do campeonato?

Fazia apenas uma semana que o Milton Queiroz da Paixão, o Tita havia chegado, fazendo o gol da vitória de 2x1 no Beira-Rio contra o Esportivo de Bento Gonçalves. Trazido pelo próprio Carpegiani, Tita, com sua característica e espírito de doação para o time, seria um dos goleadores daquele Gauchão ao lado do gremista Caio Jr., mas não foi suficiente. Acompanhei uma entrevista em que o próprio Tita admitiu certa vez que o Grêmio atravessava grande momento pós-conquistas de 83 com a Libertadores e o Mundial e era muito difícil superá-los.

Como me confessaria o Mauro Galvão, depois de aposentado, certa vez ao nos encontrarmos no Rio de Janeiro, *"Aquele nosso time era muito bom para não ter ganhado nenhum título".* Realmente, uma pena.

Entretanto, acho que fomos sabotados pela saída precoce do Carpegiani, que ficou no Inter de 8/8 a 8/10/85, milimétricos 60 dias, quando dentro de campo tudo andava bem. Esta incongruência do futebol é muito ruim para os iniciantes, ávidos para mover a engrenagem complexa de um time de muitas cabeças e personalidades distintas. A cada jogo temos que render mais e provar algo mais para o treinador, a torcida e a crítica especializada. Acho que, para os mais jovens, esses momentos de instabilidade geram insegurança e oscilações no rendimento. Teoricamente, precisamos abstrair o extracampo e jogar por diverção, só que não é simples assim em um time grande como o Inter, cuja efervescência é constante. Principalmente eu, que estava buscando um lugar ao sol.

O meteoro Daltro Menezes

Foi naquela quarta-feira, 9/10/85, que assumiu como treinador do Inter o técnico Daltro Menezes, porte baixo, grande índice de massa corporal, aparentemente acima do peso, folclórico e falastrão, dono de tiradas imprevisíveis, às vezes enigmáticas. Continuou o preparador físico Júlio Espinosa, que eu gostava e também admirava, porque ele era muito exigente da parte física, tentava extrair de cada um o seu máximo. Isso era importante para o rendimento em campo, correr o jogo inteiro e não se cansar, "que maravilha", eu pensava, "é por aí".

O técnico Daltro Menezes havia treinado o Inter nos anos 1968 a 1971, sendo vice-campeão do Robertão de 1968 (antigo Campeonato Brasileiro), tricampeão gaúcho de 1969 a 1971. Currículo de respeito!

Reconhecido por bancar na ponta-direita Valdomiro, que se tornaria um dos imortais símbolos do Inter vencedor. E também resistia em não escalar Bráulio, jogador leve e habilidoso, o xodó da torcida, conhecido como "garoto de ouro", que pedia passagem com seu futebol clássico. Este o grande motivo de sua saída do Colorado em 1971. Daltro passou por grandes clubes como Guarani de Campinas em 72, Grêmio em 73, Coritiba em 80, Santos em 81, entre outros. O astuto Daltro voltou naquele dia 9/10/1985, e assumiu novamente o colorado, com o qual ele tinha grande afinidade. Como seria dali para frente?

Na sua estreia como treinador, ele me manteve no time titular. Apesar das turbulências extracampo ocorridas nas últimas 24 horas, tivemos um jogo sem emoções e vencemos o E.C. Pelotas por 3x1.

Sabidamente o novo treinador preferia jogadores de força, gostou de cara do Airton, que jogava de meia-direita ou segundo homem de marcação, meio de campo forte e viril, passou a elogiá-lo sem pestanejar. Do meu ponto de vista, sobre o comportamento e a postura de liderança que o treinador deveria exercer, demonstrar esta parcialidade, eu particularmente não gostava; contudo, minha única arma era tentar jogar mais que os concorrentes. Quando entrasse no time, teria que render muito, pois o Ademir Kaefer, marcador de força, era o titular, portanto, naquele momento, ambos estavam na minha frente, Ademir e Airton.

Nesse meu ciclo, fui motivo de constantes debates na imprensa sobre o mérito de ser titular, como demonstram a seguir alguns recortes de jornal. Mas julgo uma fase muito rica e interessante o período em que jogamos eu e o Airton na frente da área, eu pelo lado esquerdo e ele pela direita, onde os craques Tita e Rubén Paz poderiam ficar mais à vontade para exercer todo o talento e brilho que possuíam.

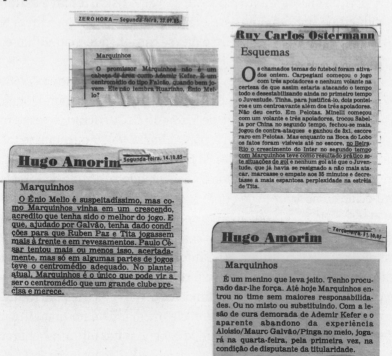

Concentração com Tita

Estávamos lá no quarto na concentração do Beira-Rio, no Portão 8, em cima do vestiário. Tínhamos vários jogos para entretenimento, sinuca, pebolim, alguns jogavam cartas, dormir também era alternativa. Eu aproveitava para estudar as importantes áreas de anatomia, histologia e fisiologia, mesmo ainda não tendo saído a transferência da faculdade, era apenas uma questão de tempo. Lembro que uma vez o treinador Daltro veio reclamar com o Tita que ele dormia durante a tarde quando jogávamos à noite. Àquela altura o Tita da Seleção Brasileira já tinha títulos de Libertadores pelo Grêmio e Flamengo, campeonatos estaduais e nacionais, e ficou muito incomodado com o treinador e veio me falar: *"Onde já se viu, já estou com 27 anos, sempre fiz isso em dia de jogo e ele vem me falar que devo mudar? Não tem mais o que cuidar?"* Ele ficou indignado com o novo chefe.

Esse não seria um problema de convívio com o racional Tita, tinha uma característica que ele admirava na velha raposa do futebol gaúcho. Daltro Menezes sabia tudo dos adversários, cada jogador desde suas características mais peculiares, dos calmos aos arrojados, pé dominante, habilidades e características individuais. Tita ficava muito impressionado com este amplo conhecimento: *"O diabo sabe de velho!"*

Não sei por que motivo, Tita, o grande ídolo de muitos clubes, gostava de falar comigo e contar histórias, eu apenas ouvia sem interrompê-lo, pois o considerava muito acima da média, dentro e fora do campo. Outra do inteligente e desconfiado carioca da gema foi quando em certa ocasião estavam pegando muito no pé dele, pressionado pela imprensa. Tita novamente veio me ensinar porque reagia com muita energia a determinadas situações, seja com o adversário desleal ou até com a imprensa, ficava possesso, desaparecia sua cortesia e boa educação. *"É como uma luta de boxe, se tu deixares o oponente te dar 'jab' o tempo inteiro, em algum momento tu vais cair. Tens que revidar com força"*, resumiu ele!

O meia-atacante Milton Queiroz da Paixão, corajoso e goleador, gostava de tocar cavaquinho. A música era onipresente em sua vida, como comprovei certa vez quando me levou em sua residência. Lá em sua casa tinha uma aparelhagem de som imensa, acho que não existia nem em discotecas. Naquela tarde que estávamos de folga, ele gravou vários *hits* da época, naqueles antigos cassetes. Eu o considero, dos atletas que tive o prazer de conviver, um dos mais inteligentes emocionalmente, e também com personalidade muito forte. Veio para o Inter trazido pelo Carpegiani. Tenho certeza de que teríamos ido mais longe se Paulo César tivesse permanecido como técnico, sua saída abrupta e repentina em 85 deixou lacunas irrecuperáveis para aquele grupo, acho que até para o experiente Tita e o melhor rendimento com ele e o Rubén Paz no meio-campo. Imperdoável esses dois talentos não terem rendido em sua plenitude, e eles não foram os culpados.

Tenho profunda admiração pelo Tita, mais um gênio da bola que conheci, com sólidos valores morais e religiosos, naturalmente admitia sua passagem grandiosa pelo Grêmio na conquista de sua segunda taça Libertadores da América após ganhar a primeira pelo Flamengo em 81: "*Joguei muita bola naquela Libertadores de 83!*" Eu lembrava dele e do capitão De Léon com o rosto sangrando ao final daquela merecida conquista. Suas convicções e inteligência não impediram que ele cometesse erros: rejeitou a seleção de 82 por não querer jogar fora de sua posição, dá para imaginar?

Foi nessa época, após retorno do ex-presidente Artur Dallegrave, cuja história no Inter era de grandes conquistas ao lado do diretor de futebol Frederico Arnaldo Balvé, que recebi um convite inusitado. Pois ele certa vez convidou o Taffarel e eu para um almoço na casa da sua mãe, uma colorada fanática, que estava fazendo aniversário e que gostaria muito de nos conhecer. Aceitamos com certo orgulho, no fundo eu estava muito chateado pelo filho dela ter despedido o Carpegiani, mas, como aquela doce senhora não tinha nada com isso, guardei comigo a insatisfação. Fomos muito bem recebidos em seu apartamento, com uma macarronada com molho vermelho, de primeira qualidade, aliás, o prato perfeito, pois todos à mesa eram de origem italiana. O amigo Taffa e eu ficamos felizes por trazer alegria à matriarca da família Dallegrave, que estava perto de completar 100 anos.

Apesar de Daltro Menezes ter substituído o Carpegiani, naqueles momentos em que contava histórias sobre o futebol, fazia questão de contar que colocou o jovem Carpegiani, que despontava como craque, para estrear no Maracanã, demonstrando sua admiração: *"Não poderia ser de outro jeito, um jogador daquele nível"*, justificou o ex-treinador do Inter Daltro Menezes.

Logo após a chegada do novo treinador teria um Gre-Nal, este jogo tem um significado especial nos rincões gaudérios.

7. A VIDA É UM CLÁSSICO

Estandartes do Rio Grande, Internacional e Grêmio representam com galhardia o orgulho de seus torcedores, alternando conquistas e se reinventando para mais uma vez ser tão grande ou maior que seu oponente preferido.

O escritor gaúcho Luis Fernando Verissimo sintetiza com brilho esta rivalidade: *"O Internacional precisa ser melhor que o Grêmio, que precisa ser melhor que o Internacional, que morre se não for melhor que o Grêmio"*.

O primeiro Gre-Nal da história ocorreu em 18/7/1909.

Gre-Nal – uma rivalidade centenária

O jornal britânico *Daily Mirror* classificou o Gre-Nal no top 10, à frente de Manchester City x United e Milan x Inter de Milão, das rivalidades do mundo: "Enquanto o Grêmio era o time mais elitista, o Internacional abriu os braços para todos os tipos de torcedor e logo preencheu a lacuna para os demais, nascendo uma das mais intensas rivalidades já vistas na América do Sul". Fundado com o objetivo de ser uma instituição democrática e sem preconceitos, o Internacional de Porto Alegre é hoje um sólido e respeitado clube de futebol.

O site *Imortais do Futebol* (maior enciclopédia digital), com o melhor da história do futebol mundial, classifica o Gre-Nal como a oitava rivalidade do planeta.

Invoco Jayme Caetano Braun, poeta e *payador*[2] ímpar da cultura do Rio Grande, para reproduzir o que acho dos jogadores da dupla Gre-Nal que incorporam o ímpeto gaúcho para entrar em campo!

"Valente galo de rinha,
Guasca vestido de penas!
Quando arrastas as chilenas
No tambor de um rinhedeiro,
No teu ímpeto guerreiro
Vejo um gaúcho avançando,
Ensanguentado, peleando,
No calor do entreveiro"

Na capital do Rio Grande habitam dois campeões mundiais, irmanados pelas cores azul e vermelha, ao mesmo tempo divididos entre vermelho e azul.

Descrevo a seguir como nasceram outras grandes rivalidades do planeta bola.

Nacional x Peñarol

O *"Clásico del fútbol Uruguayo"*

O Peñarol foi fundado por imigrantes e dominava boa parte das modalidades esportivas do país, foi daí que surgiu o Nacional, fundado por um grupo que buscava um clube com identidade genuinamente uruguaia. Existe o famoso "Clássico da Fuga" quando o Nacional não voltou para o segundo tempo após uma derrota parcial por 2x0 e com dois jogadores a menos. Atitude essa considerada uma covardia dos tricolores pelos aurinegros. Ainda é discutido se esta rivalidade se iniciou no ano de 1900 ou em 1913, devido à mudança do nome de CURCC para Peñarol.

---

[2] Payada: forma de poesia improvisada com acompanhamento do violão, vigente na Argentina, Uruguai, Chile e Sul do Brasil.

Liverpool x Manchester United

Conhecido como "North West Derby", é o clássico que envolve as cidades mercantil e marítima Liverpool e a industrial Manchester, com enfrentamento desde a longínqua data de 28 de abril de 1894. A rivalidade foi intensificada também pela pujança econômica e industrial entre essas grandes cidades inglesas, principalmente após a construção do canal ligando a cidade de Manchester ao Mar da Irlanda. Liverpool, que era referência de porto marítimo no Reino Unido, deixou de ser única no ramo, exacerbando a competição entre estas cidades vizinhas.

Estrela Vermelha x Partizan Belgrado

Este clássico, conhecido como "dérbi eterno", é disputado desde 1947. Ambos os times foram fundados em 1945, após o término da Segunda Guerra Mundial. O Estrela Vermelha surgiu do antigo "Jugoslavija", clube mais popular do país. Já o Partizan foi fundado em outubro de 1945, como um time militar do Exército Popular Iugoslavo. O nome deste último vem do termo usado para se referir a movimentos populares para os exércitos da Segunda Grande Guerra, tão fresca na memória das pessoas que, ao se olhar para elas, dava para imaginar que suas mentes projetavam a imagem das forças da Alemanha Nazista e dos Aliados, ainda estacionadas na região das Ardenas, fronteira da França com a Bélgica, a instantes do confronto que recentemente tinha ficado conhecido, como permanece até hoje, como a última ofensiva organizada pelos nazistas, sendo também a última batalha de toda a Segunda Guerra. Foi nesse contexto e sob essa atmosfera que, no mesmo ano de 1945, ponto final da maior e inimaginável guerra global da história, nasceram os dois clubes e, junto deles, a maior rivalidade do Sudeste Europeu. Brotaram do futebol os dois novos inimigos, com 11 soldados para cada um dos lados do campo verde e gramado das batalhas, um confronto que rapidamente foi rotulado de clássico, cuja grande rivalidade futebolística refletia o esfacelamento da Iugoslávia, na relação estreita do ditador Milosevic com a exploração do nacionalismo sérvio.

Fenerbahçe x Galatasaray

O dérbi intercontinental é realizado por clubes de uma mesma cidade, mas localizados em continentes diferentes, tiveram seu primeiro encontro em 17 de janeiro de 1909. Separados pelo Estreito de Bósforo, o Fenerbahçe, clube de origem plebeia, é localizado no continente Asiático e o Galatasaray, clube da elite turca, no continente europeu. Teve um jogo marcante no ano de 1934 em que ocorreu uma briga generalizada no campo e na arquibancada, culminando com a interrupção e suspensão da partida. Dali para frente, a rivalidade só piorou.

Celtic x Rangers

"Velha firma" (*The Old Firm*) é o nome dado ao maior clássico do futebol escocês, que envolve o Celtic Football Club e o Rangers Football Club, rivais desde 28 de maio de 1888. Para alguns especialistas, trata-se de uma guerra religiosa.

Dá para imaginar que o jogador do Celtic (católico) foi expulso no ano de 1996, ao entrar em campo e fazer o sinal da cruz? O árbitro julgou que estava ofendendo o adversário Glasgow Rangers, de origem protestante.

Boca Juniors x River Plate

O "superclássico" do futebol argentino acontece entre as duas maiores torcidas do país desde 24 de agosto de 1913. Os dois clubes nasceram no bairro humilde e operário conhecido como La Boca, no sul de Buenos Aires, entretanto, algum tempo depois, o River Plate mudou para Belgrano, um bairro nobre ao norte de Buenos Aires. Desta maneira, o River foi adotado pela alta sociedade portenha, transformando o contexto para adversários de Povo x Elite. O dado mais triste desta rivalidade remete à escadaria da *"Puerta 12"* do Estádio Monumental de Núñez no dia 23 de junho de 1968, quando morreram pisoteados e esmagados 71 torcedores do Boca. Esta rivalidade encontrou proporções épicas, recentemente em 2018, quando os dois clubes se enfrentaram pela final inédita da taça Libertadores da América, o jogo teve de ser feito em outro país, a Espanha, por conflitos desencadeados fora do campo.

Barcelona x Real Madrid

Conhecido por *"El Clásico"*, foi disputado pela primeira vez em 13 de maio de 1902 entre clubes espanhóis localizados em cidades diferentes. A cidade de Barcelona, localizada no coração do Mediterrâneo, abriu a Catalunha a influências externas, atrelando-se à modernidade e ao progresso, com DNA político de cunho liberal. O Barcelona Futebol Clube tornou-se o embrião da resistência à ditadura espanhola, onde os catalães podiam vociferar contra o regime com o lema *"Mas que um Club"*. O ditador espanhol Primo de Rivera proibiu a bandeira catalã e excluiu a língua regional, acirrando os ânimos. Entretanto, no ano de 1925, após a torcida vaiar o Hino Nacional, o Barcelona teve suas portas fechadas por seis meses. Posteriormente, durante a Guerra Civil Espanhola, as milícias do ditador espanhol Franco prenderam e executaram o presidente do Barça Josep Sunyol. Os soldados de Franco quando fizeram o ataque final à resistente Catalunha, incluíram no bombardeio o prédio que abrigava os troféus do Barcelona F.C. Consta que o Real Madrid recebeu ajuda do governo espanhol em 1950 para contratar o argentino Di Stéfano, que estava acertado com o Barcelona. O grande jogador liderou e iniciou uma era de ouro para o "Madrid", com as cinco conquistas consecutivas da Copa da Uefa nas temporadas de 1955 a 1959, criando um abismo entre os dois clubes, com ampla superioridade dos Merengues. Para o ex-jogador da seleção espanhola Emilio Butragueño: *"A história do Real Madrid começa de fato com a vinda de Di Stéfano"*.

O primeiro Gre-Nal a gente não esquece!

Gre-Nal 275 (20/10/85) Estádio Gigante da Beira-Rio

Este seria meu primeiro Gre-Nal, a mística de uma das maiores rivalidades do planeta invadia minh'alma. Tantas vezes ouvira no rádio, quando criança, na distante capital, o jogo que deixava as duas metades do Rio Grande em polvorosa. Veio na minha cabeça a decisão do Gauchão de 75, com 9 anos, eu escondido com o radinho de pilhas, no quarto trancado para ninguém importunar, lá na casa dos meus avós paternos Dilecta e Hilário. Na prorrogação, Flávio Minuano acabou com meu sofrimento, gol de centroavante, girou o corpo e bateu com o pé esquerdo. Inter heptacampeão gaúcho.

Agora era comigo, outros tempos. O Grêmio vinha de duas vitórias consecutivas nos Gre-Nais de fevereiro e março de 85. Este seria o terceiro Gre-Nal do ano, os times não estavam com força máxima, sem essa de "Gre-Nal é Gre-Nal". Ademais, o tricolor tinha um estreante, o argentino Alejandro Sabella e eu teria que marcá-lo. Com um friozinho na barriga, lembrei dele atuando com sua habilidosa perna esquerda pelo Estudiantes de La Plata, na Argentina, em um jogo de 3x3 enfrentando o Grêmio, seu atual clube, pela Libertadores de 83, numa insana batalha campal.

Os campeões do mundo de juniores estreando no Gre-Nal profissional pelo Grêmio, goleiro Chico, a dupla de zagueiros Henrique e Luís Carlos, o volante João Antônio, e pelo Inter o goleiro Taffarel e o versátil meia-ponta-esquerda Balalo.

O meio-campo adversário era completado pelo campeão do mundo de 83 China e o brilhante jogador da seleção argentina, Sabella na meia-esquerda. O jogo prometia, como quase sempre a partida se decide na meia-cancha, vamos ao duelo. Eu, Airton e Ademir Alcântara pelo colorado, todos debutantes, apesar do Airton ter enfrentado o Grêmio pelos juniores.

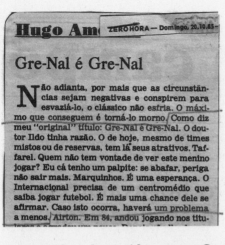

Era sábado à tarde, garoa leve, temperatura amena, coloquei uma chuteira com travas para não escorregar e acompanhar de perto o oponente argentino vindo de La Plata. Construímos a vitória, não dando chances ao tricolor, marcamos bem e partimos para cima, que sensação maravilhosa sair de campo ovacionado pela torcida, porque Gre-Nal nunca será simplesmente um jogo.

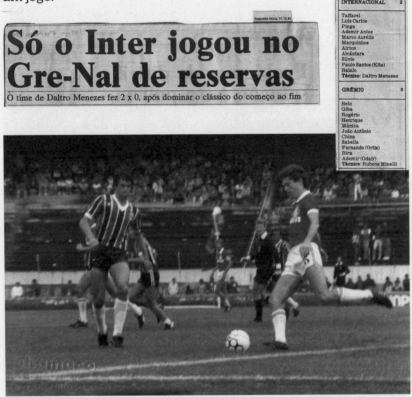

Resultado final: Inter 2x0 (gols de Paulo Santos e Henrique contra).

Hugo Amorim — Segunda-feira, 21.10.85

Trio perfeito

Entre Pinga, Marquinhos e Alcântara, é difícil dizer qual foi o melhor. Fico com Pinga, que não errou uma só bola, esteve soberbo. Se o Galvão aceitasse ir para a Seleção via lateral esquerda... Todavia, Marquinhos mostrou definitivamente que tem condições de ser titular. Ou melhor, "tem condições", não! Ele é o titular! Tirá-lo, quando Ademir Kefer ficar bom, será brincadeira! Ele defende tão bem quanto o outro e sabe fazer o resto.

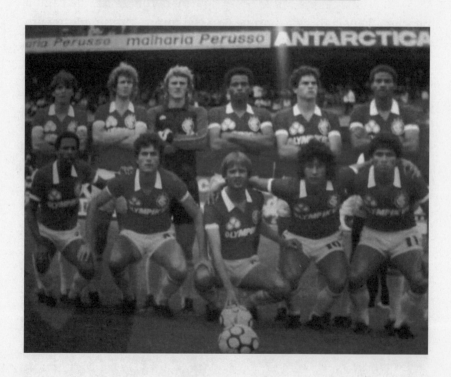

8. CORAÇÃO VERMELHO II

Preenchia o gol, tinha coragem, não fazia esforço para pegar a bola, repunha a bola no pé de alguém com facilidade, isso era natural para ele, assim eu vi nascer uma lenda.

O prodígio Taffarel

Era o ano de 85, o Taffarel estava se firmando como titular, certa noite estávamos jogando contra o Novo Hamburgo no Estádio Santa Rosa, sob uma iluminação precária, e veio uma bola aérea, molhada e cheia de veneno em direção ao gol, em cobrança de falta pelo ótimo meia-direita Rosa com passagens pelo Grêmio após ser revelado pelo Inter de Santa Maria. O ágil goleiro saiu da meta e fez uma "ponte", voou como se estivesse deitado de costas sobre uma linha imaginária horizontal, lá no alto. Nesse momento foi acossado e deslocado no ar pelo atacante adversário em meio a um entrevero de jogadores.

O "Taffa" já estava com a bola presa em suas mãos, porém, após o empurrão do adversário, ela escapuliu, ele fez um giro no ar e agarrou novamente a esférica só que desta vez com o abdome para baixo após efetuar um giro de 180 graus. É claro que existem lances geniais na TV que vocês já viram, mas este guardo com carinho em minha retina!

A profecia de Sílvio Hickman

Conheci muitas pessoas interessantes no futebol, craques, inteligência emocional, concentração e muitas outras qualidades de um atleta completo. Contudo, o ponta-direita Sílvio, tetracampeão gaúcho pelo Inter, irmão dos também jogadores Cléo (meio-campo) e Amauri (lateral direito), é e sempre será uma pessoa diferente, como já dizia o técnico Otacílio Gonçalves. Sílvio acumulava características nobres como mansidão, bondade, elevação espiritual, honestidade, decência, ausência de vaidades, espírito de grupo, respeito aos colegas, ele é inigualável, incomparável, completo como ser humano.

Por um período inicial em 85, o goleiro Taffarel, que era treinado pelo ex-goleiro Benitez nos Juniores, subiu ao profissional e passou a ser treinado pelo também ex-goleiro Schneider. Imagino que o Taffa, além de seu talento natural, recebeu muitos ensinamentos desses dois ícones da história colorada, que eram grandes conhecedores dos segredos desta solitária posição. O jovem astro colorado, cotado para a seleção principal, começou a ganhar notoriedade, mas continuou autêntico e sempre muito extrovertido, era motivo de constantes brincadeiras e alguns conselhos do restante do plantel e até preocupações dos mais experientes.

Quanto ao futuro daquele goleiro alegre e indomável, o atacante Sílvio Hickmann profetizava no vestiário: *"Larguem ele de mão, ele ainda é um guri, deixem ele cometer alguns erros, ainda vai ganhar muito dinheiro com a bola, vocês vão ver!"* Entretanto, ainda passaria por um teste de fogo, quando enfrentou suspensão de dois meses longe dos gramados após suposta tentativa de agressão ao árbitro José Assis Aragão em jogo contra o Atlético no dia 26/10/1986, no Estádio do Mineirão. Eu estava no banco, tenho certeza que ele não tentou agredi-lo, apenas reagiu ao injusto cartão vermelho, quando pulou sobre os jogadores colorados que cercavam o árbitro. Ademais, eu o conhecia a ponto de saber da sua inocência. Queriam ser exemplares ao aplicarem a suspensão ao emergente goleiro Cláudio A. M. Taffarel. Aquilo não atrapalhou a grande carreira futura que seria desenvolvida por aquele *"virtuose"* e talvez tenha lhe acelerado a maturidade que antes parecia distante.

Considero que os grandes gênios algumas vezes são incompreendidos e passam por momentos em que precisam simplesmente de acolhimento e carinho. Traço aqui um paralelo com alguns notórios indomáveis, como o grande jogador Stoichkov. No início da carreira na Bulgária, Hristo Stoichkov foi banido do futebol após uma grande briga no intervalo de um jogo. Entretanto, devido aos apelos de populares, que não queriam ser privados de seu herói, a federação búlgara deu uma punição mais branda, reduzida para um ano. Nos quatro anos que esteve no Barcelona, foi expulso de campo onze vezes, de 90 a 94 marcou 104 gols pelo clube. Amado pela torcida catalã por demonstrar seus sentimentos, certa vez declarou: *"Sempre odiarei o Real Madrid"*. Na personalidade de algumas pessoas fica incrustada a rebeldia e agressividade que sempre farão parte do seu ser. O escritor Franklin Foer, em seu livro *Como o futebol explica o mundo*, tenta descrever esta excêntrica "persona delicada e bruta" de um dos jogadores mais populares da história do Barça, Foer não conseguiu seu intento, alguém conseguiria?

Efemérides

Aparentemente tudo estava dando certo, eu havia agarrado a oportunidade, junto com o Airton, *"dávamos bocada em todo mundo"*, relembra o querido amigo. Aliávamos muito treino com excelente condição física mais a autoconfiança e concentração total nos jogos. Ademais, eu estava jogando de titular do Inter ao lado de dois nomes imortais: Tita e Rubén Paz, tinha que dar certo. Evitava ouvir os debates da imprensa, entretanto hoje rememoro algumas colunas escritas pelos principais analistas da época.

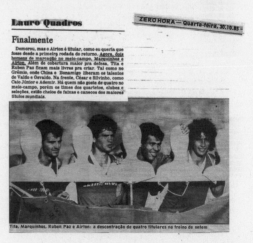

Hugo Amorim
Terça-feira, 29.10.85

Pois bem, mas neste momento as faltas são poucas. Com Galvão, Aloísio, Taffarel, Pinga e Luís Carlos, têm-se uma defesa invejável. No ataque, que há pouco não existia, dadas as lesões, as más fases físicas, técnicas e psicológicas e as gorduras, no momento existe um ponteiro recuperado de guerra, Sílvio, dois outros que parecem estar melhorando, Silvinho e Paulo Santos e, finalmente, centroavantes: César e Kita, para não contar Gilson. Na ponta-de-lança têm-se Ruben Paz e sua falange de bons reservas, Tita, Alcântara e Balalo. E, até que enfim, existe um centromédio: Marquinhos!

Hugo Amorim
Sábado, 02.11.85

Centromédio

Persiste a hipótese, que para mim é uma ameaça, de Daltro colocar Ademir no lugar de Marquinhos já neste domingo. Eu não quero que isto ocorra nem amanhã nem nunca e só o admitirei passivamente quando Marquinhos estiver lesionado ou jogar mal, o que não é o caso.

O Kenny Braga fez-me um apelo para que eu não fale mal de Ademir. Na verdade, não é isto que faço, critico-o como jogador de futebol. Sei que sou duro e sinto pela pessoa humana que é alvo de meus juízos. Não há nenhum prazer nisso, pelo contrário. Mas não dá para evitar: acima de qualquer jogador está o Internacional. Não creio que aconteça, mas se Ademir adquirir qualificação técnica para a função, direi. Nas vezes em que, por circunstâncias táticas, ele jogou bem, elogiei-o.

E eu disse. No entanto, agora o Internacional tem um jogador que tanto sabe marcar quanto jogar, Marquinhos. Portanto, é ele que deve ser titular. Colocar um que só desarme é erro.

Hugo Amorim
Quarta-feira, 13.11.85

E no Internacional

O Internacional tinha o problema. Agora não deveria tê-lo mais, pois surgiram Marquinhos, que é centromédio, e Airton, que é meia-armador e talvez também centromédio. Por isto não se precisava mais improvisar um meia-ponta-de-lança como meia-armador nem colocar um cabeça-de-área no time. Ao invés, os dois estão disputando a reserva de um cabeça-de-área!... Não é que sejam macrossoluções sob o aspecto individual. A questão é de características. E tática.

Hugo Amorim
Sexta-feira, 1º.11.85

Ele é cabeça-de-área, ou seja, um centromédio tosco, um zagueirão. Por causa dele, que só sabe desarmar, igualmente era que existiam os problemas de má saída de bola, buracos, etc... Aí apareceu Marquinhos e tudo começou a ajeitar-se, pois o rapaz é centromédio: marca, cobre, desarma, lança, passa bem, etc... Então, finalmente, o Internacional tem uma meia-cancha equilibrada, como deve ser: um centromédio (Marquinhos), um meia-armador (Airton) e um ponta-de-lança (Ruben Paz). Com os três há segurança, ritmo, criatividade e até arremate. Se surgir necessidade de mais segurança, que não vai haver, ainda há ou o Tita na ponta, que pode baixar um pouco para ajudar.

Então, para que mudar? Está tudo certinho. Defesa, meia-cancha e ataque. Basta o César entrar em forma ou o Kita continuar melhorando e fecha tudo. Até os reservas estão delineando-se.

O time tinha vários problemas. Fixando Marquinhos, Carpegiani resolveu um deles. Arrumando como Galvão, Aloísio, Luís Carlos e Pinga jogarem, ele e Daltro eliminaram outro. Deslocando Tita e colocando como titulares, Taffarel e Airton, Daltro solucionou os demais.

Por tudo isso, o torcedor colorado deve estar achando que ele estou ficando louco ao crer que Daltro seja capaz de mudar um time que ele consertou e está ganhando e jogando bem. Botar Ademir Kaefer no lugar de Marquinhos, em nome de que!? De uma insegurança defensiva que não existe? O time nunca esteve tão seguro e equilibrado... E exatamente por causa de Marquinhos e Airton. É lógico! Eu é que estou delirando: Daltro não vai tirar um jogador que vem jogando bem, Marquinhos. Ele sabe que ele não faz isto. E que não se mexe no que está certo.

Hugo Amorim

Marquinhos preso

Quando não se tem um jogador que marque e jogue, usa-se, naturalmente, como o mais recuado da meia-cancha, um que ao menos faça a primeira coisa. Era o caso do Internacional até há pouco. E por isto Ademir Kaefer devia jogar. Todavia, surgiu Marquinhos, que faz o resto e marca, desarma, destrói. Ou Marquinhos não jogou, com êxito, várias partidas sendo o único marcador da meia-cancha? E não foi com ele que o time passou a ter, além de boa destruição, boa saída de bola, independentemente da ajuda de Galvão? Como a resposta é sim, tem-se que Marquinhos, apesar de estar longe de já ser craque, é o melhor da posição e deve ser titular.

Hugo Amorim
Quinta-feira, 14.11.85

Show de bola

A partir de uma saída de bola primorosa por parte de Marquinhos, Luís Carlos, Pinga e Galvão, o Internacional deu um espetáculo de beleza plástica e eficiência. Decididamente, o time está irresistível no Beira-Rio. Inclusive, têm-se que aceitar o fato de, em Porto Alegre, contra times do Interior, ser possível jogar com apenas um jogador de marcação na meia-cancha. Este — Marquinhos — por sinal mostrou ontem que, além de jogar futebol como os outros não sabem, marca, cobre e desarma tão bem quanto qualquer um dos que atuam na sua posição no Estado.

Hugo Amorim
Sexta-feira, 15.11.85

Marcação

Afirmei haver ficado novamente demonstrado em Internacional x Esportivo que Marquinhos defende tão bem quanto quaisquer dos atletas locais que jogam na posição dele. Além de ser, conforme é óbvio, melhor armador e finalizador que eles.

INTER	4
Taffarel	
Luís Carlos (Aírton)	
Aloísio	
Mauro Galvão	
Pinga	
Marquinhos	
Alcântara (Marco Aurélio)	
Ruben Paz	
Tita	
Kita	
Silvinho	
Técnico: Daltro Menezes	

ESPORTIVO	0
Carlão	
Silvio	
Paulo César	
Juliano	
Edson	
Alamir	
Eduardo	
Douglas	
Ivaldo (Oriel)	
Gilmar	
Paulo Matos	
Técnico: Flávio Borille	

Rotina no Beira-Rio: outra goleada do Inter
Quinta-feira, 14.11.85

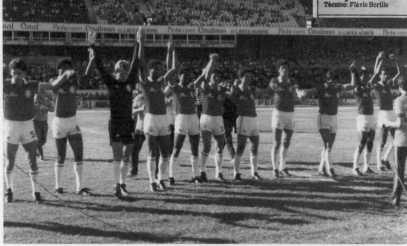

Marquinhos, Aloísio, Taffarel, Pinga, César, Luís Carlos Winck, Tita, Ademir Alcântara, Rubén Paz, Silvinho, Marco Aurélio.

Pronto para a decisão

Eu estava em ótimo momento, bem física e mentalmente, confiante, responsável e destemido, era a grande chance de provar meu valor como jogador profissional de um grande clube como o Internacional. Eu treinava, tinha boa alimentação e me preparava mentalmente para permanecer no time mesmo com a "sombra" de um grande jogador como o Ademir Kaefer. Entretanto, o Gre-Nal mexe muito com todo o estado e além fronteira, ainda mais numa época em que o campeonato regional era muito mais valorizado que neste século. Esta tensão é absorvida e refletida pela torcida, diretoria, treinador e jogadores. Eu acreditava muito nesta oportunidade, eu confiava no meu potencial, iria dar tudo certo. O Gre-Nal, todos sabem, pode ser o passaporte para a fama. Entretanto, poderia ficar de fora da final.

Coma induzido

Na preleção, antes de sairmos da concentração do Beira-Rio, Daltro Menezes escalou o Ademir para jogar. Sem mais delongas, eu não sabia o que fazer, ficar no banco fazendo o quê? Vesti uma couraça imaginária por cima do colete reserva. Talvez tenha fixado a imagem de uma armadura para acomodar a salvo o manto vermelho no lado de dentro enquanto a mesma tentava impedir a frustração de entrar a partir do lado de fora. Talvez tenha sido uma ideia do meu subconsciente. Afinal, um cavaleiro medieval não se prepara por horas e suporta por horas e mais horas o peso de sua indumentária apenas para assistir à batalha sentado na casamata das terras inimigas, desaparecido como um fantasma.

Fiquei no banco no Gre-Nal 276, no dia 8 de dezembro de 1985, e vi o time do coração perder por 2 a 1. Bonamigo e Caio Jr. marcaram para o Grêmio; Tita, ex-campeão da Libertadores pelo arquirrival dois anos antes, descontou para o Inter. Fiquei consternado. No silêncio da volta para o Gigante da Beira-Rio, pensava em tudo o que havia acontecido nas últimas 48 horas. Lembrei também de quando, anos antes, tinha escrito em seu caderno escolar que um dia iria jogar no Inter. Ao deixar o ônibus, fui o único a ser chamado até a sala do treinador, a portas fechadas. Daltro Menezes, o respeitado e conhecido treinador de tantas jornadas, o Daltro às vezes polêmico e teimoso, o grande Daltro Menezes, à minha frente. Capitulado, esparramado em sua cadeira, a velha raposa do futebol gaúcho, que havia acabado com a hegemonia do Grêmio, recuperando-a para o Inter no início da década de 70, agora perdera a final do Gauchão que ele tanto conhecia para o conhecido e sempre indecifrável adversário.

Com olhar profundo, falou: *"Marcos..., preciso te pedir desculpas porque hoje eu mudei a trajetória da tua carreira, vou pedir demissão e sairei do Inter...!*

Perguntei *"Por quê?"* apenas para não encerrar o monólogo e também por educação.

"Eu te tirei do time, achei que tu irias 'tremer' no jogo, escalei o Ademir porque ele era mais experiente e maduro, deu tudo errado, somente agora tenho certeza que contigo teria sido diferente".

Ouvi aquilo e por um instante me senti um paciente sendo anestesiado, perdendo o controle dos movimentos e rumando ao coma inevitável sem saber o que viria depois de deixar a escuridão.

"Pois é, Seu Daltro, agora o senhor vai embora. Isso que nós estamos conversando ninguém vai ficar sabendo. Eu terminei o ano de 1985 com uma perda irreparável, desacreditado, e o senhor seguirá sua vida!"

Não tinha mais nada a dizer. Nada a reparar. Nada. Dei de ombros e fui lamber minhas feridas.

Após a decepção da final, continuei no clube. Mas nunca mais seria o mesmo jogador. Não podia sequer projetar ou vislumbrar ate quando ficaria no Inter. No entanto, a virada de jogo na carreira ainda poderia acontecer. O futebol corria nas minhas veias ainda. Aprovado no ano anterior, levaria a faculdade de medicina à toque de caixa sem saber se aquilo era um projeto ou paralelo de vida.

Muito tempo depois, o meu querido amigo, anestesista e goleador da seleção Médica de Masters, Dr. Euclides, carinhosamente apelidado de "Metade", ao ouvir essa história, de ser retirado da finalíssima, me falou: *"Acho que o treinador, o tal Daltro Menezes, só piorou as coisas te falando aquilo. Pra ti e pra ele numa escala menor".*

Naquele momento, não consegui entender o simbolismo que representou ter ficado de fora de um jogo histórico como o Gre-Nal decisivo do Gauchão de 1985.

Aprendi a lidar com grandes momentos de frustração ao longo de minha vida. Afinal, faz parte da nossa evolução. No futebol isso acontece muito. Enfrentei muitas decepções como jogador de futebol profissional e na carreira médica já passei por isso também. Faz parte da vida. Mas, naquele momento, lembrando aquela tarde de sexta-feira, quando o treinador me tirou do time, era uma coisa que eu realmente não esperava. Quando ele me mandou trocar de camiseta e me colocou no time reserva, eu quase tive certeza de que ele ia me sacar do jogo no domingo. Mas não estava nada definido. Tinha que esperar. Minha decepção era enorme e havia um misto de frustração e incredulidade de que ele poderia me deixar de fora da decisão. Mas eu não podia falar nada porque ainda não estava definido, apesar de eu ter ficado em dúvida sobre o que fazer. Eu me pergunto se não deveria ter saído do treino e me negado a ficar no banco de reservas. Continuo me perguntando se deveria ter enfrentado o Daltro Menezes pela não escalação. A dúvida pende para o "sim" e então para o "não", mantendo o equilíbrio forças no início da minha resposta para a velha pergunta feita mesmo, então acaba, geralmente, com a vitoria do "Sim". Sim. Deveria ter jogado a camiseta de treino no chão e soltado o verbo: *Se é para me deixar no banco, nem me relacione!"* Mas lembro e replico o que senti e o que me levou na bora a fazer isso. Acabaria criando um estresse, na véspera de decisão, impossível de ficar restrito entre mim e o Daltro, fatalmente espalharia e prejudicaria o ambiente do grupo.

Passei por isso e foi muito desagradável. Na época, o Ademir, que era um ótimo volante e foi medalha de prata na Olimpíada de Los Angeles, em 1984, como capitão da Seleção Brasileira, se machucou. E eu estava jogando muita bola na ocasião e comecei a forçar o treinador e a imprensa a me aceitar como titular no lugar do Ademir. Finalmente entrei, joguei bem e pela minha cabeça não deveria me tirar do time porque eu estava pedindo passagem.

Nós perdemos por 2 a 1. Claro que não foi por minha ausência que perdemos o campeonato, mas assim como perdemos poderíamos ter vencido. O Grêmio tinha um time muito forte, um timão, com Renato, Mazzaropi, Osvaldo, China, Baidek, que tinha sido campeão do mundo em 83. Foi justo o Grêmio ter vencido, mas eu também sonhava em jogar contra aquele time, naquele momento.

O nosso time tinha grandes jogadores como Taffarel, Mauro Galvão, Tita, Rubén Paz e Kita, entre outros. Em minha avaliação, eu achava que merecia ter jogado, confirmei essa impressão quando o treinador se desculpou comigo.

Meu balanço sobre o ano de 1985: participei de 63 jogos, sendo 27 como titular, tendo marcado três gols. Na reta final do Gauchão, nos últimos 18 jogos do ano, só não fui titular em quatro partidas, incluindo a finalíssima, a última daquele ano.

Da minha parte só poderia pensar agora no próximo ano, aceitar o cadafalso e esquecê-lo, não pensava em procurar outros ares. Iria erguer a cabeça e recomeçar novamente no próximo ano, esse é o segredo dos que vencem, também queria estudar, provavelmente se concretizaria a transferência da faculdade. Encerrada a temporada de 1985, estaria de férias até a segunda semana de janeiro próximo.

Foi na sexta-feira 13 de dezembro de 1985 que participei do jogo de despedida do Canhão da Serra no Estádio Volmar Salton, em Passo Fundo, palco que tantas vezes presenciou seus gols. Lembro que o treinador dos amigos do Bebeto foi o folclórico treinador gaúcho Ernesto Guedes, fiquei muito feliz porque após o jogo festivo ele me elogiou bastante, respondi sorrindo: *"Preciso de um treinador assim, que confie no meu trabalho e me coloque para jogar!"* Bebeto iniciaria a carreira de treinador, com seu carisma e atitude honesta com os jogadores tinha certeza de que seria bem-sucedido.

Naquelas férias, a convite do campeão mundial de juniores Taffarel, fui à sua cidade natal, onde conheci seus pais e seus irmãos Fabiano e Débora, e também participei de um jogo festivo na pequena cidade chamada Crissiumal, que já tinha outro campeão do mundo, o goleiro Beto, reserva de Mazaropi com o Grêmio de 83. Pois o Beto

Borbolha era tio de um guri chamado Danrlei, que estava fardado brincando por lá. Que cidade para brotar goleiro hein? Lembro que, após o jogo, os atletas e convivas presentes vieram me cumprimentar pelo desempenho. Cheio de razão, o amigo "Taffa" ressaltou o reconhecimento que eu estava tendo pelo bom futebol que estava jogando. "Menos mal", pensei com meus botões. O próximo ano será melhor!

Meus 20 anos

O ano de 1986 começou com o anúncio do retorno do Otacílio, fiquei muito contente, pelo seu estilo aglutinador, ambiente tranquilo. Na pré-temporada joguei como titular alguns amistosos, inclusive fazendo um gol contra o Guarani de Cruz Alta, na Taba Índia, no dia 5-2-86, na vitória por 3x1.

Paralelamente, nesse ínterim, chegou uma notícia maravilhosa, conseguimos a transferência da faculdade de medicina da Universidade de Passo Fundo para a Pontifícia Universidade Católica do Rio Grande do Sul. Isso graça aos esforços de muitas pessoas: o proeminente advogado do departamento jurídico e futuro presidente campeão do mundo Fernando Carvalho, o presidente atual Gilberto Medeiros, o diretor de futebol Pedro Paulo Zachia, o diretor Maurício Estrougo, o então bispo de Porto Alegre Dom Cláudio Colling e Sr. Eloi Taschetto, destacado cidadão passo-fundense que foi presidente do 14, e o Professor Francisco Jardim, pró-reitor da PUCRS. Maurício Estrougo me relembra a importante ajuda do Irmão Marista chamado Salvador, olhando retrospectivamente não poderia ter outro nome.

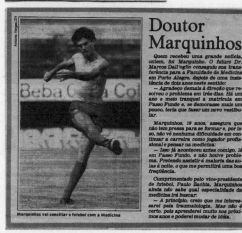
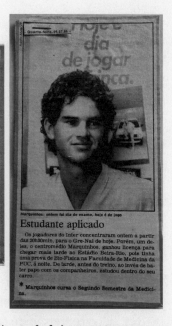

Como o colega Quinho já estava ambientado há um ano na nova Universidade, implorei que ele me levasse na primeira aula, eu estava inibido. Com todo entusiasmo, ele me levou para a faculdade e fui mais aliviado pela sua parceria. Mesmo antes de conhecer meus futuros colegas, me sentia deslocado. Afinal de contas, o que estaria fazendo um jogador de futebol na faculdade de medicina? "Quanta pretensão!", poderiam pensar. Parecia que eu tinha voltado ao ensino primário. O estilo extrovertido do Quinho me entrosou rápido com os novos colegas, foi um alívio. Eu presenteava os novos amigos e professores com minha camiseta sempre que possível, pois muitos me pediam. Gratas lembranças dos amigos até hoje, as futuras médicas: Maristela, Fernanda, Luciana, Jaqueline, Rita, Lizia, Elke, Joyce, Isabel, Débora, Raquel, Cristine, Graziela... e médicos: Arivaldir Oliboni, Marcelo Jeffmann, Paulo Behr, Alexandre Miranda, Rodrigo Jobim, Eduardo Schlindwein, Fábio Torres, Carlos Cupski, Victor Volkweis, Ivo Peixoto, Gustavo Irulegui, Claudio Crespo, Giancarlo Búrigo, Gerson, Renato, César, Rodolfo, Adir, Rogério Larrea. Para conciliar com os treinos, jogos e viagens, faria apenas algumas matérias, como microbiologia e parasitologia, que dava para estudar sozinho e eu conseguia ir na maioria das aulas, pois eram no início ou final da tarde. Meu medo seria com a terrível bioquímica. Nessa cadeira, os novos colegas me ajudaram muito; para piorar, eu faltava muitas aulas. Portanto, eu achava que sabia muito pouco, apesar de todo talento, paciência e didática do professor para me ensinar. Nas provas, eu caía na realidade, tinha certeza de que não sabia nada. Como era múltipla escolha, se marcasse apenas uma letra poderia acertar uns 20% da prova. Então eu aguardava a benevolência dos colegas, na maioria das vezes me traziam o gabarito dentro do jornal e o jogavam na minha mesa, enquanto o compreensivo professor desviava o olhar propositalmente. Passei com os calções na mão.

Chamou-me a atenção a colega de aula Maristela Miranda Paiva, uma colorada, dona de um largo sorriso, conversadeira, entusiasmada com a vida, trazendo à frente um barrigão, ela estava grávida de um guri. Naquela época, mulher negra e na faculdade de medicina, sem divisão de cotas, a pessoa precisava ser muito boa, e ela era. Estudiosa e destemida, destacava-se como uma das melhores da turma.

Voltando para minha rotina da bola, dessa vez foi o Mauro Galvão o segundo a fazer um gesto extremamente afetuoso ao me convidar para uma balada. Eu não saía à noite, o que já era sabido por todo plantel. Sem pensar duas vezes, recusei o convite. Agradeci educadamente respondendo: *"Tu sabes que não frequento bar nem casas noturnas. Ademais, recém-chegado poderei ficar com má reputação, o que seria péssimo para mim".*

Eu era solteiro, estava aparecendo na mídia com mais frequência, só queria ser visto treinando e jogando.

O Galvão chamava a gurizada nova de uva. Então me disse: *"Uvinha, tu vais sair comigo depois do jogo".* Quase uma ordem.

"Não frequento a noite", respondi cheio de razão e mudei de assunto.

"Não, mas tu vais sair comigo. Eu sou capitão do time, não serás mal interpretado, faço questão, estou mandando", finalizou em tom de brincadeira. Após a vitória em jogo no Beira-Rio quarta à noite, ele me carregou para um bar movimentado, pediu uma cerveja e eu

acompanhei com um guaraná. Passadas duas horas batendo papo e sendo abordado por torcedores e algumas "chuteiras", nos retiramos. Fiquei imensamente satisfeito, primeiro porque fomos em lugar badalado na época e segundo por ser apadrinhado por ele. Ainda naquela semana, antes do treino com o grupo reunido junto com o treinador Otacílio, ele disse: *"Não levo mais o Marquinhos para a noite. O cara só toma guaraná".* De bate pronto o Otacílio, que era conhecido por gostar de um whisky, retrucou com bom humor: *"E comigo também não joga"!* Foi uma gargalhada geral.

Este aprendizado de receber pessoas que chegam de fora, de outras cidades e países eu levei para a minha vida. Isso eu aprendi com o Gilmar e com o Mauro Galvão, pessoas fora de série, diferentes, que ocupam um ponto muito fora do padrão de curva normal. Esses dois gestos fizeram com que hoje, quando recebo estudantes e médicos de fora para fazer estágios no hospital, eu os leve para comer um churrasco na minha casa, ou os convido para jantar fora.

Dali para frente não joguei mais, fui para a reserva e aguardei uma longa sequência vendo o Ademir jogar como titular. Entretanto, certa vez, o Ademir forçou o 3º cartão amarelo em um jogo que ganhamos do São Paulo de Rio Grande no Beira-Rio. O jogo seguinte seria no Bento Freitas, contra o Brasil de Pelotas, terceiro colocado no Campeonato Brasileiro de 85. Lá dentro, naquele certame, eles ganharam do Flamengo. Nos domínios do Estádio Bento Freitas, não deixaram que jogassem contra o Bangu lá em Pelotas. Teria sido muito difícil, o Bangu seria o finalista contra o Coritiba, o legítimo Campeão Brasileiro de 1985. Mas acho que essa história deve ser contada pelos xavantes.

O temido Brasil de Pelotas

Pois bem, este timaço do Brasil de Pelotas seria nosso próximo adversário; com o Ademir de fora, fui escolhido para substituí-lo naquela noite do dia 19/3/86, já deu um friozinho na barriga três dias antes. Como todos jogos sob seus domínios, o "Xavante" seria uma fumaceira, mas isso não me preocupava. Eu gostava daquele tipo de jogo. Estádio cheio, torcida apaixonada e fanática, o estádio Bento Freitas era um caldeirão. Outra coisa de que eu gostava era a torcida na tela, ficava a dois metros do gramado, quando fazia uma falta na lateral do campo eles enlouqueciam. Como disse o lendário capitão uruguaio Obdulio Varella ao falar para seus companheiros antes de entrar no Maracanã na final do Mundial de 1950, em frente a 200 mil espectadores, *Los de fuera son de palo*. Para Obdulio, os torcedores eram bonecos de madeira, não entravam em campo.

Iniciado aquele que prometia ser um grande jogo, disputado palmo a palmo, contê-los seria o maior desafio, principalmente nos primeiros quinze minutos. Lembro que no início do jogo disputei uma bola, na intermediária deles e fui derrubado, na vantagem a bola sobrou à mercê da direita do Tita, que de fora da área pegou com força "de três dedos", ela fez uma curva, à meia altura, eu olhando sob outra perspectiva, ainda no chão, acompanhei aquele efeito que a bola tomou, inicialmente saindo do arco adversário e voltando para o canto direito, estufando as redes do ótimo goleiro Rubens. Explode a torcida colorada no Estádio Bento Freitas, largamos na frente. O adversário era muito valente, cheio de recursos, tinha muito jogo pela frente, a torcida xavante não se intimidava facilmente. Eu estava marcando de perto aquele que eu considerava o cérebro do time rubro-negro, o técnico e agressivo meio-campo Lívio, que obviamente não gostava de me ver fungando em seu ouvido.

Mas voltando para o jogo, Tita na posição que ele adorava jogar, com a 10, o Rubén Paz estava de fora dessa partida, jogou o Airton de meia-direita e eu de volante, marcando os excelentes jogadores xavantes e saindo para jogo. Que delícia jogar bola, sou privilegiado por jogar com esses dois no meio-campo, ademais com a camisa colorada. O "monstro" Tita faria mais o segundo e o terceiro gols, ele implacável, nosso quarto gol foi contra, e eles descontaram 4x1. Foi quando torci o tornozelo direito, após uma pancada ter me desequilibrado, e fui ao solo com bastante dor. Fui atendido pelo massagista Bigode fora de campo que me falou: *"Não conduz a bola, quer que eles quebrem sua perna"*? A fama dos volantes do Brasil Bastos e Doraci de jogar com virilidade ultrapassava fronteiras. Vendo que eu estava mancando e para me preservar, Otacílio perguntou se eu queria sair, poderia fazê-lo, o jogo já estava decidido. Refleti por alguns segundos, olhando para minha camiseta suada, pé doendo. *"Não saio de jeito nenhum, estou ótimo"*, respondi. Naquele momento eu já estava pensando no próximo jogo, teria a chance de jogar o segundo Gre-Nal da minha vida. Não dei importância para o tornozelo, apesar de já estar muito dolorido; com o calor do jogo e a adrenalina circulando forte, isso não era nada. Totalmente concentrado no jogo, ignorando qualquer dor, antecipei uma bola e a roubei do adversário, arranquei em velocidade como se fosse o meia-esquerda, fui em frente, tabelei com o centroavante Sabará, que me devolveu de primeira, e na entrada da área enchi o pé esquerdo na gorduchinha, "pam" o petardo a levou para dormir lá nas redes do goleiro Rubens, que já tinha evitado um gol meu no primeiro tempo, em uma bola à queima-roupa. Dessa vez não deu para o goleiro, 50% de aproveitamento. O narrador Roberto Brauner narrou assim pela Rádio Gaúcha: *"Olha o Marquinhos entrou vai marcar, atirou, é gol do Inter, gol do Inter, gol do Inter, Gooool, de Marquinhos surpreendentemente aqui no Bento Freitas"*. Repórter Benfica: *"A jogada foi do Marquinhos depois que ele recebeu dentro da área pela meia-esquerda e marcou"*. Comentarista Ênio Mello: *"Marquinhos é número cinco, centro-médio, mas sabe fazer gols"*.

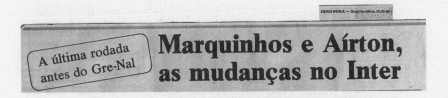

139

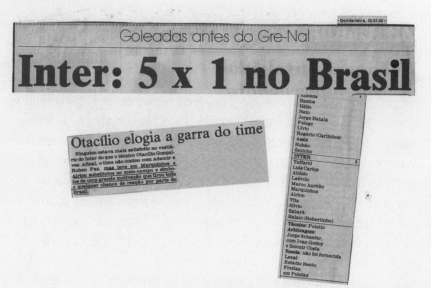

Atravessei todo o campo e fui abraçar o meu amigo Taffarel, ele correu ao meu encontro enquanto chegavam os outros companheiros. Agora inapelável 5x1, o Xavante, como era conhecido o Brasil, agonizava em seus domínios, coisa muito rara naqueles tempos. Foi a partir deste jogo que o diretor do Brasil, que era primo do Pedro Paulo Zachia, passou a fazer sempre o mesmo comentário: *"Não gosto quando joga este Marquinhos, ele marca o adversário e se desloca sem a bola, aparece em todo lugar criando opções"*.

Quando tirei a meia no vestiário o meu tornozelo também parecia uma bola em seu maléolo lateral direito. Vá gelo e anti-inflamatório. Ainda carregado de adrenalina após o jogo, voltei na cabine do ônibus, madrugada adentro ouvindo histórias do motorista Elói, do segurança Osmair, do massagista Bigode e do roupeiro Gentil. Que delícia conviver com estes desconhecidos do público, mas que são nossos anjos da guarda dentro e fora do campo.

Teria Gre-Nal no domingo e eu queria jogar de qualquer jeito a menos que não fosse escalado, mas não seria pelo tornozelo. Saí nas capas dos jornais, na sexta e sábado. Olhando para trás, era legal ser dúvida na véspera de jogos importantes como o Gre-Nal 277, tu estás em todas manchetes, saí na capa dos jornais na sexta e sábado. Fiquei envaidecido, me sentindo importante.

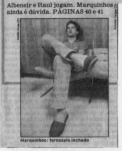

GRÊMIO PRONTO. INTER ESPERA MARQUINHOS

Albeneir e Raul jogam. Marquinhos ainda é dúvida. PÁGINAS 40 e 41

Marquinhos: tornozelo inchado

O jogo seria no Gigante da Beira-Rio, após os cuidados do departamento médico e dos massagistas Edy, Bigode e Alexandre, me recuperei, usando remédios caseiros como arnica e mastruz para desinchar, fazendo contraste, tipo de tratamento colocando o pé no balde com gelo e depois no balde com água quente. Nem treinei com bola, apenas fiz bicicleta na sexta-feira. Pela primeira e única vez na vida realizei uma infiltração no sábado, dali 24 horas estaria melhor ainda. A infiltração consiste na aplicação de corticoide e anestésico local para melhorar a resposta do organismo e acelerar a recuperação; como inconveniente, poderia ter uma lesão agravada, no futuro uma artrose, por exemplo. Como seria um evento único, não pensei duas vezes. Ao olhar para o meu pé e achar que estava "preto" pelo derrame de sangue e ainda um pouco inchado, o Tita me falou: *"Não acredito que tu vais jogar assim..." "Não tenho escolha, no que depender de mim, agora não fico mais de fora do time"*.

No domingo, uma hora antes do jogo fizemos uma "bota" de esparadrapo, o tornozelo ficou artrodesado[3], fiz um teste com bola e tolerei bem, estava sem dor, fui para o jogo. Que delícia, mais um Gre-Nal no meu currículo, me sinto na história vibrante desses clássicos que sempre são espetáculos à parte do restante dos jogos do campeonato.

O ano de 1986 se desenhava promissor e com duas sólidas conquistas que ganhei como presente de aniversário de 20 anos: titular

---

[3] Fusão óssea de qualquer articulação, impedindo sua mobilidade.

do Inter e fazendo minha preciosa faculdade de medicina, eu não queria nada mais.

Marquinhos joga. Inter confirmado

O novo dono da camisa 5

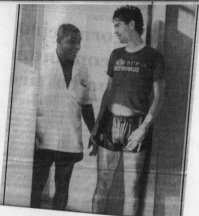

Gre-Nal 277, Estádio Gigante da Beira-Rio: 23/3/1986

Com recém-completados 20 anos de idade, este seria o segundo Gre-Nal de minha vida. A motivação compensava aquela limitação do tornozelo que eu abstraí totalmente da parte sensitiva e motora do meu corpo. Depois do jogo seria outra história.

Como qualquer encontro denominado Gre-Nal, o jogo foi truncado e decidido no detalhe. Perdemos de 1x0, gol do China, meu conterrâneo de Passo Fundo. Apesar do tornozelo não estar normal, também não comprometeu o desempenho. Junto com a equipe, fiz um bom jogo, inclusive fui elogiado individualmente, a imprensa achou que o resultado mais justo teria sido o empate. Tanto que a manchete do jornal no dia seguinte foi: *"Grêmio vence quando tentava não perder"*. Paciência, o importante é que agora eu poderia almejar ser titular. Os jogadores que estiveram presentes neste duelo foram os seguintes:

Inter: Taffarel, Luís Carlos Winck, Pinga, Aloísio, Marco Aurélio, Marquinhos, Tita, Airton, Sílvio (Robertinho), Sabará, Balalo.

Grêmio: Mazaropi, Raul, Baidek, Luís Eduardo, Casemiro, Osvaldo, Luís Carlos Martins, Caio Jr. (China), Albeneir, Valdo.

Foi o que aconteceu, com persistência e dedicação, virei titular, engatei uma sequência de jogos pelo Gauchão até a final do campeonato.

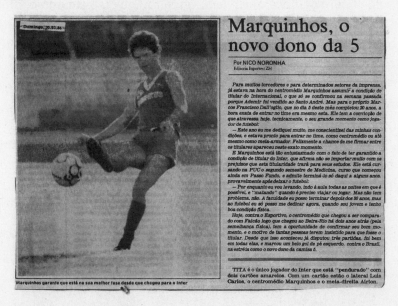

Nessa época fui titular da cabeça de área, tendo a defesa com Taffarel, Luís Carlos Winck, Pinga, Aloísio e Mauro Galvão, todos da Seleção Brasileira. Tinha também os craques selecionáveis da Amarelinha o meia Tita e o ponta-direita Robertinho, ambos vindos do Flamengo. Sem esquecer do uruguaio titular da "Celeste Olímpica" Rubén Paz. Ter isso em meu currículo é sensacional, difícil estar numa foto com um plantel desses, acho que o ET era eu.

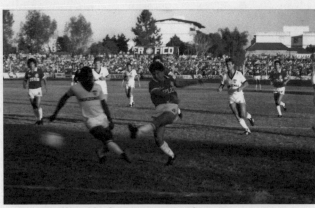

Finalizando de perna esquerda contra a meta do Novo Hamburgo após o lançamento de Mauro Galvão.

Gre-Nal 278 (11/5/1986) Estádio Olímpico Monumental

O Grêmio estava muito bem, sendo chamado de carrossel, uma analogia ao holandês. Seria meu terceiro Gre-Nal, até então, uma vitória e uma derrota. Lembro que saímos do Beira-Rio, onde nos concentramos, no curto trajeto ao Olímpico, fechei os olhos, entrei em "concentração alfa". Enquanto seguíamos, era como se eu tivesse me transportado para fora do ônibus, eu mentalizava meu corpo voando lá em cima, e o ônibus se deslocando lentamente pela Avenida José de Alencar.

O duelo mais esperado seria entre Renato e Mauro Galvão, ambos jogadores voltando da Seleção Brasileira, às vésperas da convocação para a Copa do Mundo, Estádio Olímpico lotado, jogo esperado por todos.

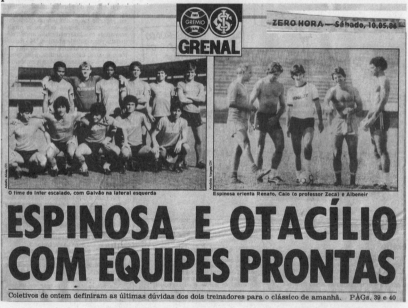

Entrei compenetrado e confiante, todo jogador gosta de grandes partidas. Lembro que já estávamos no gramado, bola no centro do campo para iniciar o jogo, o zagueiro Mauro Galvão, com a faixa de capitão, chegou ao meu lado e falou: *"Se eles te apertarem, joga em mim que eu resolvo!"*

Responder o quê? Devolvi um olhar cheio de gratidão e confiança. *"Vamos para cima deles!"* Era minha estreia no Olímpico.

Naquela partida, jogou Winck na lateral direita, Aloísio e o Pinga na zaga, o Galvão na lateral esquerda. A estratégia era que o Mauro marcaria o astro gremista Renato, ambos tinham retornado da seleção de Telê Santana. Ficou combinado que eu ficaria atento principalmente na cobertura do Mauro, que também teria total liberdade para apoiar por aquele lado. Outra vantagem é que dificilmente o Renato iria acompanhar o Galvão para ajudar na marcação gremista.

O Gre-Nal começa frenético, alucinante, a torcida disputa todas as bolas junto contigo, este jogo é sensacional, muito melhor do que eu sempre imaginei.

Lembro do desenvolver da jogada gremista pela direita, após eu disputar a bola com o Osvaldo, ela sobraria para o Renato, eu não tinha mais como chegar na bola, então me joguei em direção a sua trajetória na tentativa de obstruir o chute, já dentro da área. Ela passou fazendo vento na minha orelha, passou pelo Taffa também, um estrondo forte ressoou no estádio, eles estavam na frente. Não sentimos a empolgação tricolor, colocamos a bola no chão e marcamos em cinco minutos, com o Balalo cobrando falta. Tudo igual novamente; *"Vamo, vamo, vamo lá",* eu gritava entusiasmado com meus companheiros.

A jogada do nosso segundo gol foi o Galvão se antecipando ao adversário e, com sua habitual categoria, metendo de "três dedos" para o Airton, que, dentro da área, dominou no peito e emendou com a esquerda, um golaço, digno de um Gre-Nal, escolhido gol do fantástico. Mazaropi teria falado ao Airton certa vez: *"Toquei na bola mas ela levou minha mão junto!"*

Terminado o excelente primeiro tempo, 2x1 para nós.

No segundo tempo o atacante Renato Portaluppi foi expulso pelo árbitro Renato Marsiglia, que debutava no clássico, após agredir nosso excelente ponta-direita Robertinho. Forjado em grandes embates atuando nos gigantes cariocas Fluminense e Flamengo, nosso arisco atacante, também selecionável, não caiu na catimba gremista. Eles sentiram imediatamente a perda do flamejante camisa 7 tricolor.

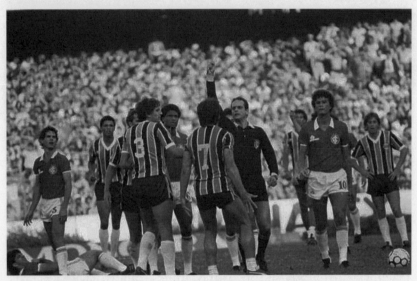

Da esquerda para a direita: Robertinho (caído), Marquinhos, Luís Eduardo, Bonamigo (encoberto), Baidek (3), Aloísio, Renato (7), Renato Marsiglia, Albeneir, Ademir Alcântara (10), Luís Carlos Martins.

Nosso terceiro gol foi marcado pelo habilidoso centroavante Marcelo, paulista lá de Mococa, que tinha vindo do Vasco, baita goleador, bom posicionamento, finalizava muito bem de cabeça, também não escolhia pé, apesar de me parecer canhoto.

Já passava dos trinta minutos, segunda etapa, 3x1 para nós, era cedo mas a torcida colorada que não tinha nada com isso já gritava "olé, olé, olé". Nosso time estava bem consciente, não dava espaços para o Grêmio reagir. Fui naquela empolgação da torcida, comecei a apoiar, carregar a bola, passar do meio-campo, dar volume de jogo para o ataque. Após minha segunda investida, o Galvão chegou e gritou bem alto, junto ao meu ouvido.

"O quê estás querendo fazer?" E respondi: "Quero marcar um gol também". Ele: "Seu filho da puta, se tu passar mais uma vez do meio-campo eu vou te tirar! O jogo já terminou!", sentenciou.

Pensei comigo, mas como? Faltam pelo menos 15'. Tudo bem, racionalizei, não gostei deste gramado mesmo. E era verdade. No Beira-Rio o piso era muito melhor.

Eu lhes garanto que obedeci o meu experiente capitão e aquela foi mais uma prova de sua inteligência emocional. Prever o jogo, antecipar os acontecimentos. Impedir catástrofes era outra de suas especialidades, aquelas viradas épicas que depois do jogo nem o vencedor sabe explicar direito, muito menos quem perdeu. Eu estava começando a aprender a não dar as armas que o inimigo precisava para reagir. Joguei como um relógio suíço até o impecável estreante, o árbitro Renato Marsiglia, apitar o final do jogo. Continuei com a aparência sisuda e fui abraçar meus companheiros e agradecer mais uma aula dada pelo "Implacável" Mauro Geraldo Galvão.

A manchete no jornal Zero Hora do dia seguinte, *"Inter surpreende e para o carrossel"*, vai tomando nota.

Inter 3x1 (Balalo, Marcelo, Airton) (Renato)

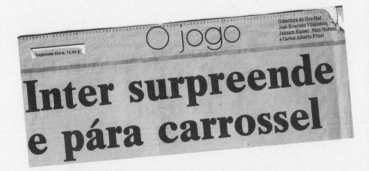
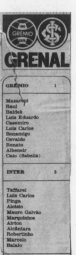

9. CORAÇÃO DIVIDIDO

Era o ano de 1986, final da tarde, garoa leve, tomei banho e saí voando do Beira-Rio em direção à PUC para não me atrasar na prova que seria às 19 h. Era comum o professor de parasitologia e microbiologia (Dr. Manoel May Pereira) perguntar com antecedência se eu não teria jogo fora de Porto Alegre, para eu não faltar. Eu e meu Chevette branco, com pressa, já estava na avenida quando amarelou o sinal e obviamente o carro a minha frente parou calmamente. Pisei no freio incontinente, mas percebi que o carro continuou deslizando, na pista molhada, ao encontro com a traseira do carro à frente.

Envergonhado e nervoso, desci rapidamente do carro e aliviado por não ter machucado ninguém, me desculpei com a educada e tranquila moça chamada Valéria. Eu me antecipei assumindo todos os custos e também combinei de conversar com ela calmamente no dia seguinte, explicando que estava atrasado para uma prova na faculdade.

Vendo a sinceridade em meus olhos, me liberou sem pestanejar. Como o estrago não foi muito grande, ambos seguimos nossos destinos, se bem que fiquei péssimo.

Como conciliar a correria do futebol e faculdade

Nem lembro como foi a prova, sei apenas que não cheguei atrasado, apenas esbaforido. No dia seguinte acertei pessoalmente com a Sra. Valéria, que calmamente me confidenciou: *"Sou professora da ginástica do S.C. Internacional"*.

No dia seguinte o técnico Otacílio veio falar comigo com seu sorriso peculiar: *"A professora Valéria falou muito bem de ti, Chapinha"*, brincou com meu pequeno acidente.

Fiquei imaginando a encrenca em que eu teria me metido se tivesse feito ou tomado uma atitude imbecil.

Gre-Nal 279 (9/7/1986) Beira-Rio

Este seria meu quarto Gre-Nal, na véspera deste jogo, portanto na terça de manhã, fomos fazer uma corrida nos aterros do Guaíba, onde hoje tem avenida e o Parque Gigante. Foi quando nosso preparador físico nos mandou subir e descer os barrancos, sem dúvidas um trabalho pesado para a véspera de qualquer jogo. Os mais jovens como Balalo, eu e o Airton não hesitavam, puxávamos a frente, lembro, porém, que o Mauro falou para o preparador físico: *"Tu estás louco? Temos jogo amanhã!"* Para demonstrar que mandava, o professor diminuiu o número de subidas, mas manteve a atividade. O inteligente e astuto Galvão simplesmente abandonou o treinamento, voltou caminhando para o estádio. No dia seguinte, não teríamos um jogo qualquer, era Gre-Nal, promessa de estádio lotado, jogaço de bola, e precisaríamos estar bem descansados.

A noite era fresca e convidativa, boa para correr. Largamos na frente com um gol contra do China. O Grêmio tentou a reação e lembro que o meia gremista, o mau-humorado Luís Carlos Martins, que depois seria vendido ao Vasco, sofreu um carrinho por trás, dentro da área, dado pelo Airton, achei que o árbitro marcaria o pênalti, mandou seguir. Alguns minutos depois, numa jogada em que o meio-campo gremista fez um lançamento nas costas da zaga colorada e pegaria o Valdo em boas condições para o arremate, fazendo a cobertura, projetei o corpo, com os braços abertos, para manter o equilíbrio, estufei o peito e depois expirei ao contato com a bola, que adormeceu suavemente, e saí jogando com tranquilidade quando ouvi o apito estridente e inesperado, o árbitro apontando a penalidade máxima. Sua interpretação é que eu havia tocado com o braço. Só o VAR poderia me "salvar" naquele momento. Tinha certeza que não havia dominado no braço, achei que ele estava compensando o erro de não ter marcado o lance do Airton. Fiquei tão irritado que nem cheguei perto do árbitro, Sr. Luís Cunha Martins. Adiantaria reclamar? Apesar de eu torcer para o Taffa buscar, o já titular da Seleção Brasileira Valdo empatou, tirando o "Guapo" da foto. O jogo seguiu disputado e equilibrado, foi quando o ótimo centroavante Marcelo fez nosso segundo gol, 2x1. O Grêmio voltaria a empatar, desta vez com um gol contra do Galvão, 2x2. Perto do fim do jogo, teve uma jogada que agradou muito a torcida. O Renato veio pela ponta-direita, já tinha passado por dois quando adiantou um pouco a bola. Saí rapidamente na cobertura, cheguei antes dele e com dois toques rápidos do pé direito para o esquerdo, apliquei um drible sobre a linha de fundo com um mínimo espaço de campo. Por ser o Renato a torcida veio abaixo, como se fosse um gol, adoravam pegar no pé dele. Gostei muito da minha atuação, primeiro por não ter me perturbado com o pênalti marcado naquela jogada que eu tinha certeza que havia dominado no peito. Joguei totalmente concentrado, como se nada tivesse acontecido. Já poderia me considerar um atleta que dominava suas emoções? Além do mais, enfrentando os talentosos meio-campistas China, Bonamigo, Osvaldo e depois Luis Carlos, e o forte ataque com Renato, Caio Jr. e Valdo. Clássico inesquecível!

Resultado final: 2x2 (China contra, Marcelo, Valdo, Mauro Galvão contra)

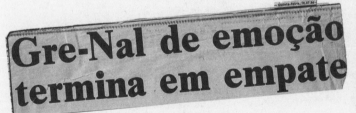

A crítica especializada

Neste intenso início de ano, paralelamente ao meu desempenho, autoafirmação no futebol e um pouco da minha cabeça na faculdade de medicina, naturalmente que um grande clube como o Internacional sempre reservava inúmeras e acaloradas discussões.

A seguir algumas colunas dos principais expoentes da imprensa da época. Entretanto, gosto de ressaltar que fui elogiado mais de uma vez pelo imortal e declarado gremista Paulo Sant'Ana, fenômeno incomum para os cronistas esportivos daqueles tempos declinar seu time de coração.

Hugo Amorim
6ª FEIRA, 21.03.86

Pau no Ênio

Hoje o meu amigo Ênio Melo vai levar um pau. Ele é reconhecidamente um profundo conhecedor do futebol, sob todos os aspectos. Mas é demasiadamente comedido. Todos sabem que o Ênio foi o primeiro cronista esportivo a perceber e divulgar as qualidades de Marquinhos. Pois bem, anteontem todos os jogadores colorados atuaram bem, mas Marquinhos, Airton e Tita destacaram-se. E o Ênio deu nove para o Marquinhos e dez para os outros dois. Foi injusto. Marquinhos foi tão perfeito quanto Airton na marcação e aquele gol de canhota foi de craque. Qual é a tua, Tio Ênio, só porque o guri é teu afilhado, não pode ganhar dez (— Claro que não sou ninguém para censurar alguém, muito menos o Ênio, mas a nossa amizade permite esta gozação.)? De agora em diante vou patrulhar tuas notas para o Marquinhos e o Airton.

Lauro Quadros

Esqueleto
Sexta-feira, 21.03.86

Marquinhos e Airton na marcação, com o Tita na ponta-de-lança, passaram a ser a base, o esqueleto do time colorado. Os outros compõem em torno de Marquinhos, Airton e Tita. São importantes: Silvio e Balalo, pontas que fecham no meio-campo; Luís Carlos, na jogada forte da direita; a dupla Pinga-Aloísio. Mas o Novo Inter, se assim se pode dizer, assenta-se em Marquinhos, Airton e Tita. Mauro Galvão seria um baita acréscimo. O mesmo não se pode dizer do Ruben Paz, pelo que vinha produzindo. Um baita jogador, porém sua função está preenchida, e muito bem, pelo Tita. Aliás, tá na cara: Ruben Paz será vendido, desde que surja comprador. O negócio é torcer pra que ele barbarize na Copa, a fim de que o Inter fature uma grana coxuda.

Hugo Amorim
5ª FEIRA, 15.05.86

Marquinhos

A gente compreende os corações humanos. A ferida aberta com a venda do amado cabeça-de-área ainda está aberta. E a derrota de velhas doutrinas não é fácil de admitir. Porém, sejam um pouco justos. No Gre-Nal, a atuação de Marquinhos esteve acima de boa. Ele não falhou em nenhum lance defensivo. Não é isto que sempre exigiram, basicamente, do jogador que veste a camiseta nº 5? E ontem, além de novamente ter estado perfeito neste aspecto, viram o passe para o 2º gol, o de Marcelo?

Hugo Amorim

Marquinhos e Airton

Marquinhos, nas várias partidas em que atuou no ano passado, jogou bem e mostrou qualidades. No entanto, quando com a bola, faltou-lhe mais imposição pessoal, uma certa coragem de arriscar. Isto pode ser creditado, em primeiro lugar, a sua idade. Mas, igualmente, à insegurança gerada pelo fato de saber que os outros meio-campistas não sabiam marcar. E, em alguns jogos, às instruções erradas do treinador, que o mandava ficar preso à frente dos zagueiros. Desta vez, com outro marcador ao lado, e dependendo da orientação do atual treinador, quiçá possa iniciar a superação deste problema.

Hugo Amorim
Sexta-feira, 20.03.86

Mas o segundo tempo foi bem melhor, especialmente porque o Internacional conseguiu sentar a bola e alguns jogadores mostraram, mais uma vez, ser possível esperar-se bastante deles, como Balalo e Marquinhos, além dos já consagrados Luís Carlos, Pinga e Aloísio.

Paulo Sant'Ana
2ª FEIRA, 10.02.86

Sou fázoca

Há dois jogadores no Internacional que eu queria no Grêmio: Silvinho e Marquinhos. Balalo pode vir a estourar a partir deste ano, mas Silvinho é titular do meu time em qualquer momento. Acho até que esta promoção que se faz do Balalo é para assustar o Silvinho e fazê-lo renovar o contrato por preço mais modesto. Até mesmo porque a posição do Balalo talvez seja outra, mais atrás. Quanto a Marquinhos, minha preferência se explica: sou dos que julgam imprescindível que um centromédio saiba passar a bola. É ali que nasce tudo.

Paulo Sant'Ana

É o fim do líbero

O Internacional sem líbero descongelou-se ontem em Pelotas. Há poucos dias atrás saudei aqui nesta coluna aquilo que parece ser a extinção do líbero no Grêmio. O fim do centromédio fincado. Com a mudança, o Grêmio conseguiu até ontem a espetacular façanha de 15 pontos ganhos em 16 disputados. Ontem, depois de um início incerto e nebuloso no campeonato gaúcho, o Internacional reabilitou-se goleando o Brasil em pleno Bento Freitas, tendo a partida sido marcada pelo afastamento do líbero do time colorado. Marquinhos e Airton revezaram-se como centromédios, mas ambos eram atacantes, tanto que Marquinhos até fez gol, o que é uma característica dele.

152

Final do Gauchão de 1986

Gre-Nal 280 (20/7/86) Olímpico

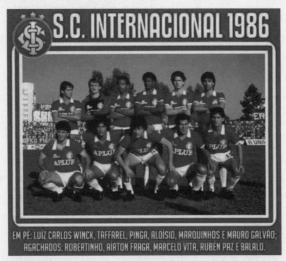

EM PÉ: LUÍZ CARLOS WINCK, TAFFAREL, PINGA, ALOÍSIO, MARQUINHOS E MAURO GALVÃO;
AGACHADOS: ROBERTINHO, AIRTON FRAGA, MARCELO VITA, RUBEN PAZ E BALALO.

Essa fotografia foi tirada uma semana antes, quando enfrentamos o Novo Hamburgo no Estádio Santa Rosa, mesmo time que iniciaria o Gre-Nal, infelizmente não tenho a foto do dia da final no Estádio Olímpico.

Na semana que antecedeu o Gre-Nal, eu mergulhei mentalmente naquele jogo, pensava em cada detalhe e característica dos adversários que tinham sido campeões do mundo havia dois anos e meio, portanto eu os respeitava, mas também sabia que precisava de imposição física e mental, afinal de contas esta final eu aguardava havia um ano, agora eu estava confirmado.

Eu concentrei muito para esta decisão que seria no Estádio Olímpico, era inverno, campo úmido, enlameado e pesado. Lembro que na manhã daquele domingo, na concentração, estava um burburinho sobre a escalação para o jogo. Lembro que o treinador Otacílio teve uma conversa com os principais jogadores. A dúvida se sairíamos jogando com o ponta-direita Robertinho ou o Tita, o que atrapalhou um pouco o ambiente, lembro do Robertinho com cara de poucos amigos. O Tita iniciou no banco de reservas, só entraria no segundo tempo para tentarmos a reação que não veio.

Logo nos primeiros minutos do clássico, em determinado momento o Valdo adiantou uma bola e aproveitei para dar um carrinho com toda energia para o hábil armador pressentir o que o esperava, não teria a liberdade que teve no Gre-Nal anterior, há menos de duas semanas. Contudo, o leve e habilidoso meia, ao ver que eu estava inteiro na bola, inteligentemente preferiu evitar a dividida e eu, triunfante com o "óóóóhhhh" da torcida, fui deslizando com bola e tudo pela linha lateral em frente à "social", no início de um jogo emocionante.

Aquele embate estudado e truncado com primeiro tempo sem espaços e poucas jogadas perigosas. Na segunda etapa, continuava um zero a zero típico de um Gre-Nal decisivo, cheio de tensões e disputas, cujo placar permanecia inalterado. Após uma jogada mais ríspida com o meia gremista que saiu do banco para agitar os ânimos, o ótimo e experiente adversário bradou para todos ouvirem, talvez para me intimidar e também pressionar o experiente árbitro Sr. Carlos Martins, após eu deixar minhas digitais na canela do Osvaldo, que seria exibida na capa do jornal do dia seguinte como um troféu.

"Marquinhos seu fdp! Tá querendo mandar no jogo?"

"Qual é o problema?", disse. "Vou 'chegar' em vocês a tarde inteira, quer moleza?"

Enquanto a forte marcação gremista não dava espaço aos nossos leves e criativos meias e atacantes, o campo pesado facilitava a pesada zaga tricolor. Do nosso lado, também efetuávamos forte marcação, entretanto, apesar de todo nosso empenho tático e esforço, não seria suficiente.

O jogo seria decidido em um lance fortuito, e foi, através do excelente Osvaldo, que tinha iniciado no banco de reservas. Entrou descansado naquele campo cada vez mais enlameado e escorregadio, em nosso descuido, pegando com força ao entrar em velocidade dentro da área, o cruzamento rasteiro da extrema direita. A bola quicou e Osvaldo bateu alta, sem chances de defesa, marcando 1x0, placar que não seria modificado. Nesta minha primeira e única final disputada dentro do gramado, capitulamos, parabéns aos vencedores, tenho muito orgulho de ter jogado esta partida épica, contra um grande adversário.

Na avaliação das nossas estrelas, o meia-esquerda Rubén Paz: *"Não tivemos as condições de fazer o gol pra virar o resultado".* Enquanto o meia-direita Tita: *"Em nossas oportunidades de marcar nós não tivemos tanta felicidade como o próprio Grêmio!"*

Após o jogo, o capitão adversário China resumiu o espírito dos campeões: *"O time se fechou, todo mundo decidiu dar as mãos e saímos vencedores!"*

Placar final: Grêmio 1x0 (Osvaldo)

Escalações:

Grêmio: Mazaropi, Raul, Baidek, Luís Eduardo, Casemiro, Bonamigo, China, Luís Carlos, Renato, Caio Jr. (Osvaldo) e Valdo.

Internacional: Taffarel, Luís Carlos Winck, Aloísio, Pinga, Mauro Galvão, Marquinhos, Airton, Rubén Paz, Robertinho, Marcelo, Balalo (Tita).

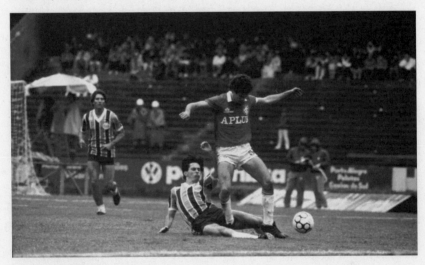

Bode expiatório

Ao terminar o Gauchão de 86, assumiu o novo treinador do Internacional, Homero Cavalheiro, que era treinador dos juniores desde 84, época da minha chegada no clube colorado. No seu primeiro treino coletivo como mandatário, Homero já me sacou do time.

"Pqp! Que rápido pra escolher um bode expiatório!"

Muito tempo depois, analisando o episódio da minha chegada no Inter, vejo uma segunda possibilidade que merece ser analisada. Como o outro caminho foi a opção que seguimos, sempre defendida pelos dirigentes tanto do Inter como do 14 e também pelo Beto França, sabemos como foi o desfecho, vamos ao outro lado da moeda.

Naquele momento, em vez de assinar contrato profissional, como eu teria mais dois anos como amador, poderia ter ficado na categoria de base, conforme o próprio treinador da equipe de juniores Sr. Homero Cavalheiro sugeriu na época. Não fiquei deslumbrado pelo convite, mas sim motivado.

Hoje, porém, ao analisar retrospectivamente, percebo que minha ida ao profissional poderia ter sido retardada. Agora é fácil dizer que talvez não tenha se dado no *"timming"* certo. Uma equipe da grandeza do Inter não perdoa equívocos dessa natureza. Nunca saberemos. Poderia ter sido um erro? A escolha do outro caminho foi, também, uma falha de avaliação do clube? Eu não deveria ter ido para o time profissional. Com 18 anos à época, eu ainda seria júnior por mais três anos, podendo amadurecer o meu jogo e meu estilo para, aí sim, ser chamado ao profissional, devidamente aprimorado e sem a pressão extra já natural e existente para todos que chegam no grupo principal recém-saídos, no tempo certo, da categoria de base.

Além disso, eu ficaria jogando continuamente, em vez do que acabou ocorrendo no profissional. Fui campeão gaúcho em 1984, mas joguei apenas duas partidas completas e entrei em algumas partidas, em outras ficava no banco de reservas, às vezes entrava no segundo tempo para receber o bicho das vitórias. Eu fazia parte do grupo que se concentrava e ficava no banco. Isso, convenhamos, é muito pouco para a cabeça de um jovem com 18 anos. A menos que eu fosse um prodígio.

A equipe de juniores do Inter também foi campeã gaúcha e daquele time saiu a base da seleção do estado gaúcha, também dirigida pelo Prof. Homero Cavalheiro, a qual cedeu vários jogadores ao selecionado brasileiro, que foram campeões no mundial da Rússia da categoria no ano seguinte. Entre eles os gremistas Xico (goleiro), zagueiros Henrique e Luís Carlos e o volante João Antonio. Do Inter, Taffarel e Balalo.

Prodígios eram o Taffarel e o Balalo. O caso do segundo foi exemplar. Ao voltar da seleção de juniores, trazendo na bagagem a medalha de ouro e a artilharia, devido a sua canhota potente, Balalo começou a ser chamado de "Maradoninha", foi artilheiro do Gauchão de 1986, vice-campeão série verde da Copa União em 87, terminando aquele ano nos planos da italiana Udinese. Infelizmente acabou sua carreira sem o sucesso que todos vislumbravam. Desconheço as razões de Balalo ter saído do colorado. Mas um clube que perde uma joia como ele também é um pouco culpado. Além disso, naquela época havia menos cuidado com as "pratas da casa", pois nasciam muitas.

Contrariado com a reserva

Infelizmente, não tive a regularidade que o futebol de alto rendimento exige, entrei em uma montanha-russa, obviamente que procurei dentro de mim os possíveis erros: atitudes, autoconfiança, equilíbrio mental, chutes e finalizações. Achei natural e fundamental não me contentar com a perda da titularidade, precisava lutar.

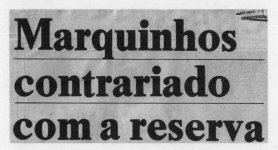

Nesta fase de altos e baixos, aproveitei para me rebelar contra meu "nome de guerra", decidi que mudaria de nome, estava descontente com muita coisa, precisava me reinventar. Entretanto, não vingou, para os setoristas da imprensa foi muito difícil, já estava tudo automático.

Marquinhos, agora Marcos Dall'Oglio

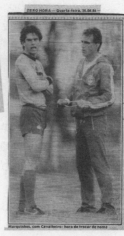

Campeonato Brasileiro de 1986

Apesar de sair na foto do time que iniciou como titular o campeonato: "Um novo Inter, jovem e guerreiro", passei a alternar jogos como titular, reserva e algumas vezes nem era relacionado para os jogos, uma montanha-russa muito desagradável e insalubre, fazendo minha cabeça pensar no outro caminho, sempre latente, a medicina.

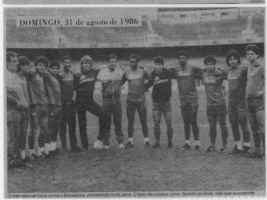

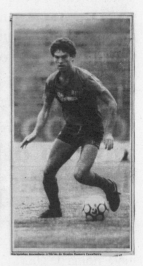

Homero Cavalheiro (Treinador), Luís Carlos, Marcelo, Balalo, Marco Aurélio, Taffarel, Reinaldo Salomão (Prep. Físico), Pinga, Robertinho, Aloísio, Luís Fernando, Airton, Marquinhos.

No dia 3/9/86 empatamos com o Coritiba no campo deles, fui mal, não gostei do meu rendimento, só marquei, não consegui jogar. Se eu não for sacado do time, na partida seguinte em casa farei diferente. Felizmente fui mantido no time, teria chance de reagir e jogar o que sabia e poderia. Seria contra o forte time do Fluminense, campeão brasileiro de 84.

Na partida que joguei contra o Fluminense, em 7/9/86 no Beira-Rio, foi a primeira vez que atuei contra um time carioca. Adorei, joguei como segundo homem no meio-campo, posição que eu gostava de jogar, pois exercia duas funções para quais tinha facilidade. Marcava forte o meia adversário, mas também com a posse da bola poderia apoiar à vontade, o Norberto jogou de volante. Realmente corri bastante, do outro lado os campeões brasileiros de 84, goleiro Paulo Vitor, Leomir, Washington e Ricardo Gomes, mais o novato Alexandre Torres (filho do capitão do Tri), entre outros. Baita jogo, com liberdade em campo, marquei quando o adversário estava com a bola, driblei, chutei a gol. O que me chamou a atenção foi que eles jogavam mas também deixavam jogar, ganhamos de 2x0. Que diferença para o truncado Campeonato Gaúcho, credo, era outro futebol. Apitado por ninguém menos que o árbitro da final da Copa do Mundo Itália 3 x 1 Alemanha, alguns dias antes, o craque Romualdo Arpi Filho. Atuação de gala, saí muito entusiasmado com o time e comigo.

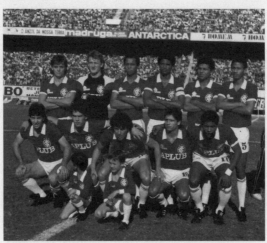

Inter de Cavalheiro mostrou sua força

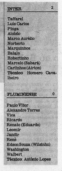

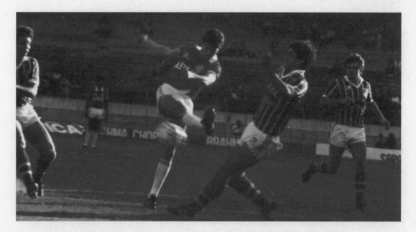

Lance do jogo: chutando contra Ricardo Gomes e observado por Leomir.

Na partida seguinte, em casa novamente, seria contra o Bangu do cartola Castor de Andrade, o mais famoso "bicheiro", tinha PC Carpegiani como treinador e meu querido Mauro Galvão, ambos viriam contra. Quarta à noite (10/9/86), saímos perdendo de 1x0, entretanto marquei o gol no empate de 1x1, o estádio estava cheio. O amigo Quinho e meu irmão Marcelo, que estavam na arquibancada vibraram muito, lembram dos detalhes desta partida.

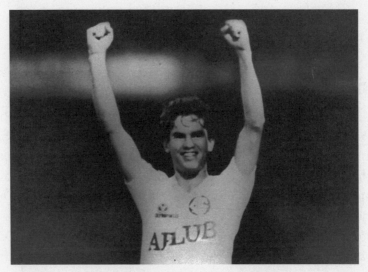
Comemorando gol com braços erguidos.

O jogo seguinte foi contra o Sport de Ênio Andrade e Milton Cruz lá em Recife. O Milton não jogou porque estava machucado. Caiu um dilúvio, jogo típico para 0x0.

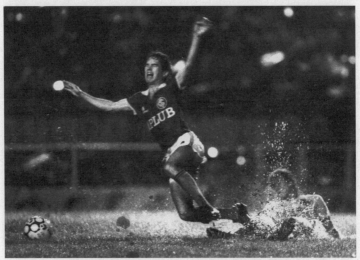
Tomando carrinho em campo encharcado.

Na sequência enfrentaríamos o ótimo São Paulo no Morumbi, no dia 21/9/86.

Enfrentando os Menudos no Morumbi

Lembro até hoje que, no ano de 1986, jogamos contra o São Paulo no Morumbi pelo Brasileirão em que o tricolor paulista se sagraria campeão. Na época, havia um grupo musical porto-riquenho composto por adolescentes que fazia muito sucesso pelo mundo afora chamado Menudos, daí a analogia aos excelentes jovens do timaço do São Paulo. Os Menudos tricolores, Silas, Muller, Sidney, entre os mais experientes Gilmar, ex-colega no Inter, Zé Theodoro, Oscar e Dario Pereira, Nelsinho, Bernardo, Márcio Araújo, Pita e Careca, plantel com muito mais jogadores altamente técnicos e versáteis.

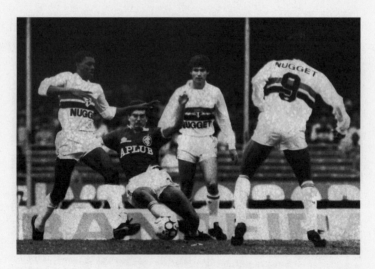

Disputando a bola com Bernardo e cercado
por Márcio Araújo e Silas de costas (9).

Após tentar acompanhar o veloz e imprevisível ataque tricolor com Muller, Silas e Sidney, que passavam voando de um lado ao outro do ataque, sempre municiados pelo meia-esquerda Pita, imaginei que seríamos goleados. O jogo, no entanto, terminou 0X0, graças à nossa eficiência defensiva, que não permitiu aqueles jogadores de Seleção Brasileira aflorarem seus talentos, e também porque o jogo envolve inúmeros fatores, não só a parte técnica. O resto o Taffarel pegou. Recordo-me de, no dia seguinte, ver a manchete de um jornal paulistano que dizia: *"Taffarel, guardem este nome!".*

Nosso time estava em reformulação, tinham saído Mauro Galvão para o Bangu, Rubén Paz para o Racing de Paris, Robertinho para o Palmeiras, Kita para o Inter de Limeira, Silvinho para o Sporting de Portugal, Tita para o Vasco, entre outros. O craque elegante Ademir Bernardes de Alcântara foi conquistar Portugal, ao ser contratado pelo Vitória de Guimarães, contudo faria fama no Benfica e Marítimo.

Sem dúvida que achei ruim, principalmente porque eram jogadores de qualidade indiscutível, de Seleção Brasileira e eu estava bem entrosado com eles. Em suma, tudo imprevisível quanto ao futuro. Então que venha o ano de 1987.

Gre-Nal 281 (18/3/1987) Beira-Rio

Grande jogo, cheio de opções, com alternância de vantagens entre os oponentes. Gols marcados por Caio Jr. (14'), empatamos com o incrível Sabará (38') ainda no primeiro tempo. Na segunda etapa marcaram Luis Fernando (28') e China (35'), que decretou o empate.

Quase no final do jogo, placar de 2x2, fiz uma linda jogada dentro da área gremista, ao dar uma "caneta" no lateral esquerdo adversário, dentro da grande área, concluí para o gol, apesar do pouco ângulo quase marquei, arrancando o último lance de emoção de mais um Gre-Nal encardido. Depois do jogo, o querido Diretor de Futebol do Inter, Sr. Pedro Paulo Zachia, veio falar comigo e elogiar minha atuação no clássico, fiquei feliz pelo carinho do futuro presidente colorado.

Quatro gols e emoções no primeiro clássico

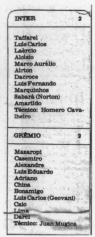

Gre-Nal 283 (5/4/1987) Beira-Rio: a ressurreição?

Internacional: Taffarel, Luís Carlos Winck, Aloísio, Laércio, Marco Aurélio, (Norton), Dacroce, Marquinhos, (Bandeira), Luís Fernando, Paulinho, Amarildo, Balalo.

Grêmio: Mazaropi, Casemiro, Alexandre, Luís Eduardo, Adriano, China, Luís Carlos Martins, Bonamigo, Caio Jr., Lima, Jorge Veras.

Após muitos altos e baixos, alternando períodos que eu sequer concentrava ou viajava, mas sempre resignado e treinando muito forte, eis que surge uma chance. Na bola e na vida é assim, quando a gente menos espera, a chance vem, precisamos estar preparados. Eu estava e queria mostrar em campo.

Meu sétimo Gre-Nal começou disputado e viril como de praxe, o que esta partida singular reservava para este confronto !?!?

Logo no início, após uma disputa de bola e entrevero de jogadores, sofri um pisão involuntário, na cabeça, e já estava caído ao solo. Saí de campo bem tonto, sangrando bastante devido um corte profundo na cabeça causado por uma trave de metal. Saí de maca para atendimento. Recuperado, voltei com uma atadura na cabeça para estancar o sangramento, segue o jogo

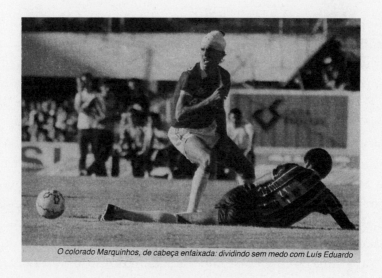
O colorado Marquinhos, de cabeça enfaixada: dividindo sem medo com Luís Eduardo

Em um escanteio no primeiro pau, o saudoso Caio Jr. subiu de cabeça, antecipando-se a todos, e abriu o placar.

Estávamos buscando o empate, todo time jogando bem e organizado; entretanto, sem alcançarmos o gol através dos atacantes, eu comecei a sair mais da frente da área e tentar resolver, alguém teria que ser o protagonista. Para isso, eu precisava sair da minha função tática inicial, foi o que aconteceu no final do primeiro tempo.

Após lançamento longo, procurando a ponta-esquerda, saiu o chute forte cruzado do goleador Balalo, Mazaropi fechou o ângulo e fez a defesa parcial. No rebote, o oportunista e ótimo centroavante Amarildo tentou a conclusão dividindo com o zagueiro, ambos erraram a bola, ao passo que eu, que acompanhava toda a jogada, acabei por vê-la rolando na marca do pênalti. Ataquei a redonda, mesmo tendo cinco gremistas tentando evitar o meu gol, justamente o tento do empate colorado. À minha frente estavam o goleiro Mazaropi e o zagueiro que tinha disputado a bola com o Amarildo. Rememoro e vejo sempre este lance. Na minha cabeça ele está lá vivo. Tenho apenas o trabalho de rebobinar a fita mental para ver o mesmo e imutável desfecho centenas de vezes como se fosse a primeira. Assistindo à jogada numa mescla de torcedor imaginário na arquibancada com o jogador do escrete colorado que terminou como o autor real do importante chute que estufou as redes da meta adversária. Por sinal, levando o mínimo de justiça ao placar do jogo e os seus minutos de partida por ora disputados. Havia dois defensores embaixo do gol, um cobrindo o canto direito, o outro o esquerdo. Bati de chapa e consciente sobre o goleiro Mazaropi, que, por sua vez, já caía para abafar a redonda, enquanto o zagueiro, que não tinha se levantado desde o lance anterior, agora projetava o corpo ao encontro da bola para bloqueá-la de qualquer jeito. Imagino o momento e continuo com a mesma imagem hoje ao descrevê-lo. O lugar que achei era o único por onde a esférica poderia passar para superar os obstáculos humanos do rival e das traves de ferro, de modo a ultrapassar a linha que divide o campo de batalha do espaço reservado ao triunfo. Uma viagem por cima do goleiro, levando a "pelota" rumo ao quadrante superior esquerdo. Aquele milésimo de segundo tinha que ser o bastante para acomodar a olhadela capaz de achar a solitária rota possível para atingir o alvo, mirar, tensionar o arco e ainda disparar o flechaço certeiro. Meu pé bateu firme na bola com a chuteira Puma maravilhosa que eu adorava. A minha primeira chuteira importada e comprada em Manaus. Naquela época, não conhecia a curiosa história dos irmãos Dassler, que tinham despontado com a marca esportiva de calçados Adidas, e então brigado feio e rompido os laços profissionais, familiares e afetivos, culminando numa separação societária sob chuvas de impropérios e juras de morte de parte a parte. Rachando o sucesso e a pequena fortuna da empresa ao meio, mas em plena ascensão meteórica. No entanto, Adolf conquistou na justiça, por alguma ou algumas razões, ou quem sabe por ter advogados melhores que os do irmão, o direito sobre o uso da marca Adidas. Enquanto que Yussef pegou a sua parte e com ela criou rapidamente a marca Puma para ser concorrente da Adidas, cuja jornada como marca célebre estava apenas no começo, mas em propriedade agora somente de Yussef. Dito isso, encerramos a curva de pensamento surpresa, responsável por congelar o passado onde eu e você, leitor, estávamos, para movimentar o passado paralelo onde se situa a cronologia da saborosa história dos Dassler, por sinal uma curva de pensamento trazida à tona pela memória afetiva da minha chuteira Puma em ação. Retornando àquele mesmo milésimo de segundo no campo de jogo, eu com o meu tronco enquadrado como arco, a perna lançada para trás como a corda, o pé na chuteira como os dois dedos do arqueiro que tratam de esticá-la para dar o ajuste fino ao tiro, e a bola como a flecha, o movimento de tudo isso ao mesmo tempo torna coisas separadas numa coisa só, o esperado disparo. *"Tumm"*! A bola, caprichosamente, acertou no travessão, emitindo o som típico e seco do choque de materiais distintos. Um som super breve e que se inicia parecendo o único do planeta, mas que nem chega a sumir e logo é engolido pela onda de sonoridade em uníssono das torcidas, reconhecidas pela rivalidade mais extrema do futebol nacional, algo que parece tê-las unido numa só, justamente pelo mesmo barulho de emoções humanas internalizadas, melhor, emoções humanas impossíveis de serem contidas dentro da boca. O universal *"Uuuuuuhhhhhh"*. O *"Uuuuhhhhhh"* que, no idioma futebolístico, diz a mesma coisa às torcidas do mundo inteiro, enlouquece a arquibancada nos lados azul e vermelho e a mim também. A minha loucura está no meu rosto e na minha postura e, obviamente, na minha alma, apontando incredulidade e frustração misturadas e visíveis no lado de fora e no lado de dentro do corpo. Não acreditei, mesmo! Fiz tudo certo para a esférica entrar! Apesar de toda calma e tranquilidade na minha conclusão, a conclusão dela foi sair pela linha de fundo, após tocar no travessão da goleira situada no lado próximo do Gigantinho. *"Que lllllllance!"*, narrou, com seu conhecido jargão televisivo, Celestino Valenzuela da RBS. Final do primeiro tempo.

Na etapa derradeira, pressionamos o Grêmio, que se defendia a todo custo e tentava o contragolpe, Mazaropi continuava fazendo ótima partida "embaixo dos paus", era um goleiro muito rápido, sempre decisivo, justificava sua fama.

A segunda oportunidade de gol que tive foi já na etapa derradeira, na goleira do relógio, aquela que gostamos de atacar no segundo tempo. Hoje o relógio e a Churrascaria Saci não estão mais lá, mas todo colorado conhece esta goleira, a mesma em que Figueroa fez o gol de cabeça no primeiro título nacional em 75, no goleiro cruzeirense Raul.

A jogada começou pela direita, após disputa do ponta Paulinho com o zagueiro adversário, no bate e rebate, já dentro da grande área, a bola encontrou dessa vez o peito do meu pé direito e saiu um foguete, rasante, o "Maza", que acompanhou a jogada, não defendeu, ela encontrou a transição do tórax com o pescoço do excelente goleiro, em movimento de puro reflexo, e sorte, porque goleiro bom conta com ela também. Eu estava novamente tentando decidir a partida, fazer alguma coisa, fazer o gol.

Tinha gana para atacar e tentar decidir o jogo, apesar de ser volante e ter outras atribuições dentro do campo. Como os meias Dacroce e o Luís Fernando, que tinham mais liberdade para atacar, e os atacantes Paulinho, Amarildo e Balalo não estavam conseguindo resolver com gols, eu tentei fazê-los. Repito neste momento uma frase conhecida porque é repetida por muitos jogadores quando algo dá errado: *"Não era pra ser"!* Fui substituído, exausto, faltando alguns minutos para terminar. Fiz de tudo para a coisa acontecer, ficaria na minha lembrança para todo sempre. Ao sair de campo, eu tinha quase certeza, eu não seria um predestinado para o futebol.

Joguei uma partida que era para sair consagrado, poderia ter marcado duas vezes... em um Gre-Nal, saí do gramado cabisbaixo, não era pra menos!!!

Luis Fernando Verissimo, no livro de crônicas *A eterna privação do zagueiro absoluto*, com sua sensibilidade e profundo conhecimento sobre a vida, me ajudou e entender a gangorra e a instabilidade do futebol:

".... É desses segundos fugidios que vive a reputação de certos jogadores. Em nenhuma outra profissão do mundo, a diferença entre a glória e a miséria pode estar assim, num instante fortuito, numa quebra de normalidade. Se o instante não vem, eles passam o jogo inteiro submersos entre adversários, levando pontapés no calcanhar. Se vem, se consagram de novo, justificam salários e contratos e retornam ao paraíso ...!"

Chute no travessão

O Inter de Ênio Andrade

A chegada do ex-jogador do Inter e Palmeiras Ênio Andrade, que depois se tornou treinador, foi motivadora para todo o grupo de atletas. Trazendo em seu currículo vitorioso inúmeros títulos e conquistas num repertório como os Brasileiros de 79, 81 e 85 pelo Internacional, Grêmio e Coritiba, respectivamente.

Fiquei muito motivado com a chegada deste que é considerado um dos maiores treinadores brasileiros. O multicampeão, astuto, inteligente, perspicaz, comandava com tranquilidade aquele grupo homogêneo de jovens que sonhavam se destacar. Quero ressaltar que, na minha avaliação, muitas vezes o "Seu Ênio" foi capaz de mudar a história de uma partida no intervalo, ao fazer uma leitura precisa sobre o jogo e também por fazer mudanças táticas e novas opções de jogadores. Grande mestre, vaidoso de seu conhecimento, qualidades e convicções. Acho que tive um bom começo com o Professor Ênio, porém, com o passar do tempo, nunca fui uma primeira opção. Isso me incomodava, entretanto, resignado, eu treinava cada vez mais.

Inter joga bem, goleia e dispara na liderança

Ainda sobre Marquinhos, Ênio Andrade comentou que no primeiro tempo ele esteve um pouco preso, inibido, "mas no segundo pedi para ele se soltar e ele então foi muito bem". Se o treinador optar por Marquinhos, o time que enfrenta o Juventude, na rodada que pode antecipadamente garantir o ponto-extra para o Inter, terá Ademir Maria; Luís Carlos, Pinga, Aloísio e Beto; Airton, Marquinhos e Luís Fernando; Heider, Amarildo e Paulinho.

MARQUINHOS — Como segundo do meio-campo, bom rendimento. Passe para um gol e ajuda na marcação. Nota 8.

Gre-Nal 286 (14/6/1987) Estádio Olímpico

Grêmio: Mazaropi, Alfinete, Astengo, Luís Eduardo, Casemiro, João Antônio, Cristóvão, Bonamigo, Valdo, Lima, Jorge Veras.

Inter: Ademir Maria, Luís Carlos Winck, Aloísio, Laércio, Beto, Airton, (Marquinhos), Norberto, Balalo, Heyder, Amarildo, Paulinho.

Estávamos tomando um "chocolate" quando fui chamado pelo treinador Ênio Andrade, o jogo estava bem no finalzinho, não sei o motivo da sua opção, o Airton não saiu machucado. *"Entra lá!"* Eu me perguntei se era para ganhar tempo e não correr risco de tomar mais um gol ou para eu me rebelar e dizer que não entraria, entretanto corria o risco de não jogar mais com ele. Fiquei frio, entrei, não tomamos o quarto gol. Claro que não gostei de entrar naquele momento.

Resultado final: Grêmio 3x0 (Cristóvão, Lima, Alfinete)

Gre-Nal 288 (28/6/87) Beira-Rio

Inter: Taffarel, Luís Carlos Winck, Aloísio, Pinga, Beto, (Laércio), Airton, Norberto, Marquinhos, Paulinho, Amarildo, Balalo.

Grêmio: Mazaropi, Alfinete, Henrique, Luís Eduardo, Casemiro, China, (Cristóvão), Caio Jr., Bonamigo, Fernando, Lima, Jorge Veras.

Procuro na lembrança este jogo, seria meu último Gre-Nal, talvez por isso tenho dificuldade em resgatá-lo de meu subconsciente, será que foi aquele em um domingo às 11 horas da manhã? Será que joguei com o número 8 ou 10? Pode ter sido melancólico e burocrático, o que eu acho impossível para um Gre-Nal!

Resultado final: 0x0

Daltônico? Não, Dall'Oglio!

Certa vez, quando criança, meu pai ficou incomodado comigo quando eu errava algumas cores, mas não me incomodei e esqueci aquele assunto, achei bobagem. Mais tarde, já adulto, fui comprar uma calça marrom só que escolhi a verde, fiquei sabendo depois porque me falaram que eu não estava combinando bem minhas roupas. Sempre manejei sem preocupações esses erros fortuitos, entretanto, certa noite, durante um jogo no Beira-Rio contra o Juventude, em determinado momento dei um passe ridículo para o adversário, cheguei a tomar uma vaia. Após o jogo, meu irmão Marcelo perguntou: *"Aquele passe tu errou consciente, né?"* Respondi: *"Sim, tinha certeza que era meu companheiro".* Rimos muito. Um segredo nosso.

Gre-Nal 289 (19/7) Estádio Olímpico: Decisão do Gauchão 1987

Grêmio: Mazaropi, Alfinete, (Astengo), Henrique, Luís Eduardo, Casemiro, China, Valdo, Bonamigo, Fernando, (Cristóvão), Lima, Jorge Veras.

Inter: Taffarel, Luís Carlos Winck, Aloísio, Pinga, (Norton), Laércio, Airton, Norberto, Luis Fernando, (Marinho Rã), Paulinho, Amarildo, Balalo.

Iniciei no banco de reservas e não fui para o jogo, porém vivenciei o terror e a tragédia pessoal de um jogador maravilhoso que aconteceu naquele clássico da seguinte maneira.

Final do Gauchão, o jogo começou a mil por hora, tanto que assim que a bola rolou, o relógio tinha apenas um minuto de jogo, em uma bola dividida do quarto-zagueiro colorado Pinga com o atacante gremista, nosso zagueiro foi atingido e ficou no solo. Eu que estava em pé no banco de reservas, ao ver o lance com clareza, tive a sensação de que o Pinga tinha se machucado com gravidade. Falei para o nosso médico entrar imediatamente, entretanto o árbitro deixou o lance seguir, sequer marcou falta, gol do Grêmio. Lima fez o gol aos dois minutos de jogo. Necessariamente, enquanto os atletas do Grêmio comemoravam com a torcida, o jogo foi interrompido, pois estava muito evidente que, desde o início do lance, houve a falta e o que era pior, uma possível lesão de proporções absurdas. Esqueci que estava ali como jogador e obedeci ao meu instinto de futuro médico, entrei em campo junto com o Dr. Paulo Vianna e o massagista para atendê-lo. Até um neófito perceberia que a situação era muito delicada.

Naquele momento, já poderia ser encerrado o campeonato e dar a taça para os donos da casa. O baque foi muito forte, a sensação psicológica foi devastadora. Nosso time ficou contra as cordas, apenas se defendendo, sendo atacado por um adversário determinado, que não tinha nada que ver com aquilo. Será que não?

Pinga deitado ao solo, urrando de dor, saiu de maca, seria operado naquela noite, só voltaria a jogar três anos depois. Eu estava no banco, naquele frenesi do gol do Grêmio, Pinga saindo de maca, lembro que até o Seu Ênio ficou um pouco perdido enquanto não abaixava a poeira e fazia a substituição, colocando o zagueiro reserva Norton em campo.

O centroavante gremista Lima fez 2x0 aos 17 minutos. Imediatamente após, o ponta-esquerda goleador Jorge Veras marcou 3x0 aos 18' do primeiro tempo. O Inter estava nocauteado, mesmo assim a bola estava rolando, aproveitava-se o Grêmio. *"Pinta goleada no Olímpico"*, diz o narrador Celestino Valenzuela. Lógico, os jogadores do Inter sentiram muito, principalmente a sensação de injustiça entalada no pescoço. Lá no banco nosso experiente treinador Ênio Andrade também sentiu o revés, não conseguia entender o que estava acontecendo, lembro que me chamou, depois outro atleta e finalmente o defensor Norton para entrar no lugar do zagueiro lesionado. O ótimo árbitro Carlos Martins deve ter se abatido, contudo não poderia voltar atrás, teria necessariamente que esquecer seu possível erro. Tanto que marcou pênalti em um lance incomum em uma bola que tocou no braço do zagueiro gremista, o chileno Astengo. O capitão e lateral direito Luís Carlos bateu e descontou para 3x1, ainda estava no primeiro tempo.

O Inter voltou para a etapa derradeira tentando se recuperar daquele primeiro tempo surreal. O destemido e habilidoso ponta-direita Paulinho, que havia subido dos juniores e estava jogando muito bem, marcou o segundo gol do Inter, 3x2 aos 18' do segundo tempo. Por incrível que pareça, nós estávamos vivos, somente pela raça, pelo instinto de sobrevivência, reagir como uma fênix, esta é a saga colorada, lutar sempre, este é o futebol, este é o Gre-nal, sempre haverá superação.

Resultado final: Grêmio 3x2 (Lima 2 vezes, Jorge Veras, Luís Carlos Winck, Paulinho)

Mesmo com a presença marcante do grande Ênio Andrade, perdemos o Gauchão para o Grêmio nesta final marcada pela lesão do Pinga.

O calvário de Pinga

Os Gre-Nais estão repletos de histórias interessantes, heróis e anti-heróis. No Gre-Nal 409, em 6/3/16 houve muita polêmica quando o lateral colorado William acertou uma cotovelada no gremista Bolaños. Lógico, imagino eu, que ninguém, em sã consciência, quer fraturar a mandíbula de um colega de profissão, contudo foi isso que aconteceu. As bofetadas do lateral gremista Edilson em Rodrigo Dourado, em um Gre-Nal qualquer, que o colorado nem reagiu, pareceu um juvenil indefeso naquele momento. Ainda mais recentemente, o primeiro Gre-Nal da história da Libertadores, no dia 12/3/2020, o número 424, teve uma confusão com oito expulsões no final do jogo, quatro de cada lado.

O fato, porém, me trouxe de volta à memória uma história que mudou a vida ainda embrionária daquele que seria um dos maiores zagueiros do futebol brasileiro, se comparado aos seus pares, Aloísio Pires Alves e Mauro Geraldo Galvão. Refiro-me ao Jorge Luis Brum, o Pinga, medalhista de prata nos Jogos Olímpicos de 1984.

Em um dos grandes duelos daquela campanha olímpica, o selecionado brasileiro venceu a Itália por 2X1 numa partida eletrizante, indo para decidir o ouro contra a França. O técnico italiano Enzo Bearzot, campeão mundial dirigindo a Itália na Copa de 1982, fez questão de ir até o vestiário do Brasil cumprimentar os vencedores e, em especial, para parabenizar o zagueiro Pinga, perguntando porque ele não era o titular da seleção principal do Brasil. Palavras de peso, uma vez que o quarto-zagueiro Baresi, considerado um dos maiores zagueiros de todos os tempos, figurava no time italiano.

Pois bem! No Gre-Nal número 289, dia 19/7/87, jogo válido pela decisão do Campeonato Gaúcho daquele ano, Pinga, ao se antecipar a uma jogada, sofreu uma carga do atacante gremista, que, com a sola da chuteira, o atingiu na altura do joelho. Fazendo uma análise da velocidade dos jogadores, do peso e da força empregados, gerou um choque de muita energia, não por acaso uma lesão de gravidade que não lembro ter sido descrita em um jogo de futebol.

Sabemos que a rivalidade da dupla Gre-Nal é visceral, uma disputa que, assim como consagra, pode dizimar a carreira de um atleta. Este desfecho é garantido pelos torcedores e pelos jornalistas imediatamente após o jogo. Nesse dia o Pinga teve uma guinada de 180 graus em sua trajetória pessoal e esportiva. Saberíamos depois, a lesão comprometeu todas estruturas anatômicas existentes no joelho. Após aquele Gre-Nal, o Dr. Paulo Vianna marcou a cirurgia do Pinga para aquela noite de domingo mesmo e me convidou a participar. Recusei de imediato, era impensável naquele momento, indignado com os acontecimentos, ver o estrago que aquela "solada" havia feito com meu colega e amigo Pinga. Poderia ter ocorrido em qualquer um de nós.... E seguiu o jogo, nem falta foi marcada. Não tive estômago para engolir, foi impossível. Nos dias seguintes o Dr. Paulo Vianna me explicou os detalhes da cirurgia, tudo o que poderia machucar em um joelho foi comprometido. Meniscos medial e lateral, ligamentos cruzados anterior e posterior, ligamento colateral medial e lateral. Até quem não pertence ao joelho, o nervo "fibular lateral" também foi lesionado. Esse nervo fica localizado anatomicamente na parte externa e lateral do joelho, responsável pelos músculos que fazem o movimento de flexão do pé. Nós simplesmente não conseguimos nem caminhar sem esse movimento. Existe alguma chance de um atleta em qualquer esporte de alto rendimento recuperar-se plenamente?

Ao identificar a lesão desse importante nervo, o Dr. Vianna chamou uma grande médica especialista nesta área chamada Sirlei Rinaldi, isso mesmo, irmã do goleiro Gilmar. Aquela jovem e talentosa cirurgiã usou seus conhecimentos para tentar recuperar as células nervosas, que, sabemos, são de difícil recuperação. Dra. Sirlei teria sua vida ceifada em um acidente automobilístico pouco tempo depois.

Foi utilizado um ligamento artificial para implante no joelho do zagueiro, ainda pouco utilizado na época, porque os habitualmente empregados tendões musculares enfraqueceriam ainda mais a estabilidade do joelho e da perna como um todo. Quando ouço as discussões após os jogos com ânimos mais exaltados, revolta que na época não encontrei ninguém para defender o Pinga. Alguém para ir consolá-lo nos três anos que trabalhou, na solidão, em silêncio, pairando sob sua cabeça a dúvida de como voltaria a jogar, se é que voltaria !?

Naquele tempo, assim como hoje, uma lesão de ligamentos do joelho despachava o atleta para o estaleiro por, pelo menos, uns seis meses. Ainda hoje, em certos casos mais graves, também pode acabar ou antecipar o final da carreira. No período de recuperação, você trabalha longe dos companheiros e é esquecido por todos, até pelos colegas, imagine a torcida e a imprensa, pois entendo que o show precisa continuar!. Lembro de ver meus colegas lesionados buscando a recuperação física com o massagista e o preparador físico. Sempre cabisbaixos, poucos de nós lembravam de ir dar uma palavra de apoio e esperança. Nem fisioterapeuta fazia parte da equipe de tratamento. Tempos difíceis para aqueles que se lesionavam.

Primeiro, uma temporada em casa, com muletas, ansiedade e muito medo, acho que gerado pela dúvida. Depois, fisioterapia e musculação, em uma penumbra de incertezas. Mas, depois, o que fazer caso o contrato se encerrasse nesse ínterim?

O Pinga, por ser um gênio, voltou após três anos, que pode ter sido um terço da sua carreira. Jogaríamos novamente juntos no Zequinha (o Esporte Clube São José), em 1990, quando ele seria emprestado pelo Inter para ganhar ritmo de jogo. Entretanto, infelizmente, não era mais o jogador que eu tinha conhecido alguns anos antes, apesar de lampejos ocasionais de seu DNA sobrevivente.

Após retornar ao Inter, formou a dupla de zaga decisiva na conquista da inédita Copa do Brasil de 1992. Pinga sofreu o pênalti que foi convertido pelo ótimo Célio Silva. Copa conquistada contra o Fluminense, defendido pelo goleiro passofundense Jefferson.

Pinga assistiu a dois craques que jogavam no mesmo nível dele se consagrarem. Mauro Galvão, um colecionador de títulos, campeão pelo Inter, Botafogo, Vasco, Grêmio e Seleção Brasileira. O outro foi Aloísio, medalhista de prata em 1988, foi contratado pelo Barcelona por indicação do técnico do Barça, nada mais nada menos que o imortal holandês Johan Cruyff, responsável pelo novo estilo de jogo vencedor do Barcelona desde essa época. Eu que gostava de chamá-lo "puro-sangue", bastava olhar para enxergar essa linhagem no torso do craque. Aloísio ainda jogou no Porto por muitos anos, sendo considerado um dos onze imortais da história do time português.

Pois bem! O Pinga, hoje, leva uma vida, a meu ver, bem diferente daquela que levaria não fosse aquela grave lesão, claro que não tenho uma bola de cristal para ser tão afirmativo.

Curiosamente, na véspera daquele jogo, sábado à noite, na concentração, sonhei que um jogador nosso havia caído do ônibus e eu o enxergava ficar distante pela janela, sentado no acostamento da estrada. Que presságio teria sido aquele? Menos de doze horas depois, eu descobriria a relação clara entre o meu pesadelo e a realidade que mudou a vida de uma das maiores promessas da zaga brasileira. Após aquele sonho, passei a respeitar estes chamados "sonhos premonitórios", como definiu minha professora de psiquiatria Elisabeth.

Até hoje lembro esse fato com enorme tristeza. O calvário que o Pinga passou foi extremamente penoso para ele, sua família e seus amigos. Mas no futebol e na vida é mesmo assim, com histórias de glórias, mas repleto de armadilhas imprevisíveis.

A continuação da segunda estrofe da poesia *Galo de Rinha* de Jayme Caetano Braun, cabe aqui em tua homenagem, querido Pinga.

"Pois assim como tu lutas
Frente a frente, peito nu,
Lutou também o xirú
Na conquista deste chão....
E como tu sem paixão
Em silêncio, ferro a ferro,
Caía sem dar um berro,
De lança firme na mão! ..."

Copa União de 1987

Lembro que o jogador Gilberto Costa, com passagens pelo Santos e Inter de Limeira, em São Paulo, gostava de falar após sua chegada para disputar o Brasileiro série verde: *"Seu Ênio, o Senhor já foi campeão em muitos clubes, com muitos jogadores, também quero colocar faixa contigo!"* O pragmático comandante dava ênfase aos trabalhos com bola, para exemplificar sempre chamava o ponta-direita Heyder, revelado pelo Paysandu, para mostrar o deveria ser feito. Desde a condução de bola nos trabalhos técnicos, nos treinos coletivos até jogadas ensaiadas, lá estava o bem-humorado paraense, que já havia passado pelo Sport, Náutico, Flamengo, Vitória e Bahia.

Antes de iniciar o Campeonato Brasileiro de 1987, haveria uma excursão para a Europa. O treinador Ênio Andrade fez a lista dos jogadores, checaram meu passaporte, fiquei extremamente feliz, viajaria para o velho continente pela primeira vez na vida. Jogaríamos na Escócia, Espanha e Inglaterra contra times tradicionais; ademais, tremendo aprendizado cultural. Nada mal, quem sabe fosse uma oportunidade para jogar alguma partida, ser valorizado, quem sabe vendido, numa época em que só atletas de seleção conseguiam essa visibilidade. Eu dediquei muito nos treinos, estava na lista de 16 nomes, já tinha até a roupa sob medida igual aos demais. Três dias antes da viagem, recebi uma notícia inesperada, não constava na lista de 15 atletas, imediatamente fui até a diretoria saber o que fizera de errado. Nada, apenas o treinador decidiu levar 15 atletas em vez de 16. Eu havia sido excluído, mas por que eu?, pergunta clássica e instintiva. Ser rejeitado é péssimo para nossa autoestima; porém, existe alternativa? Eu estava sendo preterido pelo treinador Ênio Andrade ou pelo universo? Sem palavras! Dessa vez fiquei muito abatido, introvertido, tanto que minha mãe, quando fui a Passo Fundo, sugeriu que eu consultasse um psicólogo. Eu segui o conselho, serviu para eu me achar normal, todos sentimos as pancadas que tomamos, vão nos deixando mais resistentes e cascudos, diriam no futebol. Relembrei o refrão gaudério: *"Não tá morto quem luta e quem peleia"*! Vamos em frente.

O ambiente era bom, colegas divertidos como o saudoso Heyder, que faleceu nesta pandemia por Covid. Aliás, nunca fiz inimigos pelos clubes que passei, no máximo uma competição leal por um lugar no time.

Ainda na concentração, eu gostava de estudar para aproveitar o tempo, costumava deixar meus cadernos e livros por lá, sobre a cama e a estante, e o Heyder, pessoa de primeira qualidade, de grupo, sempre alegre, contando histórias na volta, atraindo a atenção de todos.

Na concentração do Estádio Beira-Rio, tinha quatro camas em cada quarto, bastante espaçosos, certa tarde, estávamos em muitos "resenhando" para passar o tempo quando o Heyder começou a falar de cobras, aranhas, animais peçonhentos com muita autoridade e descrevendo-os com muitos detalhes. Também enfeitava contando histórias de pessoas atacadas por esses terríveis animais e os tratamentos específicos que eram realizados contra as diferentes peçonhas.

Como o Heyder era da região Amazônica, natural de Belém do Pará, parecia um conhecimento razoável ao falar de sucuris e anacondas e suas histórias aterrorizantes. Contudo, eu ficava cada vez mais impressionado com seu discurso professoral nos diferentes assuntos de tratamentos médicos em diferentes situações. Entretanto, após mais de uma hora de resenha e muitas gargalhadas de suas encenações, descobri que ele estava "colando" do meu caderno e livro escondidos embaixo do cobertor. Todos rimos muito após minha cara de surpresa. Eu teria prova de parasitologia no dia seguinte, serviu como uma baita revisão, tirei uma ótima nota, pois lembrava de tudo após a didática teatral do querido e inesquecível Heyder.

O que eu não gostava do treinador Ênio Andrade era o fato dele contar com poucos jogadores, alguns, como eu, só entravam quando não restava nenhuma outra opção. Naquele tempo, jogando só um campeonato, o gaúcho e depois o brasileiro, ele poderia se arriscar com um plantel restrito e era o que fazia, dava atenção somente aos onze e mais um ou dois. Descontente com o *"modus operandi"* do comandante, me aconselhei com alguns mais experientes, lembrei de outros jogadores que, quando se sentiam injustiçados, procuravam o treinador para conversar. "Nada mais razoável e digno conversar com o chefe educadamente", raciocinei. Nesse momento o interpelei pela primeira vez, pedindo para conversar com ele. Achando que não recebia as mesmas oportunidades que os demais do elenco, exemplifiquei quando entrava e mesmo jogando bem não era mantido como ele tinha feito com alguns outros atletas, demonstrando pesos e medidas diferentes em suas avaliações.

Aconteceu no Gauchão, tomamos 3x0 do Juventude lá em Caxias, o meia Cuca deitou e rolou, parecia que tinha jogado sozinho. Poucos jogos depois, joguei como titular contra o mesmo Juventude, dessa vez retribuímos e ganhamos de 4x0, com todo respeito ao grande jogador Cuca, que hoje é um treinador vencedor, ele não viu a bola. Como no jogo seguinte não fui nem relacionado, educadamente pedi para falar com o comandante, Prof. Ênio. Apenas perguntei se ele não poderia manter o mesmo critério comigo, se perdêssemos ou eu me machucasse ou tomasse cartão, poderia ser sacado. Mas jogando bem e ganhando? Ele deu respostas evasivas, que não achei nada coerentes, nitidamente não gostou da abordagem, contudo foi a primeira vez na vida que tomei tal atitude, achei que era razoável pedir satisfação. Acho que dali para frente piorou ainda mais a situação, pois aconteceram outros três momentos inesquecíveis que ele me proporcionou. Na primeira vez, no Gre-Nal 286 no Olímpico (14/6/87), tomando 3x0, ele me colocou faltando alguns minutos para terminar. Isso também aconteceu em mais duas ocasiões nos mesmos 3x0 contra o Cruzeiro em BH (24/10/87) e contra o São Paulo no Morumbi (21/11/87). Minha interpretação simplista era que ele esperava que eu me recusasse a entrar e com isso me excluiria do elenco, parecia óbvio? Qual a outra possibilidade? Busquei todas as forças possíveis para tolerar e aceitar calado, me aconselhei bastante com o amigo Sílvio Hickman, pessoa de extrema mansidão, muita sabedoria e grandeza espiritual.

Uma grande aquisição para aquele grupo, na disputa do Brasileiro daquele ano, foi o meio-campo Gilberto Costa, que iniciou a carreira no Santos, chegou a participar do jovem time apelidado de "Meninos da Vila", o qual conquistou o Paulistão de 78.

Chegou para comandar o meio-campo colorado, experiente, mesmo sem usar a tarja de capitão era um líder em campo, gritava e orientava a todos. Teve passagem vitoriosa pelo Inter de Limeira em 1986, conquistando o primeiro título paulista por um time do interior, jogando com o centroavante Kita e tendo Pepe como treinador. Na pré-temporada, com o excesso de trabalhos físicos, característica dos preparadores físicos gaúchos, certa vez ele não aguentava de tantas dores musculares e não conseguia nem treinar quando tinha trabalhos técnicos com bola, pois estava todo dolorido. Ele disparou contra o preparador físico: *"Você é o melhor anticoncepcional que existe!"* Era extremamente bem-humorado, mesmo nas adversidades, animava a todos contando histórias da bola que eram intermináveis e também anedotas que faziam rir até os mais introvertidos.

Nesse período eu raramente era relacionado para os jogos. Paciência, mantive altivez e dedicação, como sempre, esta era minha marca registrada.

Treinava muito bem todos os coletivos e também demonstrava entusiasmo nas poucas ocasiões em que era chamado para compor o grupo durante o Brasileiro de 87. Mas por dentro eu estava triste, com muita bronca com o treinador, nada que eu fizesse poderia impressioná-lo. Naturalmente, me sentia mais distante dos colegas do elenco, ademais com viagens frequentes, o convívio minguava até com os mais próximos. Por mais que eu me sentisse injustiçado quando nem concentrava, o time avançava na competição, portanto eu precisava me resignar e ser resiliente.

Outra pessoa que me ajudou muito nesse período foi o ex-goleiro Benitez, amigo valoroso naqueles tempos difíceis. Como ele treinava os goleiros dos juniores, passei a treinar finalizações diariamente, chutava até cansar minhas pernas e também a paciência dos "guapos", como carinhosamente chamamos os goleiros. O ex-arqueiro da Seleção Paraguaia e treinador de goleiros Benitez é uma pessoa dotada de uma capacidade especial. A primeira e mais importante delas é o amor que sente por seus pupilos. Lá vinha ele com quatro ou cinco "guarda-redes". Começavam seus treinamentos mais cedo, terminavam mais tarde e ainda treinavam chutes a gol em coletivos com o plantel. Ao final, saíam todos juntos, em grupo, exatamente como tinham chegado, com seus sacos de bola pendurados às costas. Existia um carinho e um respeito mútuo entre eles, uma vez que continuamente se ajudavam. Outra coisa fundamental, após os treinos coletivos e após os jogos, imediatamente se falavam, identificavam pontos positivos e negativos de suas atuações. Voltavam para o campo para treinar novamente, aperfeiçoar suas qualidades e corrigir seus pontos vulneráveis. Esse ciclo se repetia, diuturnamente, eles eram incansáveis. Passei a invejá-los e me aproximei ainda mais do Benitez, me oferecendo para chutar. Prontamente fui aceito, como presente, melhorei muito minhas finalizações com ambas as pernas, recebendo também ensinamentos de como pegar "nela" com mais precisão. Lembro de um coletivo em que o treinador de goleiros do profissional, o Schneider, segurou uma bola em suas mãos na altura do ângulo esquerdo, indicando onde eu deveria bater, numa jogada ensaiada durante aquele treino. Saiu um chute pela meia-esquerda, "chapado" com a parte interna do pé, fazendo uma curva e voltando para o ângulo esquerdo da goleira defendida pelo grande Taffarel, que não conseguiu evitar o gol. Fiquei encantado com aquilo, era possível colocá-la onde desejava, inclusive com força. Foi nessa época que decidi em minha cabeça que faria um gol na próxima oportunidade com o "Seu Ênio", tentaria impressioná-lo a todo custo ou quem sabe ser visto por alguém. Eu acreditava muito naquilo, até que a oportunidade chegou. Vamos para a semifinal do Brasileiro de 87, Estádio Mineirão, Belo Horizonte, fui relacionado e viajei com o grupo, talvez ficasse no banco de reservas. "Por favor, Deuses do futebol, me coloquem em campo, preciso chutar a gol, quero somente uma oportunidade, só uma bola!". E aconteceu, ao vivo, para todo Brasil, com a narração do famoso locutor Galvão Bueno. Na semifinal contra o Cruzeiro, em 3/12/87, pela Copa João Havelange, entrei no lugar do Norberto, que pediu para sair quando estávamos ganhando de 1x0 após gol de cabeça de Amarildo, em cruzamento do guerreiro e incansável volante que tinha vindo do Pinheiros de Curitiba. Sei que ele estava cansado, contudo entrei em uma fumaceira danada, quando só dava Cruzeiro, com todos os esforços, ao lado de sua torcida, tentando buscar a vaga para a final. Se desse algo errado, eu ainda poderia ser culpado se tomássemos o gol. Lógico que não pensei em nada disso, eu só queria entrar naquele palco com 70 mil pessoas e, não só isso, queria fazer um gol. Marquei forte, fiz minha parte conforme o Seu Ênio orientou, dava o bote nas raposas que orbitavam em nossa intermediária. Como estava muito confiante, de tanto treinar, tinha quase certeza que iria marcar um gol quando entrasse em qualquer jogo. Ali estava a oportunidade, pé calibrado batendo com muita precisão na bola, não errava do gol, ela sempre tinha a direção certa. Entrei com a cabeça tão forte que a chance apareceu, naqueles rápidos contragolpes que dávamos durante a prorrogação. O ótimo meia-esquerda goleador Luis Fernando Rosa Flores tocou para o paraguaio Britez, que rolou mansamente, e dei um chute de fora da área, obrigando o excelente goleiro Gomes a fazer ótima defesa, a bola explodiu em seu peito, ele não conseguiu segurar porque ela chegou com força, fazendo a defesa em dois tempos. O pior, depois olhando pela TV, o narrador nem descreveu meu petardo, mas se tivesse entrado...?! Nesse momento, lembro que o meia Luís Fernando me falou: *Tu joga muito, mas, por favor, não sai da frente da área!" "Sei Luis, deixa comigo, ficarei por lá, dando bico para qualquer lado!"*

Semifinal do Campeonato Brasileiro, 1987.

Terminado o jogo, estávamos classificados para a final, contra o Flamengo, que tinha vencido na véspera o Atlético Mineiro naquele mesmo estádio. Mesmo eu tendo ajudado a segurar aquela pedreira na semifinal, eu seria esquecido pelo treinador novamente nos jogos da final contra o Flamengo. Nem concentrei no jogo do Beira-Rio, que foi 1x1 com gols de Bebeto para o Flamengo e novamente do centroavante Amarildo para o Inter. Viajei para o Rio com o grupo, mas fiquei de fora do banco na finalíssima. O Maracanã estava lindo, de tão forte o barulho, a acústica proporcionava um zumbido que parecia distante e infinito, um espetáculo maravilhoso, imagina dentro de campo? A atriz Cláudia Raia entrou no gramado com a camiseta rubro-negra, êxtase da torcida, ela passou ao lado do nosso goleiro famoso e "tietou" o Taffarel. Assisti ao jogo sozinho, das cadeiras, perdemos 1x0 com gol de Bebeto. Como não estava nem no banco, ou em campo correndo atrás da bola, dando carrinho e jogando, como a última coisa que teria feito em minha vida, não vou comentar sobre o jogo. Com todo respeito a tudo o que este senhor fez e representa para o futebol, odiei Ênio Andrade novamente. Queria distância dele, nunca mais na minha vida trabalharia com ele. Se no ano seguinte ele continuasse no clube, eu largaria a bola definitivamente e voltaria a estudar.

Saímos do Estádio Maracanã e da festa na cidade, direto ao aeroporto, o ano tinha terminado. Pelo regulamento, o Flamengo teria que medir forças com o campeão da série amarela, o Sport Club do Recife do atacante Robertinho e do conterrâneo lateral direito Betão. Esse jogo nunca aconteceu..., só sei que o Campeão seria um rubro-negro.

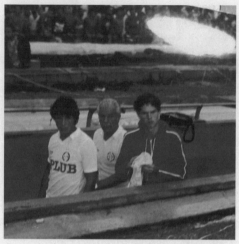
Cara de poucos amigos no túnel do Maracanã, com Airton e Seu Ênio.

Adeus, Inter

Finalmente, após um ano de insistência, fiz o que o treinador Ênio Andrade esperava de mim, no início de 1988, não fui treinar uma tarde, tinha certeza que ele não daria falta. Ledo engano, quando apareci no clube para treinar na manhã seguinte, o roupeiro Gentil falou que o Seu Ênio disse para não me entregar o material. O diretor de futebol me procurou e falou que eu não poderia mais treinar com o grupo. O grande treinador me excluiu porque faltei ao treino, entretanto sequer perguntou se tinha ocorrido algum problema comigo no dia anterior, também não fui falar com o austero e pragmático comandante. Estas coisas acontecem, no futebol e na vida, o negócio é buscar outro caminho.

Estava decidido, avisei à diretoria que não ia mais jogar bola, não fui treinar em separado e regressei às aulas na Pontifícia Universidade Católica de Porto Alegre para seguir na medicina. Mas o destino ainda me reservava algumas surpresas.

10. O RESGATE DA RAZÃO

São muitos os jogadores de futebol que buscam na Bíblia o apoio espiritual para conseguir enfrentar os altos e baixos da carreira. Se, em uma tarde de domingo, o atleta se transforma em herói ao conduzir o time à vitória, no domingo seguinte ele sofre com a ira da torcida por não estar em um dia inspirado.

Foi assim comigo. No momento em que cheguei à conclusão que não tinha mais como render no Internacional, decidi que iria voltar para a faculdade de medicina de corpo e alma, era o que restava. Com a autoestima lá embaixo, havia colocado na cabeça que era um jogador qualquer, que talvez nem merecesse ter vestido a camisa do Inter e jogado com a lendária camisa 5 de Falcão, o craque que ajudou o clube a ser oito vezes campeão gaúcho, conquistou três campeonatos brasileiros e se transformou num dos maiores ídolos da torcida colorada e brasileira. Decidido a pedir o desligamento do clube, fui até a direção pedir meu passe, prontamente recusado pelo diretor de futebol Luiz Fernando Záchia, tivemos uma conversa destemperada de ambos os lados, bati a porta e me retirei, possesso.

Era carnaval em 1988, prestes a completar 22 anos, estava em Passo Fundo, na casa dos pais, aguardando o início das aulas, quando recebi um telefonema de Paulo Sérgio Valadão, que se identificou como representante do Esporte Clube Pelotas, um clube centenário do Rio Grande do Sul. Na época, a equipe havia iniciado uma boa campanha na primeira divisão sob o comando de Paulo de Souza Lobo, conhecido como Galego, um dos legendários treinadores do futebol gaúcho. Nascido em 1926 na cidade de Piratini, Galego foi jogador de futebol do Brasil de Pelotas e Cruzeiro de Porto Alegre, encerrando a carreira precocemente, após lesionar o joelho. Tornando-se treinador em 1953, desde então dirigiu o Grêmio Esportivo Bagé; em Pelotas, comandou os três clubes da cidade, o Brasil, o Pelotas e o Farroupilha; na cidade de Rio Grande comandou São Paulo e o Riograndense. Nunca saiu do extremo sul do estado, recusando a dupla Gre-Nal em mais de uma ocasião. Eu me recordo perfeitamente da investida do Valadão. Ele me ligava todas as noites. Dizia que eu não podia parar de jogar futebol, que eu só tinha 22 anos, que eu era um craque. Depois de vários telefonemas, conversamos pessoalmente. E ele me convenceu a ir para o Pelotas. Olhando retrospectivamente, aquele momento retardou minha aposentadoria precoce, foi a melhor coisa que poderia ter me acontecido.

O Internacional me liberou por empréstimo com cláusula de que não poderia jogar contra o detentor do passe. *"Mas vocês não o querem mais!"*, ironizou Valadão! É emocionante lembrar daqueles tempos. Valadão era um "faz tudo" no clube, gastava do próprio bolso para colaborar com seu time do coração, morava em Porto Alegre, mas era mais presente que muitos diretores que moravam em Pelotas. O meu desejo de voltar a jogar bola desperta com força e energia quando o assunto que vem do passado, em meio a tantas memórias incríveis, é o Lobão. Por outro lado, no universo de cúmplices das histórias envolvendo o E.C. Pelotas (carinhosamente chamado pela torcida, jogadores, boleiros e crônica esportiva de Lobão), Valadão é o narrador eloquente inalcançável e o mais talentoso. Típico gaúcho fanático por futebol. Fala alto, conta piadas e assume ser o responsável por decidir levar ou convencer "aquele jovem volante do Inter", o meu Eu jogador profissional que vestiu o manto vermelho com a "5" eternizada por Falcão, a ir defender as cores azul e amarela do Lobão. Valadão relembra algumas passagens assim: *"Era 1988. Marquinhos estava desiludido, se sentindo um fracassado no futebol. Um nada. Com o moral lá embaixo, não acreditava em si para voltar ao campo, faltava confiança."* Valadão insistiu, e até hoje não sei muito bem como me convenceu a trocar a metrópole pelo interior ainda guri, apesar de suas explicações serem as mesmas, após a história ter sido contada por ele centenas de vezes: *"O falecido Galego me disse que precisava de um jogador de meia-cancha e perguntou se eu conhe-*

cia alguém e que precisava rápido. E eu disse que conhecia um jogador do Inter que tinha me agradado muito e chamado minha atenção e que ele não estava jogando. Comecei o papo:

– Parece que ele se desentendeu por lá, Galego. Mas é um jogador dum certo nível, mais elevado que o da nossa turma e não sei ainda se vai querer vir pra Pelotas.

– Quero um jogador grandão – retrucou o Galego, curto e grosso. Respondi de chofre.

– 'Vem cá, tu queres um jogador ou um lutador?" – Daí ele riu.

E olha que não era qualquer um que brincava com o homem. Tudo que o Galego precisava em Porto Alegre telefonava pra mim. Ele cuidava de tudo, do campo, das chuteiras, das ataduras, da comida dos jogadores, com todo esmero e carinho. Como sempre fui obstinado, decidi correr atrás. Eu tinha visto o Marquinhos jogar um Gre-Nal no Beira-Rio que foi 2 a 2, com Marquinhos, Ademir Alcântara e Rubén Paz no meio. Marquinhos jogou muito. E aí fui no Inter, conversei com alguns caras da imprensa, perguntei sobre o Marquinhos e que queria um contato com ele. Falei com o Luís Carlos Winck que me falou:

– Bah, quem é muito amigo, está sempre junto com ele e pode te fornecer o telefone é o Taffarel.

Fiquei esperando até o Taffarel sair do treinamento. Não o conhecia. Fui conversar com ele pisando firme e o peito inflado, determinado. Disse que era do Pelotas e que gostaria de conversar com o Marcos. Prontamente, o Taffarel foi até o carro dele e me deu o telefone da casa dos pais do Marquinhos. Aí liguei, deixei recado e no outro dia consegui falar e o Marcos me disse que tava com vontade de parar de jogar, voltar a estudar. Nessa hora, soltei:

– Vamos pra Pelotas meter faixa no peito, ser campeão do interior, tu vais gostar, vai ser uma baita experiência.

E não é que essa frase, cheia de desejos e nenhuma garantia de que eles tinham tudo pra acontecer de verdade, deu certo? Avisei o Galego que o Marquinhos tinha aceitado, que havia gostado tanto da ideia que, por conta dela, um certo papo de largar a bola foi substituído pela fome de querer grudar ela no pé pra mandar pra rede adversária e também pra distribuir ela pros companheiros marcarem, ajudando o

E.C. Pelotas a conquistar vitórias rumo aos títulos. No fim, a frase que usei para convencer o Marcos não era só um punhado de desejo meu. O Pelotas vencer e meter faixa no peito estava perto de acontecer de verdade. Para ser sincero, a um metro de mim, enquanto ouvia a frase, e uns poucos dias de assinar com o Lobão. A distância maior pros títulos medida em quilômetros, acaba sendo apenas a de Porto Alegre até Pelotas. Já a garantia de que eles tinham tudo pra acontecer, com volta olímpica e taça de campeão no armário do Lobão, era o Marquinhos mesmo. Só tinha que dar jeito de trazer aquele guri bom de bola. E fazer daí ele entrar em campo e jogar a primeira partida nos 90 minutos, com a cabeça quase cansada de imaginar tanto gol, título, vitória, alegria da torcida e festa na Boca do Lobo, e os pés loucos pra fazer tudo virar realidade o quanto antes. Aconteceu que viemos todos juntos no mesmo carro pra Pelotas. Foi muito legal porque o Marquinhos se tornou uma pessoa com quem tive a chance de ter uma grande amizade. Uma coisa muito difícil no meio do futebol. Aliás, diria que mais que muito difícil, é um baita privilégio."

Meus olhos, confesso, ficam marejados com os relatos do velho amigo Valadão.

Esporte Clube Pelotas

O Esporte Clube Pelotas, que tem como alcunha Áureo-Cerúleo, foi fundado em 11 de outubro de 1908. O Estádio da Boca do Lobo tem a mesma idade, sendo considerado o mais antigo do país em atividade.

Meu contrato profissional com o E.C. Pelotas, registro número 59311, foi de 14 de março de 1988 a 31 de julho de 1988.

É sempre emocionante visitar o hoje renovado Estádio do Lobão. Reencontrar a diretoria e ex-colegas de clube em um bom churrasco, pisar na grama com pés descalços, a volta ao passado foi imediata.

Nesses momentos, faço uma viagem no tempo. Volto a ser o mesmo guri que quase duas décadas antes deixara aberta a cadeira de fisiologia na PUC, para frequentar as aulas às sextas-feiras pela manhã e, em seguida, refazer o percurso de 220 km que separa a capital Porto Alegre da bela cidade às margens da Lagoa dos Patos, onde, numa quarta-feira à noite, dia 7 de abril de 1988, estreei com minha nova camisa e ajudei o Pelotas conquistar a vitória por 2 a 0 contra o Juventude. Aí aconteceu um negócio fantástico na minha vida. Eu morei em Pelotas na "concentração", embaixo da arquibancada. O quarto tinha seis camas, um banheiro e um armário com uma prateleira para cada um dos "locatários fixos", eu, o quarto-zagueiro Serginho e o lateral direito Nestor. Mas o que aconteceu comigo? Morei no ano de 1988 e 89 sob a arquibancada, com duas mudas de roupa, e só. Analisando tudo isso, vejo que fui para lá para me reerguer mental e espiritualmente. E eu consegui. Toda a minha autoconfiança voltou, graças aos meus novos colegas, que me receberam como irmãos. Comia, dormia, treinava, jogava e ainda estudava. Foi um verdadeiro retiro, em que sobrava tempo para estudar e ler clássicos da literatura.

Ao ser escalado como titular pelo treinador Galego, com apenas um treino, foi indagado se não era decisão temerária. *"Ele saiu do interior, está acostumado a jogar Gre-Nal e vocês me perguntam se ele precisa de aclimatação para estrear na Boca do Lobo?"*, desdenhou o velho Lobo.

O saudoso preparador físico Prof. Luis Parise e seu auxiliar, Prof. Sander, contribuíram para eu entrar em forma rapidamente, o ambiente excelente ajudava muito, estava empolgado. Entre os novos colegas muitos destaques: o campeão do mundo Lambari quando jogava no Grêmio em 83; o Anchieta, ponta-esquerda que começou no Inter; o atacante pela direita Zé Mello, muito respeitado pelos defensores. O zagueiro central Eduardo, apelidado de "Cavalo" pelo Galego, poderia jogar em qualquer time, além de bom em todos fundamentos e um dos líderes da equipe, era malvado quando precisava. Certa vez, o centroavante adversário deu uma entrada desleal no Eduardo, ao ver a coisa feia, o atacante, que era meu conhecido, pediu para eu interceder a seu favor. O Eduardo, ao perceber, gritou de longe *"Hoje ninguém vai te salvar!"* e abriu a caixa de ferramentas. Credo, o pau comeu feio!

Também integravam o grupo o quarto-zagueiro Serginho (com passagens pelo Grêmio e Coritiba), o lateral direito Nestor (com passagens pelo Grêmio e Atlético do Paraná) e Paulo Ricardo, filho da cidade, nunca saiu de lá.

Eu jogava mais plantado na cabeça da área, enquanto o eficiente meio-campo Alamir, com passagem vitoriosa no Brasil de Pelotas, era um dos alicerces do meio-campo, pois marcava forte e saía para o jogo. Nosso terceiro homem do meio era o craque Délcio, que organizava e distribuía o jogo sempre com eficiência, ainda se apresentava à frente. Sua chegada no Pelotas naquele ano foi muito interessante, ele mesmo conta.

"– Eu tinha sido indicado pelo goleiro Juarez para acertar com o E.C. Pelotas, só que um diretor do Cascavel havia acertado com o maior rival da cidade, o Brasil, desta forma me apresentei na baixada e fui recebido pelo roupeiro, que chamou o técnico.

– Chegou o jogador que veio lá do Paraná...! De longe, o comandante do G.E. Brasil respondeu após me dirigir um olhar com pouca importância.

– Vai ter que fazer teste!"

Muito humilde, o habilidoso meia-armador até pensou na possibilidade, mas estava sem treinar e abaixo do peso, sabia que não renderia o seu verdadeiro potencial. Também, ao perceber a falta de elegância e certo menosprezo por parte dos anfitriões, declinou do convite agradecendo educadamente. Antes de qualquer atitude, ligou para o amigo Juarez, que imediatamente respondeu: "Délcio, venha para cá, já falei com a diretoria, estamos lhe esperando". Relembra o craque: "Fui recebido com carinho por todos que entenderam minha situação, pois estava há três meses parado, sem jogar, treinando sozinho. Me deram a oportunidade de fazer parte daquele grupo maravilhoso e desse clube que aprendi a gostar."

Naquela época, o Campeonato Gaúcho para os times do interior era considerado um campeonato à parte quando enfrentavam a dupla Gre-Nal. A nossa campanha foi excelente, o que não gostei foi do chamado "Acordo de Cavalheiros", o Inter não permitiu que eu os enfrentasse, pois, naturalmente, eu queria muito jogar contra meu ex-clube, como não interessava mais... Mesmo contrariado, assisti de fora, ganhamos de 1x0, o gramado irregular dentro da área enganou o zagueiro colorado Aloísio, natural de Pelotas, e surgiu o rápido e oportunista ponta-esquerda Anchieta para desviar do Taffarel, gol do Pelotas, 1x0, placar final no dia 7/5/88. Após este jogo, recebemos a chamada "mala branca" do Grêmio, como prêmio em vencer o arquirrival colorado.

O nosso jogo seguinte também seria em casa, no dia 14/5/88, contra o Grêmio. Nessa ocasião, o tricolor gaúcho havia retornado de Buenos Aires após perder a classificação no último minuto do jogo frente ao River Plate em partida válida pela semifinal da Supercopa da América. Recebemos os comandados do reconhecido e admirável técnico Otacílio Gonçalves, sendo chamado de "Grêmio Show" pelo rendimento excepcional dos seus craques. Novamente enfrentaria os insubstituíveis Mazaropi, lateral direito Alfinete, a dupla de zaga composta pelo chileno Astengo e Luís Eduardo, o craque Cristovão no meio e o goleador Jorge Veras. Surgiam também outras "joias" que prometiam muito no tricolor, dois guris muito habilidosos e ariscos: o meia canhoto Assis e o atacante Almir.

Recebemos o "Grêmio Show" com o máximo de respeito, entretanto queríamos vencê-los a qualquer custo. Havia muita pressão externa, surgiu até um boato de que teríamos um jogador "vendido" para entregar o jogo. Sem chance. A nossa estratégia foi fechar o grupo, confiávamos uns nos outros, sabíamos do nosso potencial naquele momento, acreditávamos até em vencer o campeonato, tarefa considerada impossível para um time do interior naqueles tempos. De quebra veio uma mensagem através de nosso diretor de futebol de que o Inter também enviaria gratificação se complicássemos a vida do Grêmio, pois se eles vencessem praticamente asseguravam o título do turno antecipadamente, dessa maneira pavimentando a conquista do Campeonato Gaúcho.

Desde meu último Gre-Nal no ano anterior que não duelava com o Grêmio, gostava de medir forças, é muito bom enfrentar time grande, eles jogam e deixam jogar, quem tem mais coragem e recursos busca a vitória sem medo. A meia-cancha deles, com os incríveis

Bonamigo, Cuca e Valdo, teria que ser marcada com total atenção, pois qualquer um poderia decidir a partida. O jogo começou muito disputado e tenso como esperado pelos oponentes. Aquele poderoso time gremista nos encurralou e marcou um gol através do centroavante Zé Roberto, que estava em posição de impedimento, não tinha nem dez minutos de jogo. Este gol irregular foi anulado pelo árbitro Luís Cunha Martins, apesar da pressão dos experientes jogadores tricolores. Na disputa da bola aérea o nosso goleiro Juarez chocou com a cabeça na trave, e caiu já inconsciente, corri para ajudá-lo, antes mesmo do atendimento médico. Muito assustado, o goleiro achou que estava partindo desta para uma melhor, entretanto, ao recobrar a consciência, lembrou até de verificar se a folha de arruda, companheira inseparável, não tinha caído de sua orelha. Até hoje ele jura que salvei a sua vida. Como aquela "concussão cerebral" não parecia mais grave, o ótimo goleiro Décio, que estava na reserva, não precisou entrar. Aquela interrupção do jogo nos ajudou a serenar os ânimos e entrarmos no jogo, a partir dali o Grêmio não conseguiria mais criar durante a primeira etapa. O segundo tempo se iniciou truncado, e, por não conseguir espaços, o Grêmio demonstrou um certo nervosismo, pois queria liquidar a fatura. Foi quando nos tornamos mais confiantes e marcamos 1x0 aos 29' derradeiros através do agora adversário Lambari, já muito conhecido dos gremistas. O ótimo time tricolor sentiu o golpe e teve Bonamigo e Luís Eduardo expulsos, ambos por jogada violenta. Nossa torcida se inflamou, mantivemos o jogo sob controle nos minutos finais, assegurando aquela grande vitória pela contagem mínima.

Grêmio: o show acaba em Pelotas

PELOTAS	1	GRÊMIO	0
Juarez		Mazaropi	
Nestor		Alfinete	
Serginho		Astengo	
Eduardo		Luís Eduardo	
Fábio		João Antônio	
Paulo Ricardo (Zé Melo)		Amaral	
Marquinhos		Cuca (Serginho)	
Délcio		Bonamigo	
Alamir		Valdo	
Lambari		Zé Roberto	
Anchieta (Amarildo)		Jorge Veras (Almir)	
Técnico: Galego		**Técnico:** Otacílio Gonçalves	

MARQUINHOS — Muito bem. Tranqüilo, é o grande lançador e organizador de jogadas do Pelotas. **Nota 8**

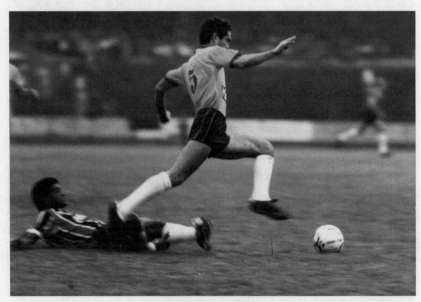

Passando por Valdo.

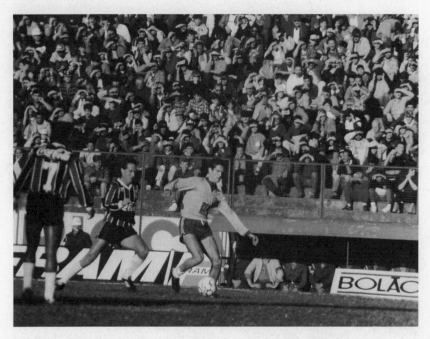

Enfrentando o meia Cuca (hoje treinador multicampeão).

Naquele certame, ninguém ganhou da gente em casa, vencemos a dupla Gre-Nal em nossos domínios, o que nunca é fácil de conseguir. Naquela época os campeonatos estaduais eram muito valorizados; hoje, por vários motivos, estão caminhando para a extinção.

Naquela semana chegou um "bicho extra", enviado pelo Inter, que já tinha perdido os dois primeiros Gre-Nais do ano e com um prêmio adicional pelas duas expulsões ocorridas, haja vista o Grêmio show ir desfalcado para o Gre-Nal no próximo dia 22/5, dando sobrevida ao colorado. Aquele bônus foi equivalente ao meu salário mensal, foi direto para a poupança.

No final do Gauchão, ficamos com o status de campeão do interior, o campeão Grêmio comprou o nosso excelente lateral esquerdo Fábio Lima, juvenil só na idade, porque de talento e maturidade já parecia um veterano. Lá no Olímpico, ele seria campeão gaúcho e da Copa do Brasil de 89.

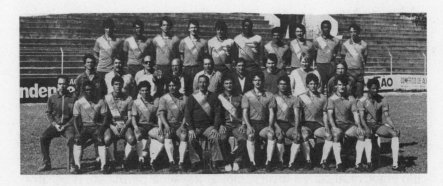

Plantel E. C.Pelotas, 1988:
Alamir, Luis Carlos Apucarana, Eugênio, Nestor, Décio, Juarez, Fábio, Serginho, César, Paulo Ricardo Carlinhos (Roupeiro), L.A. Aleixo (Presidente do Conselho), Goulart, Alcir Nunes (Presidente), R. Puccinelli (Vice-Presidente de Futebol), Clóvis Prestes (Diretor de Futebol), J.B. Poetsch (Vice-Presidente), Luis Hubner (Médico), Vanderlei "Sapiranga" (Massagista), Sander (Preparador Físico), Délcio, Eduardo, Luís Carlos Gaúcho, Lambari, Paulo S. Lobo (Treinador), Luís Parise (Preparador Físico), Marquinhos, Anchieta, Jair, Amarildo, Zé Mello.

Prelúdio

Jogando pelo E.C. Pelotas, terminamos o Gauchão de 88, em 25 de junho de 1988, com o status de campeão do interior, teve um momento neste quadrangular final em que acreditamos que dava para quebrar a hegemonia dos gigantes da capital. A última vez que um time desbancara a dupla Gre-Nal havia sido no longínquo 1954, com o Renner do goleiro Valdir Joaquim de Moraes e do meia-cancha Ênio Andrade.

Eu me apresentei no Inter, que tinha sido feito um contrato de gaveta comigo, para meu passe não ficar livre, de 1 de agosto de 1988 a 31 de outubro de 1988.

Manifestei o interesse em parar de jogar diretamente ao então presidente Pedro Paulo Zachia. Éramos amigos, relembramos os bons momentos em que "quase dei certo" no Inter. Eu tinha entregado meu amor, minha juventude e entusiasmo ao clube do coração, ele sabia bem disso. *"Se não foi como queríamos, poderíamos encerrar nosso vínculo?"*, perguntei. Pedi meu passe, direitos federativos, como chama hoje. Ele concordou após pensar por alguns minutos, apenas pediu que eu fosse fazer "as pazes" com seu irmão e atual diretor de futebol Luís Fernando. Nossa última conversa tinha sido tensa e contraproducente. Saí da sala da presidência e fui diretamente ao Departamento de Futebol, ambos apagamos o encontro anterior de nossas memórias. Fim de papo, a partir de novembro o passe seria meu. Serei dono de mim mesmo!

Confesso que na minha alma isso nunca aconteceu, o meu vínculo emocional com o Internacional me acompanha até hoje, através de sonhos que se repetem mês a mês, ano após ano. Sonho que estou no vestiário me fardando, o pessoal vai para o túnel e eu não estou pronto, falta a meia, às vezes a chuteira, outras vezes a camisa, sempre alguma coisa faltando, fico angustiado. Meus colegas vão para o campo e eu ali, sozinho no vestiário, dali alguns dias, o mesmo sonho ou algumas variações sobre o mesmo tema, está lá em meu subconsciente, já acostumei, conforme acompanho ou vivencio mais futebol eles recrudescem com intensidade.

Mas nesse segundo semestre o que fazer com o futebol? Eu já tinha outros planos, havia me matriculado em várias cadeiras da faculdade. "Neste período vou só estudar, no próximo ano veremos", pensei calmamente.

O que é semiologia?

Naquele semestre eu faria a cadeira de semiologia com os professores Cíntia e Carlos Cevenini, somente algum tempo depois descobriria a importância deste conhecimento dentro da formação do médico. Com os exemplares professores, aprendi que a empatia é a capacidade de se conectar com os pacientes, num sentido profundo, ouvindo e prestando atenção, conceito que está no coração da prática médica.

A semiologia é relacionada ao estudo de sinais e sintomas das doenças humanas, sendo de fundamental importância para o diagnóstico da maioria das enfermidades. "Sintoma" é toda informação subjetiva descrita pelo paciente, revelando a sua percepção sobre o problema (dor, por exemplo). "Sinal" é a alteração objetiva descrita que pode ser percebida pelo examinador (sangramento, por exemplo). Anamnese é a parte que visa revelar, investigar e analisar os sintomas. A maior parte dos diagnósticos que fazemos é baseada nessa parte do exame.

Na semiologia, aprendemos a conversar e extrair do paciente não apenas seus problemas físicos, buscamos descobrir suas angústias, tribulações, sentimentos muitas vezes escondidos que precisam vir à tona. Também aprendemos a fazer o exame físico do enfermo, enxergar desde seu andar, trejeitos, tiques, auscultar o coração para ouvir seu ritmo, ouvir o murmúrio vesicular pulmonar, palpar o abdome, identificar massas palpáveis, examinar braços e pernas, enfim todo corpo. Hoje, muitas vezes substitui-se o exame físico por exames de imagem, tomografia, ressonância, *pet scan*, mas não é nada barato. Sem examinar o paciente, muitas vezes são feitos exames desnecessários e obsoletos.

Esta fase semiológica foi muito interessante porque, antes de partirmos para a anamnese e exame do paciente, precisávamos ficar aptos e por isso treinávamos com os colegas. Gravávamos fitas cassete simulando as entrevistas que eram depois avaliadas pelos colegas e professores. Eram formados grupos de três para este treinamento, sendo necessário um convívio intenso até sermos aprovados. Tive a sorte de conhecer melhor os colegas Stevan, natural de São Luis Gonzaga, e o Vitor Hugo, natural de Ibirubá, que me receberam carinhosamente e muito me ajudaram a concluir esta cadeira que considero uma das mais importantes.

Às vezes entrávamos noite adentro na casa do Vitor, onde era obrigatório Coca-Cola e uma pizza basca da melhor qualidade (tomate em fatias, tiras de bacon e catupiry), tudo inesquecível e mágico, eu continuava bem próximo da faculdade e fazendo amigos para sempre.

Aprendizado intenso no qual aos poucos íamos perdendo a inibição, somente após a aprovação nesta fase repetiríamos os mesmos passos com o "paciente real", também gravado e monitorado até ser aprovado novamente.

Hoje o amigo Dr. Stevan Krieger Martins é um famoso cirurgião cardiovascular em São Paulo, principalmente no hospital HCOR, onde entrega seu conhecimento e sua exuberante habilidade cirúrgica aos pacientes que são submetidos a revascularizações do miocárdio, correções de aneurismas, troca de válvula cardíaca, malformações cardíacas e transplante. O Dr. Vitor Hugo Zeilmann se tornou urologista e atua na área com brilhantismo em Porto Alegre e na litorânea Torres. O inteligente e polivalente Vitor também se destacou como gestor e consultor, empresta seu conhecimento aos colegas e hospitais ministrando palestras em todo país.

Introdução à psiquiatria

A disciplina de psiquiatria desperta nos estudantes uma gama de percepções, acho que a mais comum é representada pela dualidade gostar x detestar. No meu caso foi amor à primeira vista, que mundo imenso se esconde em nosso cérebro! O médico francês Philippe Pinel (1745-1826) é considerado o Pai da Psiquiatria, após lançar o livro *Tratado médico e filosófico sobre alienação mental*, o primeiro a descrever demência e esquizofrenia. Fiquei entorpecido, adorava estudar aquilo tudo que Sigmund Freud materializou com a psicanálise e os conceitos de *"id"*, representado pelos nossos impulsos mais primitivos; *"superego"*, que é a instância reguladora com a noção de certo e errado; e *"ego"*, que representa a mediação entre as exigências do *id* e as limitações do *superego*.

Na minha visão, o entendimento da psiquiatria é de fundamental importância para nos desenvolvermos como médicos e forjarmos a melhor relação possível com as pessoas que nos procuram com diferentes problemas e situações. Esta imediata adaptação à psiquiatria atribuo com certeza aos meus professores, o casal Dra. Elisabeth e Dr. Norton, que ajudaram com a empatia e a capacidade de transmitir seus conhecimentos. A partir disso, pude estudar com mais profundidade a natureza humana e sua "psique", os transtornos de personalidade e suas repercussões, inclusive as áreas ainda mais complexas, como os distúrbios mentais, por exemplo.

Dentro da minha principal área de atuação em oncologia urológica, é quase impossível uma pessoa que enfrenta o diagnóstico de um câncer não encarar momentos de ansiedade e até problemas psicológicos, situações inerentes à condição humana. Como descreve Lucano no livro *Médico de homens e de almas,* "O homem é sempre sua própria doença".

Por outro lado, considero uma arte entender as doenças que não conseguimos enxergar em um exame e não conseguimos extirpar cirurgicamente, quão mais difícil tratá-las! Desvendar os mistérios e mergulhar nas profundezas do subconsciente, encontrar dores que não são exteriorizadas, tratar doenças da alma. No citado *Médico de homens e de almas*, de Taylor Caldwell: "Se alguém escolhe as coisas da alma, escolhe a porção divina, se escolhe as coisas do corpo, escolhe o que é simplesmente mortal". Foi um semestre intenso, aproveitei bastante esse retorno, mas o que farei no ano que vem?

Naquelas férias frequentei o Hospital São Vicente de Paula em Passo Fundo, um dos maiores do interior do estado, onde acompanhei vários tipos de cirurgias, entre elas, ortopédicas com o Dr. Saggin, cardíacas com o Dr. Fragomeni, urológicas com Dr. Scortegagna e do aparelho digestivo com Dr. Madalosso e Dr. Zanin. Fui muito bem recebido por todos e consegui aproveitar ao máximo o convívio com eles para poder decidir minha especialidade no futuro.

Nas horas vagas, como de costume, treinei e joguei bola com meus amigos no clube, para aproveitar o tempo e pensar em que rumo seguir naquele ano vindouro.

11. O MUNDO SEMPRE SERÁ UMA BOLA

Os colorados da Prata Olímpica de 1988

Esta seleção olímpica serviu de vitrine para as equipes europeias. Pouco tempo depois e entre outros, Romário seguiria para o PSV da Holanda, Aloísio para o Barcelona e Andrade para o Roma.

Nas Olimpíadas de 1988, em Seul, o futebol brasileiro conquistou sua segunda medalha de prata. Entre os representantes do Inter estavam Taffarel e Aloísio, que havia sido cortado em 84. Luís Carlos Winck, novamente como absoluto na lateral direita, e Ademir Kaefer, que nesse momento já atuava no Cruzeiro de Belo Horizonte, desempenhou outra vez muito bem com seu desarme competente.

Taffarel trazia no currículo o Campeonato Mundial de Juniores em 85, lembro que, quando da chegada do Carpeggiani, ele estava defendendo a seleção brasileira. Como o Gilmar tinha ido para o São Paulo, foi contratado o goleiro Roberto Costa, ex-Athlético PR e Vasco. Contudo, com sua volta da seleção, o jovem Taffarel assumiu a titularidade do Inter. Certa vez, apareci junto com o Taffa na revista *Placar*, porque ele disse que me considerava seu melhor amigo. A vida nos afastou, mas conversamos com certa regularidade.

Aloísio, veio da cidade de Pelotas para o Inter, junto do Mauro Galvão e Pinga, foram os três maiores zagueiros que conheci e com os quais joguei nas quatro linhas. O "puro-sangue" Aloísio, além do seu porte e aptidão física, era calmo e frio como o gelo na hora da fumaceira. Sempre constante, não oscilava durante o jogo, em campo era muito respeitado pelos atacantes. Grande colega e amigo, mora em meu coração. Havia conquistado o primeiro título da categoria sendo campeão mundial juniores em 1983, em cima da Argentina na final, ao lado das promessas Bebeto e Giovane. Após Kruyff ver Aloísio em campo, recomendou sua contratação pelo Barcelona, onde ganhou títulos. Aloísio me conta que após sua chegada no Barcelona o treinador holandês que tinha indicado sua contratação gostava de participar dos treinos recreativos de dois toques com o plantel, onde se divertia com a boleirada. O zagueiro, que estava esbanjando saúde e vontade, não percebeu quando deu um carrinho frontal que estava dividindo a bola com o lendário jogador da "Laranja Mecânica", que deu um salto para sair da dividida.

"Como estava chovendo, o reverenciado treinador caiu de cara em uma poça d'água, deixando todos sem graça, imagina eu?" Aloísio relembra que o treinador levou numa boa e seguiu o treino recreativo sem se incomodar, demonstrando por que é considerado até hoje o precursor da era moderna barcelonista, daquele que é considerado pela sua torcida mais que um clube.

Mas quis o destino que seria no Porto, a partir de 1990, que o zagueiro Aloísio sedimentaria sua carreira internacional. Em Portugal, Aloísio é o terceiro jogador com mais jogos (478) e faz parte do "Onze ideal do F.C. do Porto" de todos os tempos.

Multiplicando o poderio da equipe da prata de 88 estavam Bebeto e Andrade (Flamengo), Romário e Giovane (Vasco). Romário foi o artilheiro, com sete gols. Na semifinal, acompanhei o difícil jogo contra a Alemanha lá do hospital, o "Taffa" pegou um pênalti no tempo regulamentar e evitou a derrota. Na decisão por pênaltis, defendeu mais duas cobranças e garantiu lugar na decisão do ouro contra a então União Soviética.

Pelotas novamente

Iniciei o ano de 1989 com o propósito de continuar no Pelotas, mas recebi o telefonema do Juventude, gostariam de conversar comigo. Não custaria ouvir a proposta deles, ao sair de Passo Fundo, desviei o caminho para Caxias do Sul e conversamos. Estavam montando um bom time com o promissor treinador Beto Almeida. Eles fizeram uma proposta salarial, contra-argumentei que no Pelotas eu receberia um salário superior, que não era grande coisa, mas eu valorizava muito. O jovem diretor do Juventude, cujo nome não lembro, me respondeu, com certa empáfia e desdém: *"Se for verdade", pode aceitar porque este valor ninguém irá receber aqui!"*.

Agradeci, curto e grosso, estava terminada nossa conversa. Rumei para Pelotas, iniciaria a pré-temporada, ademais me sentia em casa. Lá estava a maioria do plantel do ano anterior, com a afirmação dos ótimos zagueiros Eugênio e César e do meio-campo Pablo, oriundo da base.

Minhas cadeiras na faculdade estavam totalmente despedaçadas, uma colcha de retalhos, digamos assim, com matérias a serem concluídas do primeiro ao quarto ano.

Naquele Gauchão, recebemos o Inter de Abel Braga, seria minha primeira partida contra o ex-clube. Naquele momento tinha esquecido que o colorado era meu time do coração, estava muito recente nossa separação litigiosa, eu queria ir para a arena, enfrentá-los, é nesse momento que entra a tal "lei do ex", apregoada pelo brilhante jornalista Milton Neves. Lembro daquela noite, 16 de março de 1989, eu não falei com ninguém, desde o aquecimento eu estava igual um animal enjaulado, era só eu e meus fantasmas, e eles eram muitos. Jogou o Ademir Maria de goleiro, ele deu um tiro de meta lançando a bola na intermediária, subi de cabeça, e espantei todas as adversidades, junto com a bola, mais dois adversários caíram no choque. Após aquele lance, pelo menos uma coisa eu já sabia, eu estava muito determinado, não tomaríamos gol. Ganhamos de 1x0, gol do zagueiro Serginho em jogada ensaiada, após Eduardo desviar a bola no primeiro poste. Poderiam ser dois se o veloz meia Biro Biro, que veio por empréstimo do Grêmio, tivesse marcado após jogada que eu fiz no segundo tempo. Entrei driblando pela meia-esquerda, área adentro e cruzei rasteirinha para trás, com açúcar e com afeto, não sei como o habilidoso meia chutou para fora, acho que caprichou demais. Mais tarde, após o jogo, me confidenciou que o Dr. Paulo Viana, que continuava o médico do Inter, foi surpreendido pela pergunta do treinador Abel Braga na casamata, durante o jogo: *"Quem é este número cinco?"*. *"Era nosso até o ano passado!"*, respondeu meu amigo de longa data, desde seu aluno da faculdade em Passo Fundo. Dei minha camisa de presente ao grande médico e amigo, nosso roupeiro, o zeloso Carlinhos, desesperado, imediatamente me chamou. Dali 15 minutos voltei ao vestiário do time visitante e pedi o presente de volta. Time pequeno é assim, não existe fardamento reserva, ainda mais de mangas longas. O Dr. Vianna entendeu, valeu a intenção. Fui escolhido o melhor em campo, ganhei vários prêmios, a torcida gritava meu nome, fiquei eufórico, achando que tinha me reencontrado no futebol. Após abaixar um pouco a adrenalina e acalmar a emoção do jogo, fomos jantar, o Nestor, querido amigo e lateral direito experiente, brincou comigo: *"Mas tu não queria largar a bola?,* desdenhou, ao lembrar de quando havíamos perdido para o Caxias três rodadas antes e eu, louco de raiva, esbravejava: *"Já passou da hora de largar!"* Mais um ensinamento, da vida e do futebol, como me ensinou o escritor Og Mandino, em *O maior vendedor do mundo*, *"enquanto a tristeza repousa em seu quarto a felicidade regozija em sua sala de estar"*.

O treinador Bebeto

Iniciamos com o Galego de treinador, mas, depois de algumas dificuldades iniciais, chegou o Bebeto para substituir o velho Lobo. Tudo bem, eu tinha o Bebeto na mais alta conta desde minha adolescência, tínhamos jogado juntos, agora seria meu treinador. Ótimo!

A estreia do Canhão da Serra como treinador foi no empate sem gols contra o Glória, lá em Vacaria, no dia 2/4/89, em jogo duríssimo.

Classificamos para o quadrangular após uma vitória épica, dificílima, no último jogo da fase de classificação, no dia 27 de abril de 1989, lá no Estádio da Montanha, em Bento Gonçalves, contra o bem organizado Esportivo. Nosso meia goleador, arisco e veloz, o valente Luís Carlos Gaúcho, natural de Santana do Livramento, deixava mais uma vez sua marca nos anais do Gauchão, 1x0, inapelável, aos 28' do segundo tempo. No dia 25 de maio de 1989 empatamos em

1x1 contra o Inter na Boca do Lobo, gols do hoje treinador uruguaio Diego Aguirre para o Inter e do sempre letal Lambari para o áureo-cerúleo.

Lembro que no hexagonal final fomos enfrentar o Inter em Porto Alegre, na noite de 14/6/89.

Durante o segundo tempo em pleno Beira-Rio, o Inter nos vencia com um magro 1x0, estava tomando pressão, defendendo-se para não sofrer o nosso empate, pois não tínhamos nada a perder. Durante um escanteio a nosso favor, me posicionei no meio-campo para marcar um possível contra-ataque colorado. De repente, encostou ao meu lado um jogador de porte baixo, cabelo bem arrumado para aquele jogo que estava terminando, vestindo a camisa 11. Começou a falar muitas bobagens, a mais branda: *"Soube que tu passou aqui no Inter e não deu nenhum chute, jogadorzinho ruim, blá, blá,blá!"* Pensei comigo, "não é possível que este cara esteja vestindo a camisa de Lula, Silvinho e Balalo..." Simplesmente não calava a boca, como o homem da cobra que ganha a vida distraindo as pessoas em alguma praça deste mundão de Deus. Teve um momento em que pensei em dar um "bico" em sua canela e machucá-lo ou talvez um soco, algo que nunca fiz enquanto jogador de futebol profissional. Contudo, seria muito ruim porque no próximo domingo haveria Gre-Nal para a decisão do Gauchão, graças a nossa vitória sobre o Grêmio, ademais, algum incauto diria que o Grêmio me pagou para machucar este aspirante em terras gaúchas. Eu me contive, dei de ombros, "tua soberba vai te curar", exorcizei aquele jogadorzinho comum.

Apenas três dias depois, no domingo, coube ao destino que o goleiro Mazaropi defendesse um único pênalti, do número 11 colorado, que deu o título Gaúcho ao Grêmio, no Gre-Nal derradeiro. Não tenho conhecimento se este jogador viria a ganhar algum título pelo grande clube colorado.

A disposição e entusiasmo para treinar, jogar bola e recuperar-se para o futebol não passou despercebida. Quando decidi que era hora de ir embora do Pelotas, o então presidente do clube, Flávio Gasteau, me chamou de canto e disparou: *"Vem cá, tu passou dois anos aqui jogando o Gauchão de 88 e 89. Tu ganhou um salário nor-*

mal, nunca pediu uma chuteira importada nem um apartamento para o clube lhe pagar para morar. Viveu num quarto dentro do estádio. Qual é o teu negócio?"

Muito sério, respondi, com o coração, que o único motivo de minha vinda era para ressuscitar no futebol, nada mais interessava. Por tudo isso tenho um carinho muito grande pela cidade de Pelotas e pelo clube porque eles não me reergueram para o futebol, me reergueram para a vida, para qualquer adversidade que surgisse dali para frente.

O Pelotas foi uma fase representativa na minha vida, em diferentes aspectos, no mundo da bola, o renascimento, a redescoberta de minha capacidade e potencialidade, a busca de novos talentos, isto seria uma constante dali para frente.

Felizmente nunca fui um jogador adepto de baladas, isto sempre foi meu lado profissional falando mais alto, bem como meus sonhos futuros, cuidar do corpo e da mente vinha em primeiro lugar. Nas visitas que faço a Pelotas sempre encontro meus ex-companheiros e dirigentes do clube, para churrasco e muita conversa. Outra coisa que faço questão é visitar o clube, entrar em campo de pés descalços, pisar na grama, exorcizar as cargas negativas e viajar no tempo. Tenho imenso carinho por esse período de minha vida como atleta. No tempo que morei em Pelotas, quando estávamos de folga, como eu morava no estádio, eu pensava: "Vou treinar". Eu tinha comprado uma bolinha de borracha bem pequenina para treinar por conta de sua dificuldade para ser controlada. Certo dia, estava de folga e fui treinar sozinho. Ao ver aquilo, o veterano atacante Amauri, que fez dupla de ataque com o Roberto Dinamite no Vasco da Gama, em 1981, que estava no Pelotas, viu e se ofereceu: *"Tu quer treinar, então vem cá!"* Ele me deu um treino de duas longas horas naquela manhã distante... Vêm boas lembranças na cabeça. Jogos, treinos. Era muito bom. Sempre cuidei do preparo físico, alimentação e repouso para evitar lesões.

Eduardo Pereira, provavelmente o ex-atleta com mais jogos com a camisa áureo-cerúlea, zagueiro e capitão do Pelotas naquela época, recorda-se de minha passagem pelo clube: *"Quando ele che-*

gou conquistou todo mundo de cara pela simplicidade. E o nosso grupo recebia muito bem quem chegava. Como tinha mais tempo de casa, ajudei-o a se aclimatar na cidade. No início, imaginei que, por vir de um time de maior expressão, ele seria um sujeito metido. Mas quando a equipe o conheceu, percebeu que era uma pessoa muito simples. Por vontade própria, Marquinhos morou na concentração do clube. Acho até que ele se sentia melhor morando lá. Um detalhe que deu para perceber: como pessoa, Marquinhos tinha um perfil diferente da maioria dos jogadores com que a gente estava acostumado a conviver. Era um cara com capacidade intelectual. Sempre foi muito generoso com todo mundo e acabou sendo admirado por todos. Não pelo passado dele, mas por aquilo que a gente acabou conhecendo dele. Durante todo tempo que ficou no Pelotas ele estava estudando. Uma vez fomos jogar em Passo Fundo e, no final do jogo, ele levou toda a delegação para a casa do pai dele. Foi uma verdadeira invasão. E seu pai ainda nos ofereceu um churrasco memorável."

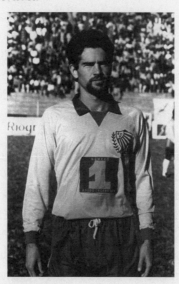

Europa, um sonho impossível

Quando terminou o Gauchão de 89, em que também fizemos uma boa campanha, nos classificamos para o hexagonal final, com o amigo Bebeto, ele mesmo, o aposentado "Canhão da Serra", agora de treinador. O segundo semestre não apresentava muitos atrativos e aparentemente eu estava totalmente recuperado emocionalmente, será que meu ciclo no E.C. Pelotas havia terminado?

Naquele momento surgiu algo que pareceu auspicioso. Um empresário do Rio de Janeiro que havia participado da negociação do nosso zagueiro Eduardo para o Bangu. O Tadeu Sérgio foi empresário de importantes jogadores gaúchos campeões brasileiros de 84 pelo Fluminense. Entre eles, Jandir, Branco, Tato e Renê. Ele me contatou para saber do meu interesse em participar de uma excursão junto com o time do Porto Alegre, da cidade de Itaperuna (interior do RJ), para a Europa. Considerei irrecusável, pois eu estava aguardando iniciar a série C do Brasileiro, mas demoraria um mês para começar. Agora daria certo minha ida para Europa? Conversei com o pessoal do Pelotas que me liberou após eu garantir que não estava indo para o Juventude de Caxias, que continuava demonstrando interesse. Confirmei que iria embarcar de ônibus para o Rio, pensando na oportunidade, quem sabe, de ser visto e negociado lá no velho continente. A viagem de 24 horas de ônibus, pensando na vida, nas encruzilhadas, nas opções tomadas, mas com um desejo muito grande de jogar na Europa, por que não? Comecei sonhar com esta possibilidade... Chegando ao Rio, totalmente perdido, segui o endereço de um hotelzinho comum, esperei o domingo inteiro fechado e inseguro, imaginando que o empresário não apareceria, afinal de contas nessa época o contato não era imediato como hoje. Mas ele apareceu, me levou novamente para a rodoviária onde peguei o ônibus para Itaperuna, mais umas 4 ou 5 horas de viagem, pois fica a 300 km da capital. Chegando em Itaperuna, me instalei no hotel, junto com um zagueiro chamado João Carlos, que veio com a mesma proposta, o mesmo sonho, excursão para o exterior, quem sabe, jogar em outro país! Foi uma semana de treino, lembro de alguns jogadores, o Januário, volante técnico e combativo, e dois meias-atacantes muito rápidos e habilidosos, mas especialmente do "Pestana". Logo identifiquei o motivo do codinome, parecia que seus cílios eram artificiais, iguais estes que as mulheres colocam para ficarem mais bonitas.

Certa noite, após alguns treinos coletivos, teve um churrasco com o plantel, pessoal muito legal, pude identificar que o "dono" do clube (presidente) era um bicheiro, algo muito comum tratando-se do estado do RJ na década de 80. Na capital havia o Emil Pinheiro no Botafogo e o Castor de Andrade no Bangu, não sei se teriam outros. Pois lá, ambiente descontraído, conversa vai e vem, percebi que não haveria excursão, nem Europa, nem nada. Meu sonho de jogar na Europa, mesmo amistosamente, foi enterrado mais uma vez. Encolerizado, pensei nas decepções que tantos atletas enfrentam até vencerem na vida e depois contarem com orgulho essas pérolas adquiridas após terem tropeçado inúmeras vezes. Também sabia que não poderia perder mais tempo naquelas paragens, peguei minha pequena bolsa com alguns pertences e me mandei de volta. Indignado com meu "empresário", com o qual, na verdade, não tinha nenhum vínculo, exceto minhas esperanças e sonhos depositadas em um desconhecido, rapidinho eu caí na real. Sequer liguei para ele, novamente ônibus de volta a Porto Alegre, mais 24 horas de introspecção, pensando na vida, lendo, meditando e tentando entender qual caminho deveria seguir, haja vista tantos "trevos e encruzilhadas". De uma coisa eu não tinha dúvida, iria seguir no futebol por mais um tempo, ainda não tinha voltado para um time com maior expressão, era essa minha proposta e desafio.

Pois quando cheguei de volta a Pelotas, cabisbaixo e introspectivo, me achando um "tonto", com o rabo entre as pernas, soube da procura do Figueirense, para jogar o módulo amarelo do Campeonato Brasileiro, o módulo verde era a primeira divisão. Deixei as coisas acontecerem. Naquele momento, eu era uma folha à mercê do vento; como eu gostava do Bob Dylan, toca aí *"Blowin in the Wind"*!

Próxima parada: Floripa!

No segundo semestre de 1989, fui procurado pelo Sr. Jodoé de Souza, ex-jornalista da Rádio Guaíba, de Porto Alegre. Naquele momento exercia o cargo de gerente de futebol do Esporte Clube Figueirense, de Santa Catarina, fundado em 12 de junho de 1921, que iria disputar o módulo amarelo do Campeonato Brasileiro. A indicação era do diretor de futebol do clube catarinense, o respeitado Sr. Pedro Lopes, que trazia em seu currículo ter sido presidente da federação catarinense de futebol e também diretor da Confederação Brasileira de Futebol (CBF) de 1983 a 87.

Ao chegar a Florianópolis e me reunir com a diretoria, no entanto, tive uma enorme surpresa. Daltro Menezes, o técnico do Inter que me sacara do time na decisão contra o Grêmio, em 1985, tinha sido contratado como treinador.

O técnico Daltro Menezes trouxe alguns atletas com ele, o Zezinho (José Elói Labres), ponta-esquerda maravilhoso, goleador habilidoso, atacante conhecido e experiente, havia jogado no Brasil de Pelotas, terceiro colocado no Brasileiro de 85, SER Caxias, Grêmio Futebol Porto Alegrense, currículo de craque. O Zezinho veio com a família, moramos o primeiro mês no hotel e ficamos muito próximos. Indivíduo muito prudente e zeloso, me aconselhou a como administrar minhas parcas economias. Ainda mais naquele turbulento período com o Presidente José Sarney tentando explicar quase todas noites em cadeia nacional sobre o motivo da inflação mais elevada da história, que naquele ano atingiu os inacreditáveis 1.764,83%. Que país é esse!

O Zé era também metido a pescador, me levou a muitas praias tentar pegar alguma coisa, nunca pegamos nem um papa-terra, entretanto a resenha compensava, ele era muito sábio e inteligente. Veio também o Paulo Silva, lateral esquerdo pernambucano, muito bom jogador, marcava e apoiava bem, canhota habilidosa, com bom cruzamento, gente de primeira qualidade. O goiano Harley, zagueiro de bons recursos, animava o grupo durante todo tempo, brincalhão e divertido, daqueles que qualquer time precisa para manter um ambiente alegre e saudável. Outro jogador era o rápido meia Zé Humberto, muito amigo do centroavante Paulinho, em fase "morna", antes de ser o feroz Paulinho "McLaren", que seria apelidado pelo Milton Neves em sua fase "quente" e maravilhosa pelo Santos FC em 1992. O Agnaldo, defensor muito técnico e habilidoso, jogava nas duas laterais, mais tarde terminou provando sua qualidade em grandes clubes ao jogar no Vitória, Grêmio, Flamengo, Palmeiras e Fluminense como quarto-zagueiro na década de 90 e início dos anos 2000. O Sr. Daltro promoveu vários juniores ao profissional, entre eles destacavam-se o goleiro Milton Nienov e o meia Dias.

Conheci o preparador físico José Antônio Martins, vindo do interior de SP, que era um profissional muito estudioso, adepto de novos métodos de treinamento, imediatamente gostei dele.

Eu adorava Florianópolis, mas o ritmo de treinos do Figueirense era um pouco diferente do que eu estava acostumado, muitos dias treinávamos só um turno. Então, nos períodos livres eu treinava, eu ia à praia de Jurerê Internacional, corria de ponta a ponta e, depois, dava um mergulho refrescante naquele mar azulado. Que maravilha! Também gostava de ir à praia do Santinho, após treinar eu subia numa rocha e ficava contemplando o horizonte, ao longe via os navios singrando o mar. Quando o professor Zé Martins descobriu que eu treinava sozinho pelas praias de Floripa, me dedicou mais atenção e orientou de perto meus trabalhos físicos complementares.

Nessa época, identifiquei pela fotografia nos jornais catarinenses, a fisionomia de um jogador que atuava no Blumenau Esporte Clube. "Mauro Ovelha", o mesmo que fizera peneira no Inter muitos anos atrás. Guardei em minha memória aquele cabelo que seria sua marca registrada. Infelizmente não tive a oportunidade de conversar com ele, quem sabe algum dia!

Após uma campanha em uma chave de quatro clubes, com partidas de ida e volta, empatamos fora e ganhamos em casa dos dois primeiros concorrentes. Jogamos dois clássicos com o Avaí, 0x0 no Orlando Scarpelli e ganhamos de 1x0 do arquirrival na Ressacada com gol do veterano zagueiro Léo, de cabeça. Terminamos em primeiro lugar e avançamos de fase sem derrotas. Jogávamos com dois volantes, o eficiente Orlando, que tinha sido revelado pelo Atlético Mineiro, dono de um ótimo passe e senso de cobertura que jogava mais fixo, enquanto eu marcava, mas tinha mais liberdade para subir ao ataque.

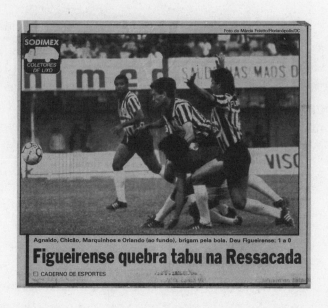

Nesse momento, após conviver com o brilhante Sr. Pedro Lopes por quase dois meses, o próprio sinalizou para dirigentes de outros clubes, recomendando que me observassem. Suas palavras foram música para meus ouvidos: *"Tu não pode jogar aqui, és jogador de time grande!"*, salientou sem diminuir o Figueirense, em clubes de maior expressão no cenário nacional.

Quanto ao treinador Daltro, após um início amorfo, passou a declarar nos treinos e preleções, na frente dos outros jogadores, que eu jogava muita bola, merecia ir até para a seleção, era só elogios, acredita?

Fomos decidir a vaga do grupo com o Juventude, treinado pela revelação Beto Almeida, com os ótimos Caio e Simão no meio-campo. A preleção do Sr. Daltro no primeiro jogo, lá em Florianópolis, foi inacreditável, tudo no Juventude era melhor que nós. Só faltou dizer para entregarmos, mas isso não precisava, pois ele depreciou tanto o nosso time que ninguém saiu de cabeça erguida para o jogo, entramos derrotados.

Tomamos 2x0 em casa e saímos satisfeitos, pela preleção e nosso astral, era para termos tomado cinco. Eu fui péssimo, naufraguei junto com o time. Como seria o jogo seguinte lá em Caxias?

No momento de entrarmos em campo, na corrente final, ali no vestiário, pedi a palavra e falei que era uma vergonha repetirmos o jogo anterior. O zagueiro central e capitão Olavo concordou comigo e chamou todos à responsabilidade em um jogo mais digno e convincente.

Gramado molhado, pela chuva leve, corri a tarde inteira, sem parar, me sentia muito bem, joguei muito, lembro que durante o jogo o zagueiro Rogério do Juventude, revelado pelo Grêmio, veio falar comigo, como que eu jogava daquele jeito, até achei que ele estava tirando com a minha cara, joga demais, blá, blá. Teve uma bola que o Zezinho foi a linha de fundo, ergueu a cabeça, corri para a área, o Zé me olhou e meteu aquela canhota mágica, aquela bola como só ele e o Lula sabiam cruzar. Subi, escolhi o canto e testei para o chão, no canto oposto, o goleiro ficou olhando, baita gol, foi meu presente pela atuação. Não adiantou, perdemos por 3x2, pelo menos não foi vergonhoso como o jogo anterior, saímos de cabeça erguida. No fim do jogo, o zagueiro adversário Rogério me parabenizou e confirmou que era o que ele achava de verdade. Agradeci suas palavras, fiquei aliviado e feliz, apesar de estarmos desclassificados! Fora da competição, vou fazer as malas. Adeus, Figueirense. Até logo, Florianópolis, cidade encantadora, com a ponte Hercílio Luz e suas belezas naturais, onde eu corria por suas praias, ao "bel-prazer", empurrado pela brisa, energizado pelo sol, vulcanizado pelo seu mar, onde encontrei o equilíbrio perfeito com treinos, descanso e bons jogos. Nenhuma dor, nenhuma lesão, só saúde, obrigado, Deus!

O estudioso e perspicaz José Martins me preparou um intenso programa de treinamentos destinado à aquisição de uma maior massa muscular e aperfeiçoamento físico, ao qual eu me dedicaria nas férias. Aliás eu não tirava férias, eu tentava melhorar minha base muscular. Isso me deixou ainda mais confiante e entusiasmado para o ano seguinte. Enquanto escrevo, procuro sobre o paradeiro do professor Zé Martins e descubro que faleceu após infarto agudo do miocárdio, na orla de Camboriú, em 2006. Nessa época havia se tornado treinador. Partiu muito jovem.

O pessoal seguiu o conselho do Sr. Pedro Lopes e, no final da temporada, formulou um convite para que eu jogasse no "Furacão da Baixada" na temporada de 1990. Apesar de todos os encantos de Florianópolis, eu topei o convite do Athletico Paranaense, com uma nova perspectiva, iniciaria outro ciclo no ano seguinte, dessa vez subia mais um estado no mapa, agora o Paraná.

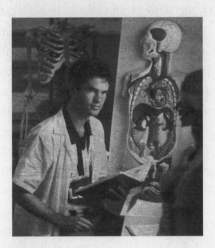

Clube Athletico Paranaense

Com a transferência para Curitiba, fiquei muito estimulado, principalmente pelo fato de que tinha voltado para um time grande novamente. Graças ao trabalho das férias eu estava tinindo, pronto para disputar a titularidade e desbravar um novo centro. Felizmente, estava muito mais fortalecido física e mentalmente do que em qualquer momento anterior. A bola te ensina virtudes!

O Clube Athletico Paranaense foi fundado em 26 de março de 1924, com sólida história no futebol paranaense e brasileiro. Assinei contrato de janeiro a 31/10/90, com o ganho mensal de 13 salários mínimos.

Outra novidade era o novo presidente da República, iniciando a década, Fernando Collor de Mello, um cara tão vaidoso que não cabia em si. Foi eleito prometendo acabar com os marajás e também com a inflação.

Cheguei à cidade num domingo, para me apresentar no Clube Athletico Paranaense na segunda à tarde. Alguém passaria no hotel para me pegar, como combinado com a diretoria do clube. Esperei, esperei e esperei... Mas se esqueceram de mim. Seria um mau presságio? Recebi um telefonema do clube se desculpando, e ficou combinado que me pegariam no dia seguinte para o início da pré-temporada. O treinador chamava-se Borba Filho e o preparador físico Professor Frega, que havia sido campeão brasileiro pelo Coritiba em 1985, ao lado de Ênio Andrade.

Foi um início que eu diria chato, só almoçava em restaurantes e morava sozinho num hotel. Tive uma diarreia intermitente durante esse período de adaptação, estranhei bastante a mudança. Entretanto, ia cativando os colegas e tentando criar um ambiente agradável de trabalho. Como sempre gostei de treinar, tirei de letra a pré-temporada e pude conhecer melhor o método de trabalho daquele excelente preparador físico chamado Odivonsir Frega. Rapidamente percebi que o professor era um grande conhecedor do assunto, que sorte a minha.

Travei uma ótima relação com os dois diretores de futebol do clube. O primeiro foi o Sr. Geraldino Damasceno, um dos homens mais educados e sensíveis que conheci no futebol e na vida. Ex-jogador do Athlético e campeão estadual em 1958, ex-técnico de todos os clubes da capital – Coritiba, Athlético, Pinheiros e Colorado. Estes dois últimos uniram-se em 19 de dezembro de 1989 para dar origem ao Paraná Clube.

Também conhecido por Geraldo, era muito ético e tinha fortes convicções humanistas. Esta personalidade extraordinária trazia no seu currículo uma história ocorrida em 1970, quando treinador do Colorado do Paraná: ele cancelou um amistoso durante excursão em Joanesburgo, capital da África do Sul, em protesto contra o "Apartheid", que, entre tantos outros absurdos, proibia jogadores negros de andar pela mesma calçada onde estavam pessoas brancas.

Outro diretor de futebol extremamente correto e cordial foi o Carletto, que sugeriu trocar o meu nome. Concordei imediatamente, pois já vinha tentando mudar desde os tempos do Internacional de Porto Alegre. Após conversarmos bastante, minhas várias tentativas não deram em nada. Marquinhos existiam muitos, inclusive o ponta-esquerda recém-chegado do Juventude. Marcos Dall'Oglio não tinha vingado no Inter. No entanto, agora tudo indicava que seria mais fácil chegar com outro nome, já que eu era pouco conhecido no Paraná. Mencionei o sobrenome de minha mãe, Bertolin, e lembramos do atacante argentino campeão mundial em 78, uma fera. O Carletto bateu o martelo por "Bertone", dizendo: *"Gostei, aprovado!"*

No chamado Furacão da Baixada, conheci os ex-goleiros do São Paulo e do Santos, respectivamente Toinho e Marola, duas grandes figuras, do ponto de vista técnico e humano. Também o zagueiro Heraldo, que foi campeão brasileiro pelo Coritiba em 84. Entre os demais atletas, Odemilson, um bom lateral direito, técnico, ótimo preparo físico; e o meia Valdir, jogador leve e técnico, com grande movimentação. Chegou meu ex-companheiro de Inter de Porto Alegre, o centroavante Kita, após ter sido campeão paulista e goleador do campeonato com a Inter de Limeira em 86, depois passaria por Flamengo e Grêmio. Tinha uma prata da casa, o atacante Dirceu, uma joia a ser lapidada, parecido fisicamente ao italiano Balotelli. Outro meia muito habilidoso chamado Serginho e o craque Carlinhos, ponta-direita com passagem pelo Santos F.C.

Tive que provar meu valor ao contido técnico Borba Filho, fui reserva em dois amistosos, entrei no time e fiquei titular antes do início do Campeonato Paranaense. Fiquei invicto com aquela camiseta rubro-negra.

Formei o meio-campo com Valdir pela direita e Eriberto (o Longuinho) pela esquerda, revelado pelo São Paulo, famoso também atuando pelo Cruzeiro, sempre com sua confiável canhota. Éramos um trio afinado.

Após o início do campeonato, fui chamado pela diretoria e me explicaram que havia ocorrido um erro no meu contrato que passou desapercebido por todos, inclusive na federação, porque demorou muito tempo até ser detectado. Calejado por tristes histórias ouvidas no mundo da bola, este episódio me deixou extremamente desconfortável. Infelizmente, este fato despertou minha desconfiança para com o presidente do clube rubro-negro, que também era empresário de jogadores.

Tal qual em um distúrbio psiquiátrico em que o paciente recebe o chamado gatilho do meio externo, um desapontamento, uma perda, uma decepção amorosa. Os neurotransmissores cerebrais executam uma reação em cadeia e, igual acontece com uma pessoa depressiva, há um descontrole total daquela situação. Eu levei para o lado pessoal, o dirigente, o clube, o futebol, minhas vivências e decepções ocorridas paulatinamente ao longo dos anos afloraram naquele momento. Contudo, eu tinha em mente que o único responsável era eu, isso tornava tudo mais fácil, portanto bastava tomar a decisão. Solicitar aos dirigentes refazer o contrato era uma forma de reparar parcialmente esse turbilhão de dúvidas e incertezas que poluía minha mente!

– *Quero que comprem meu passe! Custa um carro Monza e um apartamento!*

Meus dias no Athletico estavam contados, dei o prazo de 72 horas para eles se decidirem, combinamos que eu jogaria no próximo sábado à tarde e na segunda-feira voltaríamos a conversar, assim foi feito. Jogamos pelo Campeonato Paranaense, se não falha minha memória, contra o Grêmio Maringá e ganhamos de 3x2 no Estádio Pinheirão, acho que foi a quarta ou quinta partida pelo Campeonato Paranaense.

Após minha saída, chegou o já consagrado ex-companheiro de Inter Gilberto Costa. O Valdir seria convocado pelo técnico Falcão para a Seleção Brasileira naquele mesmo ano de 1990. Esse time se tornaria campeão paranaense de 1990, com a consagração do atacante Dirceu, que marcou nos dois jogos das finais. Após o campeonato, o Eriberto foi jogar no Japão. Nunca mais encontrei ninguém deste time.

Paulo Silva e Bertone são os novos reforços do Rubro-Negro

O cabeçade-área Bertone tem 23 anos e começou no Passo Fundo em 83. No ano seguinte se transferiu para o Internacional de Porto Alegre, onde sagrou-se campeão gaúcho com apenas 17 anos. Em 88 jogou no Pelotas, que ficou em terceiro lugar no Campeonato Regional, e este ano disputou a Divisão Especial do Campeonato Brasileiro pelo Figueirense. Em todos esses clubes ele jogou com o nome de Marquinhos, mas durante sua passagem pela Baixada ontem, ficou acertado que de agora em diante seu "nome de guerra" será Bertone, já que seu nome verdadeiro é Marcos Bertone.

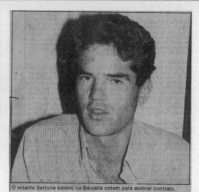

O volante Bertone esteve na Baixada ontem para assinar contrato.

Atlético vai de Bertone, Celso e Dirceu

Ainda não é oficial, mas o técnico Borba Filho já tem o time do Atlético definido para o jogo com o Maringá no domingo. O treinador rubro-negro só vai anunciar a escalação hoje, depois do coletivo-apronto do período da tarde, no entanto, tudo indica que o rubro-negro começará jogando com: Toinho; Lima, Osvaldo, Heraldo e Odemilson; Bertone, Valdir e Heriberto; Celso, Kita e Dirceu. Este foi o time do coletivo de quarta-feira e ontem, devendo ser mantido no apronto de hoje.

Atlético pronto para o jogo de amanhã

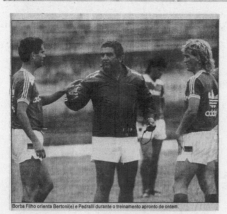

Borba Filho orienta Bertoni(e) e Pedralli durante o treinamento apronto de ontem.

O Atlético entra com a responsabilidade natural dos grandes times e ainda jogando diante de sua torcida. A equipe está escalada para entrar jogando com: Toinho; Hygino, Filão, Osvaldo e Odemilsom; Bertone, Valdir, Heriberto e Pedralli; Dirceu e Kita.

A última partida de minha carreira de jogador "profissional" foi no dia 3/3/1990. Dali para frente, o futebol passaria a ser apenas uma válvula de escape.

Passou um furacão

Naquela segunda-feira de manhã ensolarada, cinco de março, no dia do meu aniversário, tomaria uma decisão muito importante, decidiria meu futuro para sempre. Eu me reuni com o presidente do clube e reforcei minha proposta em reformar o contrato, queria um apartamento e um carro Monza pelos meus direitos federativos, como se chama hoje em dia.

Ele me disse que eu precisaria cumprir meu contrato até o final em outubro, que não me daria então o que eu pedia pelo passe e que, além do mais, eu havia recebido a quantia de 150 cruzados a título de luvas. Aliás, mal eu sabia, esse dinheiro seria confiscado dali poucos dias pela ministra da Fazenda, Sra. Zélia Cardoso de Mello, através do Plano Collor.

Despedi-me dele, dizendo o seguinte:

– Vou embora, *tenho mais o que fazer da vida, além de jogar futebol!*

– *Então, tu nunca mais vai jogar na sua vida, vou te acionar na CBF* – foi sua resposta.

– *Pois tu não querias o meu passe?* – retruquei com desdém. *Então fique com ele. É todo seu, pode guardá-lo na gaveta!* Dei de ombros.

Fui até o campo e me despedi de todos colegas que lá estavam para iniciar um trabalho desintoxicante. Hoje não me lembro quase nada desse momento, ficou como uma névoa que paira a nossa frente, tirando a nitidez. A única certeza que tenho é que eles não entenderam nada do que estava acontecendo.

Ao sair da "antiga" sede da Baixada, fui direto para a rodoviária, consegui passagem para o início daquela noite de segunda-feira. Minha cabeça não estava mais lá. Minha mente, agora depressiva, buscava outras melodias, "deu pra ti, baixo astral..."

Em seguida, telefonei para a secretária da faculdade em Porto Alegre, solicitei a reabertura da matrícula e anunciei meu retorno aos estudos. *"Deixa comigo, vou providenciar tudo, já tem aula amanhã viu?"*, me respondeu com uma voz amigável.

"Ser ou não ser", eis a questão

Em tempos modernos, diria, vamos discutir a relação. *"O jogador morre duas vezes. Quando para de jogar futebol e quando perde a vida!"* A frase do ídolo de infância Paulo Roberto Falcão martela ainda hoje na cabeça deste que vos fala, o cirurgião, professor doutor Marcos Dall'Oglio. Virou um mantra desde o dia em que decidi deixar o futebol e voltar para a faculdade de medicina na PUC de Porto Alegre. Prestes a completar 24 anos, revi o filme de minha vida até ali. Após o jogo no Estádio Pinheirão, que vencemos por 3x2, no sábado à tarde, teria o resto do final de semana para pensar.

Percebendo a maturidade adquirida dentro e fora do campo, tinha aprendido tantas coisas sobre a parte mental do jogo, portanto, mais experiente, estava pensativo e incomodado. Relembro alguns acontecimentos que ajudaram naquele profundo momento de reflexão, algumas "tragédias" por assim dizer.

Primeiro ato

Lembrei do dia em que Paulo César Carpegiani me comunicou que seria titular no jogo festivo entre São Paulo e Inter para celebrar a volta de Falcão ao futebol brasileiro vestindo a camisa do tricolor paulista, no ano de 1985. Um jogo emblemático, que ficou de fora de minha carreira por conta de uma amigdalite e um febrão de 40 graus.

Segundo ato

Final do Campeonato Gaúcho de 1985, quando o treinador Daltro Menezes fez o *"mea culpa"* por ter me deixado fora da decisão.

Terceiro ato

Pensei no Gre-Nal número 283 – tentando encontrar a simbologia –, em que machuquei a cabeça, joguei com uma faixa para estancar o sangramento. Naquele jogo, tive duas oportunidades de marcar, a primeira parou no travessão e a segunda no goleiro! Um Gre-Nal que era para ter sido "meu", que me faria sair de campo consagrado pela torcida e enaltecido pela mídia, mas que rendeu apenas cicatrizes, uma no couro e outra na alma, guardadas para todo sempre!

Quarto ato

Na excursão do Inter para Europa fui o único a ser retirado da lista, três dias antes da viagem, com a roupa sob medida, a mala pronta, o passaporte no bolso, me senti humilhado e, o que é ainda pior, desprezado.

Quinto ato

Após o erro de datilografia pelo qual cederia meu passe gratuitamente ao Athletico Paranaense, na assinatura do contrato, fiquei incomodado e dei um ultimato, para comprarem meu passe. Eles me negaram o carro e o apartamento que pedira como condição para adquirirem meus direitos federativos e continuar a jogar pelo Athletico Paranaense. Foi a gota d'água!

Último ato

Foi aí que eu percebi que estava com mais pressa de resultados concretos em minha vida. Cada vez mais eu considerava o fim da minha carreira de atleta profissional, pois tinha medo de não chegar a ser médico, que, imaginava, era a minha verdadeira vocação. Tomei a decisão. Meu raciocínio foi mais ou menos o seguinte: fui um jogador extremamente profissional, talvez até pelas minhas limitações, treinei e me cuidei muito, renunciei a todas ofertas mundanas extracampo. Não encontrei a valorização, nem o destaque com as luzes da ribalta. Como tinha me dedicado para alcançar maior reconhecimento e sucesso, segundo meus conceitos, era hora de dar um basta, era hora de romper com o futebol. Minha missão no futebol foi aquela que eu alcançara até aquele momento. É difícil atribuir minha decisão de deixar o futebol a uma só causa. Eu sabia que a medicina era a minha vocação. Desde os 16 anos tinha isso muito claro em mente, porém havia a insegurança de recomeçar os estudos com uma idade muito avançada. Daria tempo para voltar a estudar e exercer outra profissão em alto nível?

A vida foi me dando sinais, e eu precisava respeitá-los! Minha cabeça fervia...

Veio em minha mente a música *"Goodbye cruel world"* do Pink Floyd, grupo de que eu gostava e gosto muito.

"Adeus, mundo cruel;
estou lhe deixando hoje; Adeus; Adeus; Adeus;
Adeus a todas as pessoas;
Não há nada que você possa dizer;
Para me fazer mudar de ideia;
Adeus".

Vou pra Porto Alegre, tchau!

Tomei um ônibus rumo ao sul, como cantavam Kleyton e Kledir, *"...deu pra ti, baixo astral..."*! Cheguei no clarear do dia, uma terça-feira. Fui até meu apartamento na Rua Botafogo 401 e abri as janelas, coloquei uma rede na sacada para mostrar que havia gente em casa. Eu estava, a um só tempo, aliviado, tomar uma decisão, seja qual for, sempre me deu esta sensação. Dei uma arrumada no apartamento, a única coisa material que eu tinha, apesar de ainda precisar terminar de pagá-lo. Aquele seria o meu domicílio até que me formasse médico, minha vida não tinha mais plano B.

"Estou em Porto, bah! Tri legal!"

De volta à medicina

Meu presente de 24 anos foi emblemático, seria o reinício da faculdade, fui sozinho, desta vez não tinha um "chaperone". Às 13 horas desse mesmo dia, terça-feira, dia seis de março, já estava na PUCRS, aguardando o início de uma aula de farmacologia. Eu me sentei na bancada do laboratório, totalmente sem jeito, meio desconfiado, tentando disfarçar minha presença, para não ser notado. Os futuros colegas foram chegando, não imaginavam quem seria aquele paraquedista, alguns olhares curiosos, outros indiferentes. Acho que consegui ficar com cara de paisagem, ensimesmado, mas meu rubor facial me condenava. Entretanto, nesse primeiro encontro com a ATM 93[4], sentou um colega de classe ao meu lado. Após me cumprimentar educadamente, me olhou fixamente por alguns segundos e perguntou: *"Tu não és o Marquinhos, que jogou no Inter?"* *"Sim. Larguei a bola e voltei a estudar"*, respondi com certo ar de satisfação por ser reconhecido.

Este colega era o Luis Antonio Iglesias Jr., mais conhecido na equipe por "Julito" – por conta de seu charme, que lembrava o do famoso cantor espanhol Julio Iglesias –, e se tornaria meu amigo para sempre. Sou muito grato a ele por ter me acolhido com seus pais, Juca e Marli, e seus irmãos Gustavo, Simone e Andréia. Eu agora tinha uma nova família em Porto Alegre. Ali estavam meus novos amigos. A vida seguiria em frente.

Gilberto Medeiros: a decisão inteligente

Após chegar a Porto Alegre e assistir à primeira aula em meu retorno à faculdade, fui procurar obter um crédito educativo. Os prazos da Caixa Econômica Federal, Banco do Brasil e outras agências de fomento, porém, já haviam se encerrado. Os responsáveis me recomendavam retornar no próximo ano, obviamente não seria possível em 1990, pois as aulas já tinham começado e estávamos no fim de março. Lembrei-me, então, da Aplub (Associação dos Profissionais Liberais Universitários do Brasil), fundada em 20 de novembro de 1964. Joguei no Inter sob o patrocínio dessa sólida entidade

---

[4] Associação da turma de medicina com formatura prevista para o ano de 1993.

empresarial, que naquele momento era comandada pelo Sr. Gilberto Leão de Medeiros. Cheio de esperanças e otimismo, vislumbrei um imenso farol no fim do túnel. O ex-presidente do Sport Clube Internacional, um homem de grandes convicções, que, nos anos de 1986-87, assumiu por aclamação um clube sufocado por dívidas e pronunciou sua célebre frase: *"Chego para pagar títulos, não conquistá-los!"* Mesmo assim, fomos vice-campeões brasileiros em 87. Naquele período bienal, ficamos mais próximos, pude conhecer sua forte personalidade e integridade moral, da minha parte, era dos seletos amigos a quem recorrer e confiar.

Lembro-me de ter ido à sede da Aplub, na seção de crédito educativo. Fui bem recebido, mas dispensado sem muita conversa, pois como eu sabia muito bem, estava fora do prazo. Decidido a perseverar e agarrar com unhas e dentes qualquer oportunidade, perguntei, sem querer parecer arrogante, como poderia falar com o Sr. Gilberto, o presidente da Instituição. Eu estava um tanto encurralado, não tinha mais lenço, só restavam os documentos.

Naquele momento, meus 150 mil cruzados novos, que eu tinha guardado cada centavo, recentemente ao jogar no Figueirense e Athletico Paranaense, estavam confiscados e inacessíveis na caderneta de poupança, assim como as economias de milhares de brasileiros que não tiveram informações privilegiadas. O plano econômico da ministra Zélia Cardoso de Mello, através do Plano Collor 1, instaurado no dia 16 de março de 1990, era dono do meu suado dinheiro, que eu pensava ser uma segurança. Portanto, eu dispunha de apenas 50 cruzados novos por mês para tocar minha vida. Como eu era solteiro, minha previsão de custos era simples, nem precisava fazer contas. Eu não tinha carro. Só me locomovia de ônibus, saía de manhã para a faculdade e voltava somente à noite. Almoçava o "bandeijão" do restaurante universitário, que custava $ 1,00 cruzado novo. Nesse momento vi quão espartana era minha vida, precisava economizar até na lâmina de barbear. Felizmente, por ter sido sempre muito controlado, eu tinha apartamento próprio, cuja metade do valor eu já havia quitado ainda em 1986, com o que ganhara de luvas ao renovar contrato com o Internacional sob o mandato do presidente Gilberto Medeiros e do diretor de futebol Pedro Paulo Zachia. As prestações restantes do financiamento habitacional eram descontadas direto de minha poupança confiscada, era como se fosse o aluguel. Portanto, quase tudo cabia em meu orçamento, exceto as mensalidades da faculdade, pois a PUCRS era privada.

Portanto, eu não dispunha de nenhuma alternativa que não fosse tentar falar pessoalmente com o ex-presidente colorado. Descobri o andar onde se encontrava sua sala e me identifiquei à secretária. Era início da tarde, nem deu tempo de sentar, fui recebido de imediato.

– E aí, "Guri"? Há quanto tempo... Por onde andas? – perguntou-me afavelmente. Lembro como se fosse hoje, muito nítido em minhas retinas.

Fiz um breve relato da minha caminhada, após a saída do Inter, praticamente coincidia com a saída dele da presidência colorada.

– Parei de jogar futebol. Vou voltar a estudar medicina, mas não tenho dinheiro para custear a faculdade. Já voltei às aulas, mas é caro e não gostaria de pedir dinheiro aos meus pais.

Ele, nesse momento, interrompendo suas curiosidades e sorrisos do reencontro, olhou-me fixamente nos olhos e perguntou:

– É sério?

– Sim, simples assim, preciso de sua ajuda, ou melhor, de um crédito educativo para não me preocupar mais com as prestações até o final de meu curso, o que me dará total tranquilidade para "apenas" estudar.

Como o Sr. Gilberto havia participado de minha transferência da Universidade de Passo Fundo para a PUCRS, essa seria sua segunda participação decisiva em minha vida. Sem contar o dinheiro das "luvas" que recebi ao renovar contrato com o Inter ainda naquele ano de 1986. Claro que eu acho que mereci aquele reconhecimento profissional, mas a vida no mundo da bola é muito dinâmica e imprevisível, e naquela transição histórica o Inter estava economizando o máximo possível.

Foi então que ele proferiu esta frase inesquecível:

– Essa é a decisão mais inteligente que já tomastes na tua vida – profetizou.

– *Ademais, as pessoas irão lembrar de ti e dirão que fostes um grande jogador!*

Suas palavras ressoam nos meus ouvidos até hoje. Via com clareza que sua ajuda mudaria minha vida para sempre.

– *Volte para o andar do crédito educativo e fale com a senhorita responsável, que ela providenciará tudo.*

Objetivamente, me desejou boa sorte e nada mais, também não precisava, já tinha feito tudo.

Era a mesma secretária que me recebera e havia me dispensado uma hora antes, após minha chegada intempestiva. Obviamente ela tinha feito tudo certo, afinal, regras são regras. Contudo, um "Anjo da Guarda" chamado Gilberto Medeiros me abençoou, ela deve ter presumido que no mínimo eu já tinha sorte suficiente, tinha ganhado na loteria. Incrédula e sem esboçar um sorriso, após já ter recebido o telefonema do "Chefão", rapidamente ela me disse que estava tudo certo a respeito do crédito educativo e que bastava eu trazer alguns documentos pessoais.

Receber esta oportunidade de um homem conhecedor da natureza humana e com sua experiência de vida foi, com certeza, um divisor de águas. Um homem que já vira e ouvira muitas histórias de diferentes matizes, em quaisquer profissões, ainda mais nos meandros do futebol no S.C. Internacional, que ele convivia fraternalmente com seu cunhado Marcelo Feijó desde os anos 60. O advogado Gilberto Leão de Medeiros pôs fim às minhas aflições, confiou em mim e apostou na minha capacidade de superação. Essa foi uma grande vitória pessoal em muitos anos e a primeira no meu retorno à medicina.

Esporte Clube São José

Ao retornar às aulas em 1990, o entrosamento foi rápido, eu comecei a repor matérias com turmas de vários anos diferentes, com minha grade de horários completamente lotada. Com isso, além dos amigos antigos, fiz muitos outros, é claro que o futebol ajudou, este histórico aguça a curiosidade em alguns. Também recebi comentários até irônicos, como *"o que um jogador de futebol está fazendo aqui?"* Calejado e amadurecido, fazia ouvidos moucos e seguia em frente.

Não lembro ao certo qual a pessoa relacionada ao E.C. São José de Porto Alegre, clube fundado em 24 de maio de 1913, que estava jogando a segunda divisão do futebol gaúcho, me procurou ao descobrir que eu estava de volta a Porto Alegre, me acharam muito rápido. Quem sabe jogar pelo Zequinha, "O clube mais simpático do RS"? Totalmente surpreso com a abordagem, mostrei meu total desinteresse, além do mais o meu passe estava preso ao Athletico Paranaense na gaveta do seu presidente. Contudo, pensei secretamente que, apesar de minha dedicação aos estudos, arranjaria alguns períodos livres, fiquei matutando, o vínculo com a bola não se desfaz como em um passe de mágica. Como eternizado por Jayme Caetano Braun, na poesia *Bochincho*: *"...O vício é que nem sarnoso, nunca para nem se ajeita..!"*

Meu vínculo com o Clube Athletico Paranaense não foi um empecilho ao carismático patrono e presidente do São José, Romildo Vallandro, e a implacável diretora de futebol Dalva Mello, uma das ilustres precursoras nesta atividade esportiva antes exclusiva dos homens. Ela conhece tudo de futebol, dentro e fora das quatro linhas, trabalha no clube até hoje. Com certeza seu trabalho contribuiu muito para o grande E.C. São José da atualidade. Voltando ao imbróglio, não sei de que maneira, rapidamente desenrolaram as questões, me fizeram proposta de trabalho, eu faria um coletivo por semana e jogaria nos finais de semana, parecia fácil, topei na hora, haja vista poder ganhar um pequeno salário que já me daria maior tranquilidade. Resumindo, esqueci da minha promessa de abandonar a bola em menos de um mês! Mais ou menos assim: tu queres sair do futebol, mas ele não quer sair de ti!

Eu me apresentei para o treino com o cativante Joca (ex-treinador de futsal), estreante no campo, mas quem sabe, sabe, vencedor é vencedor, as bolas são redondas. O estreante no futebol de campo era pessoa sensível e de fino trato, para alguns, até muito bonzinho para o meio do futebol. Para minha surpresa, estava lá o conhecido Pinga, voltando a jogar, após três anos de recuperação. Isso mesmo, após a lesão do fatídico Gre-Nal, somente em 1990 voltou a jogar. Longe do zagueiro que eu tinha conhecido, mas com a genialidade e o DNA de um grande defensor, iria recuperar a embocadura e o ritmo de jogo. Estava emprestado pelo Inter, voltaria com certeza a ocupar seu lugar de destaque no colorado e na vitrine nacional, e eu torcia muito por isso.

Encontrei também a lenda viva gremista, ele mesmo, o ponta-direita Tarciso, o "chumbinho", pessoa de um coração extremamente humilde, carismático e bondoso. O mesmo Tarciso que enfrentara pelo Grêmio o Inter da década de 70, campeão brasileiro em 81, campeão da libertadores e do mundo em 83 pelo tricolor gaúcho; goleador e rápido como um corisco. Adorei conhecê-lo pessoalmente e conviver com aquela pessoa maravilhosa.

Outro ex-gremista, o Giba, jogador moderno para época, lateral ou meio-campo, desarmava e armava jogadas, passe perfeito, promissor atleta que perdeu espaço no Grêmio após fraturar a perna em um treino coletivo; faríamos o meio-campo juntos, ao lado do volante Bidú, excelente na bola aérea devido a sua grande estatura, não menos competente com a bola no chão, foi revelado nas categorias de base do Inter.

Havia ainda o Mânica, lateral esquerdo do Grêmio cedido por empréstimo, firme na marcação e eficiente no apoio. Também tinha o "malandro" Vergara, atacante promessa do Grêmio, faro de goleador, que veio para o São José após não receber as oportunidades que esperava pelo clube que o projetou.

Fazia dupla de área com o Pinga, o experiente zagueiro Giba, inteligente e conhecedor dos atalhos no campo de jogo. Tremendo bom humor, entretia todo plantel. O jovem promissor lateral direito Miguel, muito habilidoso no apoio ao ataque, também fazia gols. O experiente goleiro Ivo era nossa segurança, quando precisávamos. No ataque ao lado do Tarciso, que não guardava posição, tínhamos o insinuante ponta-direita João Carlos e o habilidoso ex-jogador de futsal Camarão, que se adaptava rapidamente ao gramado com seu faro de gol. Após alguns treinos, o treinador Joca me perguntou se poderia fazer uma função diferente, jogar solto no meio-campo, mais adiantado, construindo e finalizando, pois ele tinha dois ótimos marcadores e bons passadores Bidú e Giba. Não seria um marcador como jogara durante minha vida futebolística até ali, perguntou se me interessava. Claro que gostei da ideia, até porque meu preparo físico não seria o mesmo. *"Lógico, vamos tentar, pode ser mais divertido!"* Outra coisa boa era a total irresponsabilidade no bom sentido, eu não precisava agradar ninguém, time de pouca torcida, pouco espaço na mídia, colegas experientes e respeitosos.

Como eu nunca soube jogar de costas para o marcador, me deslocava bastante para receber em posição favorável, para partir com a bola dominada. Eu me cuidava fisicamente na medida do possível, minha mobilidade em campo era boa e comecei a jogar e fazer gols, que legal marcar quase todo jogo, nos sete jogos iniciais eu já tinha feito cinco gols. Eu e o time estávamos empolgados, foi uma experiência ímpar, agora entendo bem por que os grandes craques ficam mal-humorados e briguentos quando enfrentam jejum de gols. Esta "cachaça" é muito boa na segunda divisão e com pouca torcida, imagina em campeonatos maiores, com casa cheia?

O famoso empresário uruguaio Juan Figer, que era muito conhecido e influente na época, acompanhou nossa vitória em uma tarde de sábado a convite do presidente Romildo. Após o jogo, perguntou sem muito entusiasmo se eu queria voltar a jogar profissionalmente.

– *O senhor chegou tarde, agora só de brincadeira, pela diversão!*, desconversei.

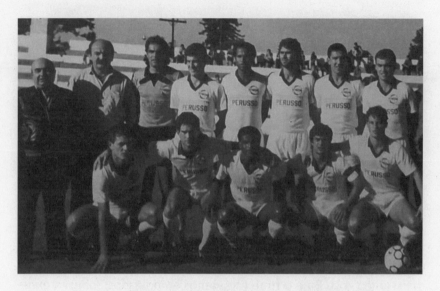

Juan Figer (Empresário), Romildo Vallandro (Dir. Futebol),
Ivo, Miguel, Pinga, Bidú, Giba, Mânica. Agachados: João Carlos,
Marquinhos, Tarciso, Giba, Camarão.

Estava iniciando o inverno, campos úmidos, enlameados, às vezes encharcados, muitas vezes precisava da ajuda do nosso médico, porque meu pé esquerdo ficava congelado.

"Talvez Síndrome de Raynaud[5]", falou ele. O curioso e estudioso Dr. Crescente estava abrindo uma nova era no futebol, a da medicina esportiva. Pois ele resolveu o problema com inteligência e simplicidade. *"Vais colocar o pé na água morna antes do jogo e durante o intervalo novamente, 45 min ele aguenta aquecido!"* Não é que resolveu? Ufa, jogar com o pé quentinho é bem melhor.

Pois o Dr. Luis Crescente trabalhou no São José até metade do ano de 1992, quando foi para a base do Grêmio até o final de 93. Por ser muito estudioso e competente, associado ao seu conhecimento relevante nesta área da medicina esportiva, o Dr. Crescente não ficou anônimo no tricolor, em janeiro de 94 seria convidado a ocupar o cargo no departamento médico profissional do S.C. Internacional,

---

[5] Caracteriza-se pela redução de circulação de sangue.

onde trabalha até hoje. Por sua competência também está na Seleção Brasileira, tendo sido contratado pelo Gilmar Rinaldi.

Como diria Jayme Caetano Braun, na poesia *Bochincho*, "*...tudo o que é bom se termina, cumpriu-se o velho ditado...*" Na enésima partida, em mais uma rodada do grupo de acesso, num sábado à tarde no Estádio Passo D'Areia, empolgado que eu estava entrei em uma bola que imaginei mais minha que do zagueiro. Tentei dar um toque suave para driblar o adversário, eu já não estava rápido como imaginava. Na enérgica dividida, ele pegou com força no meu pé esquerdo, a carga gerou um entorse no joelho. Não levantei pela dor e dificuldade em pisar. Saí de campo ainda no primeiro tempo com o joelho muito inchado. Minha alegria durou pouco, nem três meses...

Estava com a musculatura frágil, apesar de boa movimentação em campo, com pouca musculação e trabalhos físicos, fiquei mais vulnerável a lesões, que droga! Nunca tinha me machucado antes, exceto aquele entorse de tornozelo que foi tranquilo. Minha primeira lesão real como "ex-atleta" ainda era uma incógnita, me preocupei. Passei sábado e domingo colocando gelo e tomando anti-inflamatórios, na solidão fria do meu apartamento. Na segunda-feira fui à Ortopedia do Hospital da PUC, lembro que correram lágrimas dos olhos da doutora e amiga Leonora ao esvaziar o conteúdo de sangue do meu joelho. Foi nesse momento que fiquei mais assustado. Com certeza tinha lesão do ligamento colateral medial, talvez algo mais. "Catástrofe se machucar agora, mas quem mandou jogar, tu já largou a bola, isto não te pertence mais", me penitenciei!

Tive que passar por uma artroscopia e sutura do ligamento colateral medial, meu passatempo com a bola acabara antes de eu me acostumar... e o nosso Querido Zequinha perdeu um meia-atacante cheio de entusiasmo. Acompanhei bem de longe o resto da campanha, não conseguiram subir para a primeira divisão.

Minha recuperação foi muito ruim, de muletas e perna engessada até a coxa, morando sozinho, mesmo que tivesse carro não poderia dirigir. Andava aproximadamente 1.500 metros da minha casa na rua Botafogo até a Av. Ipiranga, pegava o ônibus, descia na frente do hospital, andava mais uns 500 metros. Eram outros tempos na ortopedia, engessado, não poderia pisar por 30 dias.

Apesar das minhas queixas, de dor e inchaço nos dedos que achava demasiado, tive uma trombose venosa profunda[6] que não foi diagnosticada, muito menos tratada. Eu poderia ter morrido "sem saber o motivo", só depois, ao compreender a gravidade dessa doença quando não tratada, pude fazer esse raciocínio! Meu anjo da guarda me reservava coisas boas ainda nesta existência...!

Essa temida complicação em pós-operatório pode ser letal quando não diagnosticada e tratada porque trombos se desprendem da veia e podem migrar aos pulmões e causar o que se chama de embolia pulmonar aguda e matar de insuficiência respiratória, às vezes não conseguem chegar ao hospital, como foi o caso do Tom Jobim.

No ano seguinte, o amigo Dr. Luciano Albuquerque, cirurgião cardiovascular, antes de um jogo dos médicos da PUC, ao ver as varizes exuberantes na minha perna esquerda, associadas à presença de dermatite, aquela mancha violácea na pele, na parte inferior interna do tornozelo, características secundárias da trombose, fez o diagnóstico preciso. Eu escapei de uma morte súbita, é mole? Poderia não estar aqui contando estas histórias. Passei a usar meias elásticas para sempre e a vida que segue.

---

[6] Coágulo de sangue em uma veia, geralmente das pernas.

12. FOME DE LIVROS E OS PILARES DA MEDICINA

Sem a válvula de escape do futebol, passei a estudar muito mais do que já estudava. Lembro que evitava a TV nos sábados e domingos, para deixar o futebol o mais longe possível das minhas retinas e do coração. O que não é visto não é lembrado, mesmo assim a saudade da bola me corroía por dentro. Veio a Copa do Mundo, não consegui evitar assistir à despedida precoce do Brasil no mundial e ver meus queridos amigos Mauro Galvão e Taffarel perderem para a Argentina de Maradona e Caniggia, mesmo jogando melhor. Lógico que os "hermanos" tinham um grande time. O Taffa e o Galvão saíram cabisbaixos em uma desclassificação precoce. O Taffa daria a volta por cima em 94 e 98. Mas o Mauro Galvão não retornou, mesmo jogando uma bola com muito requinte e qualidade, eu e inclusive muitos da imprensa achamos injusta sua ausência. Foi uma pena.

Mais um motivo para não ver futebol. Precisava estudar e estudar. O legal é que minhas notas eram cada vez melhores, estava recuperando o tempo, e mais importante, formando uma forte base de conhecimento médico. Lembro que, durante meu curso, fui muito ajudado pela brilhante colega Andrea Cintra Facin, que estava dois anos na minha frente. Ela me emprestava seus cadernos caprichados e materiais de estudo de ótimo conteúdo que facilitaram muito minha vida. A inteligente Andrea tornou-se ginecologista e também atua na área de infertilidade. Competente e reconhecida, seu nome ultrapassa fronteiras.

Foi muito gratificante quando a professora chefe da cadeira de medicina interna, responsável por provas que eram dificílimas, veio me perguntar como eu tirava notas tão boas, muitas vezes a melhor da turma. Fiquei muito desconfiado com a pergunta, por certo ela estava imaginando pelo menos duas coisas: ou eu estava colando ou sendo uma grata surpresa para ela, vindo de um ex-jogador?! Felizmente a Prof. Jussara Fitermann Molinari me confirmou a segunda hipótese. Ufa! Estava no caminho certo.

Realmente eu estava "devorando" o livro texto Cecil de medicina interna, onde estudamos as principais áreas clínicas: pneumologia, cardiologia, reumatologia, endocrinologia, nefrologia, gastroenterologia, hematologia, neurologia, etc. Sem dúvida, medicina era minha vocação, eu gostava de estudar tudo, por mais que na frente tivesse que fazer uma opção, chegaria com uma base de conhecimento ampla e sólida, fundamental para o médico em qualquer área. Destacavam-se vários colegas de que pude ficar amigo, todos muito determinados e inteligentes, a Alessandra Kosnitzer, Fabiane Kahan, Mariutzka Zadinello, Carlos Oliveira, Luis A. Iglesias, Marcelo Mandelli, Marcos Brunstein, Roberto Schwanke, Wladimir Martins, entre muitos outros.

Chegou o ano de 1991, aulas a pleno vapor, entusiasmo total, foi o momento de começar a expandir os horizontes. Perguntei a dois instrumentadores cirúrgicos do hospital – o Volney e o Gilberto, duas figuras muito conhecidas e queridas por todos –, em que setores eu poderia frequentar cirurgias. Eles participavam havia muitos anos na formação de novas gerações de médicos como instrumentadores cirúrgicos, de tanta vivência na prática, quando houvesse alguma dificuldade técnica durante a cirurgia, eles saberiam orientar os futuros esculápios, eles eram demais.

Como eu já conhecia e frequentava a ortopedia desde a época do futebol, queria novas aventuras cirúrgicas, ampliar meus horizontes.

Ambos sugeriram que eu procurasse os residentes da Urologia, lá tinha muito serviço para poucos soldados, tiro certeiro, me apresentei aos residentes para um estágio nas férias de julho, os Drs. Marcus Falcão Bohmgahren e José Luis Mariath, que, ao me receberem, após alguns segundos, fizeram a pergunta clássica: *"Tu és o fulano?"* Confirmei aos dois gremistas que sim, posso considerá-los meus padrinhos na urologia, assim como meu primo Eduardo Scartegagna urologista em Passo Fundo que sempre me incentivou.

Com eles abriram-se novos horizontes, participava de reuniões, fazia trabalhos científicos, quanta novidade e conhecimento. O meu primeiro artigo cientifico foi orientado pelo Mariath, *"Síndrome de Youssef"*, fístula vésico vaginal após trabalho de parto prolongado, hoje em dia esse acontecimento é raro. Voltaria a saber que essa complicação era mais comum em países pobres, como mostra o *11° mandamento de Abraham Verghese*, um livro lindíssimo que eu recomendo para todos os médicos, principalmente os ainda em formação, sempre o sugiro aos meus alunos e residentes. Os outros residentes da Urologia: Augusto Colpani, Luis Felipe Pinto, João Alberto Bemfica, Áureo Felipe Norberto Duarte. Até hoje guardo seus ensinamentos, foi com eles que comecei a descobrir as áreas cirúrgicas numa dimensão maior.

Por essa época teve um campeonato de futsal da faculdade do qual participavam todas turmas dos seis anos da medicina da PUC, outros times de residentes e médicos. A gurizada da minha turma me colocou no time, pois eu já estava legal do joelho, ademais, apesar de nunca ter jogado futsal, seria oportunidade de entrosamento com os demais. Nosso goleiro Marcos Brunstein, eu e o Henrique Zucalmaglio atrás, o nosso craque e goleador Carlos Oliveira com sua canhota fazia de tudo e na frente o oportunista Roberto Schwanke. No banco o polivalente Iglesias e nosso sempre presente Wladimir Martins, que não jogava, mas era um dos mais atuantes da turma em quaisquer ações, portanto acumulava funções como técnico e diretor. Não é que fomos campeões? No calor da comemoração, nosso querido e incansável Wladimir ficou sem medalha, achei um desaforo e imediatamente repassei a minha, transferindo para o pescoço certo. O próprio Dr. Wladimir Martins, hoje psiquiatra famoso em Porto Alegre, também gremista fanático, me relembrou do acontecido, poucos anos atrás.

Os pilares da medicina

Durante o curso médico, as principais áreas que estudamos são: medicina interna, pediatria, cirurgia, ginecologia e obstetrícia. O estudo e aprendizado dessas importantes áreas faz parte do currículo médico, contudo acredito que o descobrimento das diferentes nuances e a interpretação do conhecimento são muito variáveis de uma pessoa para outra, descrevo agora como foi a minha vivência nesses pilares do conhecimento médico.

Na medicina que enxergava como criança, o doutor sabia diagnosticar e tratar qualquer problema de saúde, em qualquer idade ou situação, era portanto um supermédico. Ademais, morava em cidades pequenas no interior, onde tinha apenas um profissional, que era clínico, anestesista e cirurgião.

Para tanto, devia ser um estudioso de todas as áreas. Mesmo eu tendo me decidido pela área cirúrgica, confesso que gostava muito das outras especialidades de atuação que compõem nossa formação médica. Depois do conteúdo formal com aulas teóricas e práticas, teve a fase de estágios obrigatórios como "doutorandos", em que mergulhamos nas atividades práticas e temos a oportunidade de aperfeiçoar o conhecimento teórico, pois a medicina, aos meus olhos, é eminentemente prática, no permanente contato com os pacientes, portanto humanista em sua essência. Neste capítulo, vou me abster de falar da área cirúrgica, porque ao longo do livro é uma área constantemente abordada por ter sido minha escolha como médico.

Medicina interna

A medicina interna compreende as áreas clínicas, gostei muito dos estágios. Em Cardiologia, com o professor Luís Carlos Bodanese, que foi zagueiro do Pratense de Nova Prata antes de vir para Porto Alegre estudar medicina, onde se tornou expoente na área. E também com os cardiologistas e jogadores do time dos médicos, o conselheiro e amigo Clóvis Tondo e o habilidoso Guaranha. Ademais, a cardiologia tem uma estreita correlação com a cirurgia cardiovascular, ali o Dr. Fernando Dias controlava o pós-operatório de revascularizações miocárdicas, trocas de válvulas cardíacas, correções de aneurismas de aorta, entre outras. A nefrologia, com Dr. Domingos D'Ávila, Leonel Lerner, Ivan Antonello, Moacir, Poli de Figueiredo. Esta área clínica tem uma relação "siamesa" com a urologia, principalmente na litíase com os distúrbios metabólicos e no transplante renal. A pneumologia com seu seleto grupo de craques, Jussara Molinari, Cândida, Margarete, César, Chatkin, e sua relação com a cirurgia torácica. A reumatologia e suas doenças, como colagenoses, artrite reumatoide, lúpus eritematoso sistêmico. Neurologia, especialidade apaixonante pelo entendimento do mecanismos de funcionamento cerebrais e nervosos periféricos. Contudo, muito difícil e decepcionante para os estudantes nas inúmeras situações irreversíveis. Endocrinologia com diabete, doenças da suprarrenal, tireoide, com o Dr. Carlos Cevenini. Dermatologia com os professores Dr. Campos e Dr. Sérgio Célia. Gastroenterologia com o excelente professor Carlos Francesconi, Margarida e Ritter, tratamento da úlcera gástrica, doenças do fígado e doenças inflamatórias intestinais. Na hematologia o Mário Sérgio, também gostava de jogar bola. Na oncologia clínica o uruguaio brasileiro Dr. Carlos Barrios, tremendo conhecedor da hematologia e oncologia, também clássico jogador do time dos médicos.

Ginecologia e obstetrícia

Minha passagem pela ginecologia foi muito proveitosa, mas sem empolgação, contudo fui influenciado pelo professor Dr. Antônio Frasson, que transmitiu muitos ensinamentos nesta área e também pela sua especialização na Itália. Atualmente, o Dr. Frasson é um dos mais conceituados médicos no tratamento do câncer de mama, trabalhando em São Paulo e Porto Alegre.

Nesta dualidade, gostei mais da obstetrícia, onde tive exemplos como o saudoso Dr. Rui Lara de Carvalho e Dra. Vera Feldens. O acompanhamento da gravidez quando não tem riscos maternos ou fetais é relativamente tranquilo; contudo, algumas mães com outros problemas clínicos associados não perdoam distrações. Eu adorava fazer plantões na obstetrícia, como eu tinha aprendido lá no interior, era nas mudanças de lua que ocorriam mais nascimentos, era uma correria, e o "bicho" pegava. Nessa fase eu deixava meus colegas dormindo para eu fazer os atendimentos na madrugada. Nessa hora, tínhamos de apressar as coisas, pois algumas vezes o bebê estava quase nascendo. Aprendi a fazer partos e peguei gosto, muito gratificante ajudá-los a nascer e ser o primeiro no mundo a ampará-los, sempre emocionante. Aprendi com os meus professores a não atrapalhá-los no nascimento, a natureza faria o resto, portanto era agarrá-los firmemente porque nascem escorregadios devido uma substância gordurosa sobre a pele chamada "vernix caseoso". Na hora do parto, me sentia quase igual um goleiro.

Pediatria

Comecei gostando da pediatria, desde o período neonatal com os recém-nascidos e depois no desenvolvimento e crescimento da gurizada no atendimento ambulatorial. Fui descobrir que detestava a outra parte da pediatria quando comecei a ver crianças doentes de verdade, que precisavam ser operadas, portadoras de malformações congênitas, crianças com doenças graves na UTI, crianças que morriam, eu sofria muito com isso, até hoje só atendo criança se eu for o único médico disponível. A única cirurgia pediátrica que faço é operar a fimose.

Lembro do guri "LG", oriundo de Bento Gonçalves na Serra Gaúcha, com uns 12 anos de idade, olhos vivos e brilhantes, azuis como o céu, na maior parte do tempo ele conseguia ser bem-humorado, careca pela quimioterapia, às vezes usava boné por esse motivo. Lembrei que observava o goleiro Taffarel, que tinha muito carisma com as crianças, ele gostava de dar um "tapinha" na aba do boné da piazada, tapando a visão deles. Sem entender bem o motivo, eles se divertiam, gostavam daquela pequena invasão de privacidade. Pois eu comecei a fazer isso com LG, que caía na risada, não se incomodava, eu também me divertia com aqueles momentos fortuitos em que esquecíamos a doença que aquelas crianças enfrentavam com tanta galhardia. Foi diagnosticado um osteosarcoma na tíbia de LG, devido a dor local na perna naquele guri com ritmo de crescimento acelerado. O exame de imagem mostrou, próximo do joelho, a presença de tumor ósseo maligno e com risco letal, provavelmente sua perna seria amputada. Acompanhava diariamente o sofrimento dele e da sua mãe, que estava sempre presente ao seu lado. Com o tratamento neoadjuvante, utilizado antes da cirurgia, uma boa notícia, após vários ciclos de quimioterapia, a lesão regrediu muito, a ponto de a cirurgia poder preservar a perna e ele voltar à vida praticamente normal. Lembro que eu o levava para passear fora do hospital, na cadeira de rodas, principalmente nos finais de semana, quando o tédio, a angústia e o medo pareciam ainda maiores em seu mundo forjado pela coragem de enfrentar o desconhecido dia após dia. Uma vez saí correndo empurrando sua cadeira para nos divertirmos um pouco, porém o soro se soltou e esparramou pelo chão, caímos na gargalhada. Retornamos "voando" para a enfermaria para trocar os "equipos" de soro, ainda nos contorcendo de tanto rir.

Teve outro caso muito triste e marcante, uma "guriazinha" de uns 14 anos que tinha milhares de cistos no fígado e abdômen, causados por uma doença chamada hidatidose. Eram cistos, mas bloqueavam o funcionamento de outros órgãos e se disseminavam pelo organismo com muita rapidez e facilidade. Ela passou por uma cirurgia extensa e delicada, mas não conseguiu se recuperar e veio a falecer. É muito duro ver uma adolescente como ela deixar de viver e de fazer as opções que a vida, noutras circunstâncias, lhe teria reservado.

Relembrar e escrever estas diferentes histórias e passagens que foram muito importantes no meu desenvolvimento como médico nada mais é que a representação da minha evolução emocional e espiritual. Essa metamorfose pôde ocorrer principalmente pelo envolvimento "visceral" que desenvolvi com os pacientes e também com o que incorporei de seletos professores, que foram grandes modelos na minha formação profissional. Aqui minha homenagem a esses mestres que foram um exemplo durante a faculdade e nos quais tentei me espelhar após minha graduação.

Costurando o futuro

Com tantos ex-colegas e amigos, eis que surge a oportunidade de conhecer o Hospital de Pronto Socorro de Porto Alegre, ou, simplesmente, HPS. Na época, o maior e melhor hospital de trauma do RS e provavelmente do Brasil. Todos casos de "traumas" graves do interior e capital eram levados para lá, vocês podem imaginar o que seria isso? Lá no HPS conheci outros gigantes da medicina gaúcha, grandes cirurgiões da emergência também, eram muito completos, me inspiraram muito. Como as sumidades Maria Lúcia Zanotelli, Hamilton Petry de Souza, Ricardo Wilhelm, Alexis, Jader Brodbeck, Jucá, Átila Varela, Alexandre, Valentin, João Paulo, Itamar Sofia do Canto, Fischer, Ângelo, Felicetti, Coral, Lúcio e o admirável Carlos Otávio Corso. Este último o mesmo que me deu aulas de anatomia no início da faculdade em Passo Fundo, e que, após período fora, estava de volta ao Brasil. Eu morava sozinho e, como diria o Nestor Simionatto, *"Não tinha nem um passarinho para dar água!"* Portanto, meu negócio era dedicação exclusiva à medicina.

Entrava no HPS para plantões voluntários não remunerados nas sextas-feiras à noite e permanecia muitas vezes até o domingo de manhã. Poderia parecer loucura, mas eu tinha me encontrado, pé no fundo! Como nos finais de semana se exacerba a violência em todas instâncias, eu estava esperando os pacientes no lugar certo.

Minha primeira fase no HPS foi na sala de sutura, pois precisava começar no básico. Meus ex-colegas de aula Cláudio Inácio, que agora não morava mais comigo, e o Arivaldir Oliboni, hoje ambos ortopedistas de primeira qualidade, muito me ajudaram e me orientaram nessa fase. Reencontrei também a colega de aula Maristela, que estava grávida quando a conheci na faculdade, com uma imensa barriga, sorridente, agora estava com um guri pequeno e ainda arranjava tempo e disposição para trabalhar fazendo plantões. Mulher de raça e coragem, incrível vê-la sempre bem-humorada! Foram eles que me ensinaram a dar pontos em qualquer ferimento corto-contuso em qualquer parte do corpo, bastava chegar com um "rasgo" que eu costurava. Inclusive na noite de 30/5/1991 que o Criciúma do técnico Luís Felipe Scolari empatou no jogo de ida pela final da Copa do Brasil, em pleno Estádio Olímpico, adivinha quem apareceu por lá durante meu plantão? O zagueirão Vilmar, autor do gol do Tigre, foi até o HPS devido a um corte na cabeça, pois fui eu mesmo que suturei rapidinho para ele se recuperar para o jogo de volta. Na finalíssima, apenas três dias depois, dia 2/6/1991, em Criciúma, Vilmar deu muitas cabeçadas na bola, bom sinal. Após 90 minutos, pôde comemorar o título inédito do Tigre Catarinense. Eu tentava ficar longe do futebol e aconteciam essas coisas, como explicar?

Fui dando continuidade ao aprendizado cirúrgico. No momento em que só costurar na sala de suturas não apresentava mais desafios, percebi que precisava ampliar meus horizontes. Fui para a sala de "politraumatizados".

Imagine o seguinte, uma sala ampla com várias macas. Médicos e enfermeiros altamente qualificados que resolviam qualquer problema, pois os plantonistas presentes cobriam todas áreas: neurocirurgia, plástica, ortopedia, cirurgiões gerais, vasculares, torácicos, buco-faciais, etc. Pessoas com risco de morte imediata que chegavam ao hospital iam direto para esta sala, era a chance de ser salvo. Muitas vezes, principalmente às sextas e sábados à noite, a sala de politraumatizados parecia uma praça de guerra, para tratar a epidemia do trauma, um fenômeno das grandes cidades.

Esses profissionais sim salvavam as pessoas que chegavam com trauma crânioencefálico, fraturas expostas, trauma raquimedular, ferimentos por arma de fogo, ferimento por arma branca (faca), mordedura de animais, mãos destruídas por foguetes, acidente de carro ou qualquer outra desgraça que possamos imaginar. Enfim, todo paciente grave recebia o primeiro atendimento ali, o chamado "abc" (do inglês *Air, Breath, Cardiac*), depois eram feitos exames e tratamentos complementares. Algumas vezes, ao ser avaliado que precisava de cirurgia imediata, era encaminhado direto ao "bloco", como chamávamos o centro cirúrgico. Uma ação rápida seria romper a tênue barreira entre a vida e a morte. Nos picos de sala cheia, às vezes com vários pacientes em estado grave, infelizmente também ocorriam óbitos, alguns durante a abordagem, outros já chegavam sem vida. Eu ficava mais comovido com os jovens, na maioria das vezes bêbados e ou drogados e às vezes muito machucados, com cicatrizes que ficariam em suas faces para o resto da vida e, o que era pior, na alma. Afora aqueles que perdiam a vida na idade mais sensacional e reveladora, quando estavam desabrochando e descobrindo seus talentos e belezas da vida. Este é um dos grandes motivos por que não concordo com a psicologia e a psiquiatria defenderem que o jovem, por sua curiosidade, deve conhecer e experimentar tudo, drogas, bebidas, etc. Faz parte do conhecimento de qualquer pessoa os perigos que representam essas buscas e os caminhos com passagem só de ida, nem precisa experimentar para saber o desfecho.

A estratégia da abordagem dos pacientes na emergência devido à epidemia de trauma desenvolveu uma das primeiras residências médicas do país nesta área específica. A disciplina de trauma era dirigida pelo Dr. Hamilton Petry de Souza, um gremista que também jogava no time dos médicos da PUC, era um meia-direita clássico, daqueles que não existem hoje em dia. Após alguns meses na sala de politraumatizados, eu sabia como dar o primeiro atendimento ao paciente grave baseado no ATLS, do inglês *advanced trauma life support*", a grande novidade na época. Já dominava procedimentos de urgência como drenagem de tórax quando o pulmão é perfurado, punções de vasos sanguíneos superficiais e profundos, intubação orotraqueal, ressuscitação cardíaca e muito mais. O maior desafio para todo cirurgião na sala de emergência era abrir o tórax do paciente para tratar um ferimento no coração, por exemplo, pois não dava tempo de levá-lo ao centro cirúrgico. Eu olhava e ajudava os mais experientes. Eu recebia uma aula diferente de cada paciente que ali chegava. Tu vais ficando bem treinado, enfrenta com tranquilidade e soluciona rapidamente, porque neste jogo o tempo é fundamental.

Dali para frente atendia os pacientes nesta fase intermediária de politrauma e comecei a acompanhar ao centro cirúrgico os pacientes que seriam operados. Muitas vezes um mesmo paciente era tratado pelo neurocirurgião, ortopedista, vascular, geral, plástico, conforme a natureza e gravidade das diferentes lesões. Agora eu iria aprofundar e ampliar meu conhecimento cirúrgico, aprimorar minha visão e diferentes abordagens para resolver os problemas reais com o paciente anestesiado na mesa cirúrgica, à espera do seu milagre. Por exemplo, toracotomia para lesões pulmonares e cardíacas, laparotomias (abertura da cavidade abdominal) para corrigir sangramento após lesões de tiros e facadas, suturas de vísceras, como fígado, baço, intestinos e vasos sangrantes.

O anestesista intubava o paciente, rapidamente fazíamos a antissepsia e colocávamos os campos estéreis. A lâmina fria em alguns segundos fazia a abertura da parede abdominal e dentro da cavidade corríamos atrás das lesões com sangramento. Quando não dava para ver nada, colocávamos compressas (toalhas) para remover o sangue e coágulos, às vezes quase todo o sangue do paciente estava dentro do seu tórax ou abdome, o que chamamos de choque hipovolêmico, e íamos atrás dos ferimentos para estancá-los. A experiência que adquiri com aqueles mestres foi de rapidez, eficiência e precisão de movimentos, serenidade na tomada de decisão, tranquilidade para corrigir um ferimento grave, naquelas frações de tempo seriam salvas muitas pessoas. Conforme Aristóteles, "A virtude é adquirida pela prática, e a melhor forma de incuti-la é pelo exemplo", e lá no HPS eu tinha grandes exemplos. Outro hospital de atendimento ao trauma em que também fiz estágios voluntários e curriculares foi o Cristo Redentor, onde pude continuar este aprendizado.

Eu adorava aquilo. Aliás, até aquele momento sempre gostei e acompanhei a ortopedia, acompanhava cirurgias do Dr. Paulo Vianna, seria uma atividade esperada e natural para eu seguir como ex-jogador. Entretanto, assim que conheci todas as outras especialidades cirúrgicas, outros órgãos nobres, além do esqueleto, rapidamente descobri que não seria ortopedista. Assim, com esta dinâmica entre as cadeiras da faculdade e os estágios extracurriculares em outros hospitais, transitei de 1990 para 1991. Era meu currículo oculto, uma bagagem que algum dia seria utilizada com certeza. Um corpo de funcionários maravilhosos que entregavam e entregam sua alma, seu conhecimento e seu amor aos pacientes. No HPS se reuniam diariamente, todos dias da semana, profissionais altamente qualificados que salvavam vidas diuturnamente. Traumas, intoxicações, infartos, tudo se resolvia lá. A todos os profissionais deste hospital, desde o porteiro, meu agradecimento. Fez muita diferença no profissional que me tornei.

Outro hospital em que estagiei no último ano da faculdade foi a Santa Casa de Misericórdia de Porto Alegre, uma escola cirúrgica reconhecida por sua pujança em cirurgias complexas orientadas por incontáveis eminentes cirurgiões, entre eles: Antônio Nocchi Kalil, Luís Pereira Lima, Paulo Fontes, José Camargo, entre outros expoentes. Foi um período em que tentei ser conhecido por lá, haja vista a possibilidade de fazer a residência naquela grande instituição de ensino. Tudo dependeria da prova, entretanto se lembrassem do meu nome já seria alguma coisa, pois era uma disputa muito concorrida. Durante a semana cheia de cirurgias e atendimentos ambulatoriais, ainda sobrava uma noite para jogar bola com os residentes da cirurgia geral, este ambiente extramuros permitiu que fizesse amigos que perduram até hoje. Naquela época, nem imaginava que os habilidosos Ernani Rhoden, Cristiano Antonini, Alberto Grossi, Cláudio Bolasell também seriam destacados urologistas no futuro. Obviamente essa safra foi impregnada pelos exemplares catedráticos daquela faculdade, os eminentes urologistas Lisboa, Sogari, Cláudio Teloken e o Prof. Carlos Souto.

Uma luz no fim do túnel

Quando entrei na reta final do curso médico, passamos a ser chamados de "doutorandos", pois estamos quase lá. Caracteriza-se por um período eminentemente prático, até chegar a formatura. Foi definido que a partir do segundo semestre do ano de 92 e durante todo ano de 93 faria estágios como doutorando, não teríamos mais aulas teóricas, agora era prática por 18 meses ininterruptos, estudaria a parte teórica por conta própria, pois ainda teria o *gran fi-*

nale", que era a prova para a residência. Teria estágios obrigatórios de nove meses, divididos trimestralmente na medicina interna, na pediatria, ginecologia e obstetrícia. Para finalizar, os últimos nove meses antes da formatura, faria somente cirurgia, pois esta havia sido a minha escolha para o futuro. Estagiei nas minhas preferidas: torácica, cardiovascular e uro, uma delas eu abraçaria para o resto da vida. No final da faculdade faria prova para cursar dois anos de residência em cirurgia geral, necessária como pré-requisito para a área cirúrgica que eu escolheria mais adiante. Precisava estudar muito, ficaria frustrado se não conseguisse aprovação.

Minha experiência cirúrgica na prática com os residentes da urologia, e também na torácica e no Hospital de Pronto Socorro, me tornarou tecnicamente mais seguro e capaz de fazer inúmeros procedimentos que um estudante não aprende durante seu currículo padrão, dessa maneira melhorei meu "currículo oculto". No meu estágio na cirurgia cardiovascular fiquei encantado com a delicadeza de grandes cirurgiões como Ricardo Piantá, Marco Antonio Goldani, Petracco, Luciano Albuquerque e daquela jovem que se destacava por sua habilidade e conhecimento, a craque Dra. Marcela Sales. Anastomoses[7] perfeitas, onde o fluxo de sangue era restabelecido recanalizando vasos delicados e devolvendo vida a órgãos nobres como o coração, nas revascularizações e também para correções de aneurismas de aorta, recanalizações de sangue aos membros inferiores usando próteses, evitando amputações, devolvendo dignidade e qualidade de vida aos pacientes.

A cirurgia torácica também me envolveu muito, especialmente por causa do Dr. Figueiredo Pinto, sua fama, conhecimento médico e técnica cirúrgica refinada eram um deleite para mim. Eu adorava vê-lo operar demonstrando tamanha habilidade. Inesquecível o dia em que, após uma hora de cirurgia, ele ainda estava com as luvas limpas, manejando apenas os instrumentos com leveza e eficiência, uma aula prática que pouquíssimos cirurgiões podem demonstrar. A

---

[7] Comunicação entre dois vasos sanguíneos ou canais como o intestino.

equipe era formada pelos também cirurgiões Jaime Rios e Luisinho, o fantástico anestesista Jayme Heck, a instrumentadora Maria Goretti e os residentes Drs. Saulo Martins, Marcelo Pasa e André Leite.

Voltando para a sábia instrumentadora Goretti, outra fora de série, além de conhecer tudo da sua área, ainda sabia aconselhar e dar puxões de orelha nos estudantes e residentes mais afoitos. Guardo seu jeito carinhoso e palavras de incentivo em minhas lembranças dessa época maravilhosa que vivi naquela pujante e singular equipe.

Até hoje manuseio os instrumentos cirúrgicos de maneira semelhante ao Prof. Figueiredo Pinto, adquirindo assim muito mais precisão e delicadeza nos movimentos. Foi ele que me ensinou a ter um material exclusivo, só meu para executar as delicadas cirurgias que realizo. Para ter ainda maior precisão, sempre utilizei para as cirurgias convencionais, "a céu aberto", pinças, tesouras e porta-agulhas "especiais", adquiridos de verdadeiros artesãos quando viajo anualmente para os importantes e instrutivos congressos de urologia nos Estados Unidos e Europa. Ademais, o material faz muita diferença no resultado final de uma cirurgia, que, guardadas as proporções, também é uma obra de arte.

Com as mudanças e evoluções que ocorreram na cirurgia urológica, o robô surgiu como luva. Faço uso da tecnologia robótica, disponível no Brasil a partir do ano de 2008, na grande maioria das cirurgias que realizo, principalmente no tratamento do câncer de rim, próstata e bexiga.

O final do ano foi se aproximando, cada vez eu estudava mais e mais para passar na prova de residência, que era muito concorrida, um funil muito estreito, eu estudava sem parar e sem cansar, o que era mais legal ainda. *"Quem corre por gosto, não se cansa"*, raciocinava.

Em paralelo aos estudos, novamente fui convidado para nova distração futebolística, passei a jogar um torneio de futebol amador chamado Serra Mar, realizado no segundo semestre. Os jogos aconteciam na região serrana e praias do litoral, como Osório, Capão da Canoa e Torres, eu defendia as cores vermelha e branca do Central de Santo Antônio da Patrulha. Tinham um ótimo campo, retirado da cidade, gramado de primeira. Eu me apresentava aos domingos após o almoço, jogava 90', ganhava uns trocados que davam para a gasolina e alimentação da semana. Mais importante que isso, era minha higiene mental. Nesse ano de 93, fomos campeões do Serra Mar, ganhei faixa e tudo, muito divertido.

O Zequinha de Benitez

Continuei com o pé no fundo na medicina, totalmente concentrado e envolvido nos estudos. Existe a parte teórica mais um complemento com enfermaria, ambulatório e cirurgias ocupando em período integral.

Eis que recebo pelo interfone uma chamada inesperada, do vizinho Jose de La Cruz Benitez Santa Cruz, ex-goleiro titular da Seleção Paraguaia, emprestado pelo Inter ao Palmeiras em 1978, retornando para ser tricampeão brasileiro invicto com o Inter em 1979. Este "O time que nunca perdeu", cujos bastidores foram revelados em livro escrito por Paulo Falcão em 2009.

Benitez teve que abandonar a carreira em 1983 devido a uma lesão na coluna cervical sofrida durante um amistoso na cidade de Alegrete contra o time local. O atacante adversário foi em uma bola atrasada pelo zagueiro Mauro Pastor e atingiu o joelho contra a cabeça de Benitez, foi o fim inesperado para o futebol de um grande atleta. Benitez saiu de campo tetraplégico. O sempre atencioso roupeiro Gentil, ao retirar suas chuteiras, caiu em prantos. O arqueiro evoluiu com uma perda irreversível de movimento no hemicorpo direito, melhorou parcialmente a ponto de treinar com as mãos os goleiros Taffarel, Zé Carlos, César, André, Leonardo, entre outros, no início de suas carreiras.

Ivana, a esposa de Benitez, pessoa adorável, dava o suporte, amor e carinho para aquele gigante sobreviver com seus fantasmas. Eu nunca o vi reclamar de nada, seu sorriso e bondade contagiantes mantinham o bem-estar em sua órbita. Como éramos amigos desde meus tempos como jogador do Inter e de treinar com seus goleiros, apareceu ele para uma visita inesperada.

– Marquinhos... como estás? Estou assumindo o São José, só vou trabalhar com guris. Serei treinador e quero que tu venha participar, preciso de um capitão para liderar este time jovem.

– Mas Benitez, não tenho interesse nem tempo para treinar, ademais estou me aproximando de fases na faculdade que exigem mais a minha presença.

– Não tem problema – minimizou. – Jogarás como meio campista solto, não marca ninguém, só do meio para frente.

Adorei vê-lo, pois guardo por ele tremendo respeito, carinho e admiração. Também feliz pelo gracioso convite, como é bom ser lembrado, sentir-se útil. Não aceitei antes de conhecer meus futuros companheiros, falei que iria pensar. O objetivo era ganhar tempo e preparar uma negativa ao convite. Entretanto, teria um encontro surpreendente, ainda naquela semana. A maneira como fui recebido e o que me falaram, não esqueci nunca mais aquelas palavras pronunciadas pelo porta-voz do grupo, o volante Solimar, egresso das categorias de base do Grêmio, onde jogava com o meia Carlos Miguel, foi ele que começou a conversa: *"Doc, só queremos sua presença em campo, não precisa nem correr, nós corremos por você".*

Fiquei mudo. Esqueci meus planos de recusa. Veio aquela sensação boa de jogar bola novamente. Queria desfrutar só mais um pouquinho. Claro que também iria correr e me esforçar, mas lógico que não seria no ritmo deles, que transpiravam saúde, força e entusiasmo.

Que período sensacional, ganhava o suficiente para sobreviver, *"vejam os lírios do campo"*, estudava e ainda poderia jogar um pouco mais naquele ambiente desprovido de vaidades e sentimentos menores. Voltei a fazer gols, principalmente pelos cruzamentos do Edinho, ponta-direita que já dava um drible parecido com o meia argentino D'Alessandro (La bomba), eu entrava em velocidade e cabeceava, "caixa"!

Relembra o gigante Benitez: *"O Marquinhos treinava duas noites no Parque Marinha do Brasil, fazia um coletivo na sexta de tarde e jogava no final de semana, era o capitão do time. Ainda estudava medicina. Não existem mais pessoas assim".*

De quebra, com o consentimento do Benitez, convidei o Dr. Felipe do Canto, grande amigo da faculdade, adorava futebol, nasceu ortopedista com o DNA do pai, Itamar Sofia do Canto, que foi médico do Grêmio no final dos anos 60 e do HPS de Porto Alegre por 28 anos, de 1966 a 1994. Foi, no Hospital de Pronto Socorro que vi uma cena marcante e emocionante, imagem inesquecível para meus olhos, o Dr. Itamar operando junto com seu filho Felipe.

O hoje reconhecido Dr. Felipe do Canto, que depois trabalharia no departamento médico profissional do Grêmio com feras como Luis Felipe Scolari, Mano Menezes, Wanderlei Luxemburgo e Renato Portaluppi, no período de 12 anos, relembra uma das nossas jornadas:

"O ano era 1988, quando ingressei na faculdade de medicina da PUCRS, tive o prazer e a sorte de conhecer o Dr. Marcos Dall'Oglio, que se tornou com o tempo, muito mais que um amigo, um verdadeiro irmão. O Marquinhos então, na época, cursava a faculdade de medicina conciliando com a atividade de jogador de futebol profissional, ele que já tinha um histórico de sucesso como futebolista, jogando algumas temporadas pelo Sport Club Internacional. Em agosto de 1990, optei por parar um ano o curso, para que eu tivesse a oportunidade de morar fora do país e ter uma experiência de vida diferente. E assim aconteceu. Após meu retorno à faculdade em agosto de 1991, voltamos a conviver de perto, porém em turmas separadas, mas nunca perdendo a essência da nossa amizade. Em 1993, eu então no quinto ano e o Marcos já no ano da sua formatura. O Marquinhos assina um contrato para jogar no E.C. São José, time da capital gaúcha que disputava a série B do campeonato regional, de uma maneira que ele treinaria com o restante do grupo de jogadores, de uma forma que ele pudesse dar sequência à faculdade de medicina. A série B regional, como se sabe, no Rio Grande do Sul, é pra quem realmente gosta de aventuras, ois os jogos muitas vezes são realizados sob muito frio, muita chuva, pouca iluminação, gramados (se podemos assim chamar) de péssima qualidade, pouca ou nenhuma segurança nos estádios, viagens longas sem tempo de concentração e muitas outras dificuldades. Pois bem, um dia na faculdade, almoçamos juntos, e o Marquinhos me convida para

acompanhar o time nos jogos e nas viagens, pois o clube não dispunha de médico para os atendimentos. Claro que na hora, sem ter a menor dúvida, eu aceitei.

Fiquei muito feliz, pois eu já tinha escolhido a especialidade de ortopedia e traumatologia para seguir após o término da faculdade e isso tinha muita relação com o trabalho de médico no futebol. Certamente neste período vivemos muitas histórias inesquecíveis que lembramos até hoje quando temos nossos encontros. Os jogos, os atletas, as viagens...

Numa dessas passagens, lembro um jogo muito truncado em um campo embarrado e chovendo que entrei para atender o camisa 10 Marquinhos depois de uma disputa de bola com o adversário. O jogo é então parado. Corro até o círculo central do gramado, ele segurando a perna direita com as duas mãos, a meia suja de sangue e gritando 'Ai! Ai! Ai! Ai!'

– Onde pegou? Deixa eu ver? – ele pisca o olho e responde baixinho no meio da confusão:

– Isso não é nada bruxo! Joga uma aguinha aí, faz uma cena e vamos pro pau de novo. Só vê aí se pelo menos ele levou um cartão amarelo!

Esse era o Marquinhos. Nossa amizade foi tão reconhecida na época por todos na faculdade, que, mesmo estando em turmas diferentes e o Marcos já como residente da cirurgia geral, a comissão de formatura da ATM 1994 na data da minha colação de grau presta uma justa homenagem ao melhor residente, o carismático Dr. Marcos Dall'Oglio, e fui escolhido para fazer a entrega. Esse foi mais um momento marcante e inesquecível que tive. Nossos caminhos seguiram e até hoje mantemos a mesma intensidade de amizade como há 32 anos atrás."

Durante aquele agitado ano de 1993 no Zequinha, foram alguns meses de convívio inesquecíveis, de um aprendizado e participação na vida da maioria daqueles jogadores mais jovens que eu. Período que conheci os competentes professores de Educação Física, os preparadores Flávio Soares e João Roberto Ramos Goulart, que seriam preparadores físicos do Inter a partir dos anos 2000. Tinha também o onipresente e perspicaz Sílvio, auxiliar técnico do Benitez e amigo de todos. A nossa campanha era excelente, isso fez com que nosso treinador fosse cobiçado por times da primeira divisão. O Benitez aceitou a proposta irrecusável do Glória de Vacaria para disputar a série A, aquilo foi um baque para todos nós, como um raio no meio de campo. No momento de sua despedida foi uma choradeira no vestiário, todos se emocionaram, até o antigo e calejado roupeiro Sr. Frederico. Para mim perdeu totalmente a graça, e o entusiasmo de jogar bola arrefeceu, eu estava ali por ele, para desfrutar aquele ambiente do futebol que só sabe quem esteve por lá! Claro que eu poderia continuar mais um pouco na bola, mas me desinteressei, agora era definitivo, ponto final. Além do mais, a formatura era logo ali, no final do ano.

Árbitro de Copa do Mundo

Em 1992, jogando pelo São José, fomos enfrentar o Taquariense, na cidade de Taquari, perto do polo petroquímico. Eles tinham montado um ótimo time com jogadores emprestados da dupla Gre-Nal e do interior de São Paulo. Qual foi minha surpresa ao ver o árbitro do jogo, meu amigo de infância, colega na Escola Estadual de Primeiro Grau Protásio Alves, de Passo Fundo, Carlos Eugênio Simon.

Vem a minha lembrança que o Carlos era muito bom de bola, tanto que foi classificado para a final, no Estádio Maracanã, de concurso promovido pela Coca-Cola em que a gurizada demonstrava suas habilidades com a bola, e ganhou a final enfrentando garotos do Brasil inteiro. Na escola, ele gostava de trajar um agasalho que havia ganhado nessa promoção, era admirado por todos.

Também lembrei de outra época em que o Carlos Simon e o Leonardo Crossi, o "Alemão", colega da faculdade, eram os melhores árbitros amadores, muito respeitados, apitavam torneios em Passo Fundo e região. Naquela época o organizador dos torneios e grande incentivador de ambos era o carismático professor Renato Justi, o Renatão. Como aspirantes a árbitros eles gozavam de grande reputação, demonstrada por eficiência e rapidez para soar o apito, o conhecimento da regra, o pulso firme e a coragem do Carlos e do Leonardo.

Ambos chamavam carinhosamente o Renatão, de "massa folhada", alusão àquele doce que o Justi pai fazia em sua famosa padaria Cruzeiro, curiosamente localizada em frente à casa onde eu morava, na rua Paisandu, lá em Passo Fundo.

Pois eu que não imaginava a bela trajetória do Simon, fiquei sabendo naquele momento, árbitro da Federação Gaúcha de Futebol. Não consegui disfarçar minha satisfação pelo encontro inusitado, entretanto o "professor" abriu um sorriso contido ao me cumprimentar como capitão. Fiquei extremamente feliz ao vê-lo correr pelo gramado em maior velocidade que alguns jogadores, apitar com rapidez e segurança em cima de cada lance disputado. Ele nunca hesitava, portanto nem pude almejar que, em algum lance duvidoso, ele privilegiasse minha equipe. Foi impecável, a única deferência que tive, aos protestos dos jogadores adversários, foi ele me chamar de doutor. Fiquei muito impressionado com sua qualidade, imediatamente lembrou-me o grande árbitro Romualdo Arppi Filho, que tinha apitado algumas partidas quando joguei pelo Inter. Por sua técnica refinada no apito, com uma grande diferença, o preparo físico do Romualdo era fraco, ele compensava na técnica e na experiência, o preparo do Simon era de atleta profissional. Tive a convicção de que meu querido amigo de adolescência faria sucesso na carreira que escolhera, era inevitável. Carlos Simon também era muito estudioso e esforçado, formou-se em Jornalismo, o resto vocês já sabem. Apitou três Copas do Mundo, trabalha na TV, conhece tudo dos meandros das federações e suas relações com a arbitragem.

Certa vez, me confidenciou o amigo Milton Cruz ao falar do Simon: *"Este fenômeno sempre foi fera. Apitava muito, um dos melhores do mundo, se impunha e não dava moral pra ninguém. Os jogadores o respeitavam muito".*

Continua respeitado por sua idoneidade e coragem, por sempre ter andado e enfrentado "de peito aberto" os encontros e duelos com seu destino. Transitando em uma linha muito tênue, junto ao cadafalso onde os críticos e as armadilhas escondem-se no próximo lance.

Como bem ilustra o autor Franklin Foer no livro *Como o futebol explica o mundo*, no meio futebolístico transitam um sem-número de contraventores, subornos e amplos interesses escusos dos cartolas. Ademais, interesses políticos dos governantes, aproveitando a paixão pelo futebol, onde, travestidos de patriotismo, amealham prestígio e votos. Acho agressiva e desumana a maneira como os inúmeros programas de TV dissecam após as rodadas, em uma mesa composta por especialistas munidos por inúmeras ferramentas tecnológicas, as decisões do trio de arbitragem, que no campo dispõe de apenas três segundos para apitar e não pode voltar atrás em sua decisão. Como destaca Franklin Foer, os times e seus mandatários fazem o possível para influenciar o árbitro. Talvez, agora com a chegada do VAR, isso possa melhorar um pouco.

Trazendo para o ano de 2020, tenho certeza de que Carlos Simon traria a solução para as dificuldades dos árbitros no enfrentamento da força política dos grandes clubes e federações, aperfeiçoaria o VAR e profissionalizaria a arbitragem, sempre tão injustamente perseguida, principalmente nas mesas repletas de especialistas nos programas de domingo à noite, acomodados em uma poltrona e no ar-condicionado, é claro.

O funil da residência médica

Fizemos um "trio de ferro" para estudos e preparação nas provas de residência, guardadas as proporções, quase um novo vestibular. A Mariutzka Zadinello queria ser pediatria, o Henrique queria otorrino e eu cirurgia, ponto positivo é que não competíamos entre nós. Combinamos de fazer um grupo de estudo, *vamos começar ver se dá certo!* Engrenamos de cara. Fazíamos provas de anos anteriores, questões de concursos, revisões de todos assuntos relevantes, estudamos em grupo, com afinco, várias vezes por semana. Sozinho eu estudava diuturnamente. Muita transpiração!

Claro que este sprint final ajudaria muito, mas, sem dúvida, eu confiava no que tinha feito nos últimos quatro anos. Tinha sido criada uma base consistente em todas áreas, medicina interna, pediatria, cirurgia, ginecologia e obstetrícia, pois caía tudo!

Eis que chegou o dia das provas, a prova da AMRIGS (Associação Médica do RS) para classificação nos hospitais de Clínicas, Santa casa e Conceição. Na PUC haveria outra prova, administrada pela própria Faculdade de Medicina.

Fui aprovado na prova da AMRIGS, para entrevista na Santa Casa e Hospital de Clínicas. Na entrevista da Santa Casa, fui avaliado pelo Prof. Newton Herter, gostei da conversa, fiquei longe da classificação, apesar de ter feito estágio de um mês na instituição um ano antes, junto com meu colega Iglesias, para ficar conhecido por lá e aumentar minhas chances e opções. No Hospital de Clínicas, após uma conversa rápida, também fiquei de fora.

Havia sete vagas para cirurgia geral no Hospital São Lucas da PUC, uma poderia ser minha, estava convicto de que precisaria lutar muito por ela.

Na prova de PUCRS, com mais de 1.200 candidatos para a residência, fui oitavo colocado na classificação geral e primeiro na cirurgia, nossa, quase não acreditei que tinha "demolido" com a prova. Mesmo assim eu estava ansioso com a entrevista, pois era na minha casa, onde fizera a faculdade, teoricamente eu teria maiores chances.

Na entrevista com os professores do Hospital São Lucas da PUC, onde já me conheciam, falamos de amenidades, fiquei preocupado, não me perguntaram nada. Comecei a ficar mais tranquilo enquanto aguardava os resultados após as palavras do Dr. Marcelo Tonetto (R2 da Cirurgia): *"Ninguém que conquista o 1º lugar fica de fora, isso iria depor contra o próprio serviço, tu estás dentro"*, afirmou ele convicto.

– *Oxalá!*

Mas fiquei tranquilo mesmo quando vi meu nome em 1º lugar no mural, êxtase, emoção e alívio, saiu um peso das minhas costas, tudo o que tinha vivido até ali valera a pena.

O maior elogio veio do chefe do departamento de cirurgia na época, o Dr. Figueiredo Pinto, ao me encontrar bem em frente ao mural onde eu estava hipnotizado!

– *Parabéns, não imaginava que tu eras capaz de fazer isto!* Vindo de um dos grandes professores da cirurgia torácica brasileira com residência na seleta Academia Americana de Cirurgia, foi sensacional, melhor que um gol, melhor que qualquer manchete de jornal.

– *Obrigado, Dr. Figueiredo Pinto!*

Do nosso trio de estudos, a inteligente e estudiosa "Tuka" passou na Pediatria de todos hospitais e faculdades de Porto Alegre, sem exceção, escolheu ficar no Hospital de Clínicas. O Henrique também foi para o Clínicas fazer otorrino, eu fiquei no Hospital São Lucas da PUC, minha casa.

Com a vida nos trilhos, sendo bem encaminhada, os anos de 94 e 95 estavam garantidos, com emprego novamente, faria residência de cirurgia geral!

Formatura e colação de grau

Finalmente, me formei em medicina, cheguei ao fim de um curso muito extenuante, onde exigimos o melhor de nós mesmos a cada dia. Após dez anos, eu tinha cruzado a linha final, em um curso que habitualmente pode ser feito em seis. Meus medos foram expiados, eu cheguei ao fim, grande vitória, agora teria uma profissão para o resto da vida. Mesmo que não fizesse residência poderia me virar, sempre vai existir algum lugar do planeta que precise de um médico! Felizmente eu já tinha um pouco mais, estava aprovado na residência de cirurgia geral, portanto, tudo dando certo nos próximos dois anos, já teria uma especialização.

Retornei ao escritório do Dr. Gilberto Medeiros, na Aplub, para lhe entregar em primeira mão, o convite de formatura dos médicos de 1993, que ele recebeu com muito orgulho, me parabenizou com um abraço quase paternal e um sorriso que era dispensado a poucos. Infelizmente, ele não foi à colação de grau nem ao coquetel realizado para comemorar com os amigos.

Mas vamos à festa, aos colegas da ATM 93, que foram especiais comigo, me receberam e acolheram, meu agradecimento. Parabenizar os já aprovados Alessandra Kosnitzer (ginecologia e obstetrícia), Fabiane Kahan (pneumologia), Mariutzka Zadinello (pediatria), Gustavo Sá, Marcelo Mandelli e Carlos Oliveira (cirurgia geral), Luis

A. Iglesias (gastroenterologia), Marcos Brunstein (oftalmologia), Roberto Schwanke (ortopedia) e Wladimir Martins (psiquiatria) entre os outros cinquenta colegas.

Cada qual com sua história de superação, estavam ali, lado a lado, desfrutando aquele momento mágico também com suas famílias, alguns com parte delas, todos vitoriosos.

Fiz uma pequena festa de formatura para os familiares e recebi os ex-colegas de futebol Mauro Galvão, Kita, Mânica e o Dr. Paulo Vianna, guardo este dia como uma lembrança afetiva muito forte.

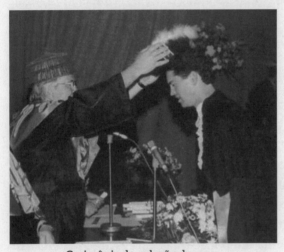

Cerimônia de colação de grau.

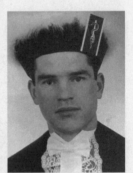

O médico Marcos Dall'Oglio.

Agnódice: a primeira mulher médica

Agnódice ou Agnodike (IV a.C.) foi a primeira mulher a ser mencionada na medicina, após superar inúmeros obstáculos. Natural de Atenas, ela mudou-se para Roma, onde aprendeu a fazer partos, em seguida foi para Alexandria, no Egito, onde funcionava a segunda maior escola médica da Antiguidade, dedicando-se à ginecologia e obstetrícia, aprofundando-se sobre a saúde da mulher. Um motivo importante era que muitas mulheres ficavam constrangidas ao serem atendidas por homens durante o trabalho de parto. Após completar sua formação, desejando voltar à Grécia, onde era proibido o exercício dessa nobre profissão às mulheres, manteve seu visual com cabelos curtos e, travestida de homem, retornou à terra natal. Devido a sua intensa dedicação, obteve fama e passou a despertar a inveja de seus colegas de profissão, que levantaram falso testemunho de sedução e assédio às pacientes. Levada a julgamento no areópago (tribunal), quando percebeu que seria condenada à morte, tirou suas vestes e revelou-se diante de todos, causando comoção aos presentes. Nesse momento também seria condenada, porque as mulheres não poderiam exercer a medicina segundo as leis da Grécia. Conta a história que suas pacientes, inclusive esposas dos senhores da lei, declararam que morreriam com Agnódice se ela fosse executada. O tribunal reconheceu a injustiça e mudou a lei, autorizando as mulheres a praticar a medicina e serem remuneradas pelo seu trabalho.

Graças à atitude corajosa de Agnódice, as mulheres hoje são maioria nas faculdades de medicina e desempenham protagonismo nas diferentes áreas de atuação. Entretanto, os cargos de professores titulares e posições de chefia ainda são dominados pelos homens nas diferentes instituições universitárias, principalmente nas áreas cirúrgicas. Portanto, resta ainda um longo caminho a ser avançado e posições importantes a serem conquistadas pelas bravas futuras médicas, como minha filha Rafaela.

Residência em cirurgia

Como idealizado nos meus projetos, eu estava lá, ansioso, na apresentação com os novos residentes, agora eu teria um CRMRS nº 20.248 por trás do meu bisturi, por trás de minhas decisões profissionais médicas, era muita responsabilidade.

No dia 2/1/1994 na companhia dos colegas de aula Luciana Carvalho, Carlos Eduardo Oliveira, Gustavo Pereira de Sá, Marco Aurélio Schitz, Marcelo Mandelli e Roberta Dalcin, que havia se formado um ano antes, iniciaríamos juntos a Residência de Cirurgia Geral.

Todo médico residente precisa praticar bastante para se aprimorar tecnicamente, portanto só há um jeito: participar de cirurgias, seja como auxiliar, instrumentador ou operando. Sempre sob a tutela de grandes R2, como o Dr. Stevan Martins (hoje cir. Cardíaco na capital paulista), dono de uma habilidade inacreditável para um aspirante e grande conhecedor de clínica cirúrgica. Stevan foi o médico residente mais habilidoso que eu vi em toda minha trajetória nestes últimos vinte anos participando da formação de inúmeras gerações.

O Dr. Marcelo Tonetto (preceptor R3) que era outro craque, talentoso em cirurgia, também muito estudioso e ético, me ensinou a estudar a técnica e tática cirúrgica dos procedimentos que eu faria diariamente. Isso deveria ser feito antes, na véspera e também após o procedimento ser realizado. Assim eu aumentaria meu conhecimento cirúrgico e anatômico e aceleraria meu domínio sobre os procedimentos. Ele é hoje cirurgião destacado e professor da PUCRS, altamente reconhecido, sucesso merecido.

Outro craque, o Dr. Luciano Eifler, um homem à frente do seu tempo, já enxergava antes como seria a medicina do futuro, como a robótica, por exemplo.

Como R1 comecei fazendo cirurgias consideradas básicas para nossa formação, apendicectomia, hérnias inguinais e umbilicais. Faria também estágios mensais novamente nas equipes de cirurgia cardiovascular, torácica e urologia. Era obrigatória a passagem pela UTI, que maravilha, estágio fundamental para o cirurgião. Ademais, fazia parte de minha rotina frequentar as reuniões da especialidade de urologia, para ver o Dr. Aloysio Toledo e Dr. Barata brilharem com seus conhecimentos, e de cirurgia torácica, para ouvir o Dr. Figueiredo Pinto simplificar a resolução de grandes problemas. Estes grandes profissionais também transmitiam ensinamentos baseados em suas experiências de vida que aumentavam ainda mais minha admiração por eles.

No ano de 94, paralelamente a minha dedicação à carreira médica, lógico que acompanhei a Seleção no mundial dos EUA. Dos ex-colegas de clube restaram três, os goleiros Taffarel e Gilmar e Dunga, por cuja redenção logicamente torcia, apesar de ter convivido muito brevemente com ele.

As saudades carnais e espirituais que eu tinha do futebol já eram suportáveis, administráveis, eu já assistia aos jogos na TV, mas com certa melancolia. Claro que o vírus do futebol estava latente em meu sangue, ademais meus ex-companheiros estavam na ativa e isso potencializava a saudade do futebol profissional.

A vitória brasileira foi sensacional, após 24 anos, mas em primeiro lugar estava minha satisfação com os ex-colorados, com o capitão Dunga levantando a taça do tetracampeonato.

Mantive neste ano de 94 o hábito de jogar o campeonato Serra Mar, com atletas da várzea e ex-profissionais como eu, distribuídos nas respectivas agremiações. Aos domingos, eu me dirigia até o local do jogo, às vezes no campo do Central, ou nos adversários, com Osório, Capão da Canoa, Torres. Ganhava o suficiente para a próxima semana, com isso eu guardava na poupança o salário da residência inteirinho, poupar era comigo mesmo. Trocava meus plantões de domingo da residência para sábado, meus colegas eram ponta firme. Estava namorando a Giovana e ela me acompanhava em alguns jogos. O primeiro foi um clássico da cidade Central x Jaú da vila Caraá. Caía uma chuva forte de verão que não acalmava, o campo pesado e encharcado, mas com bom gramado. Eu tinha marcado um golaço de "pucheta" em um rebote do goleiro, estava faceiro, como dizemos no Rio Grande. O jogo muito pegado, como todo clássico de times da mesma cidade. Para quem jogou Ga-Quá e Gre-Nal, tudo certo, pelo menos até aquela tarde. Segue o jogo, eis que entrei em uma dividida por cima da bola, mostrando a sola para o zagueiro e foi aquele entrevero, saí no lucro, tomei um amarelo. Entretanto, já no finzinho do primeiro tempo, novamente a bola se oferecendo entre eu e o zagueiro adversário. Ambos fomos ao duelo mais uma vez. Sabemos desde a época do Daison Pontes que um zagueiro nunca alivia e vem sempre para a dividida, ademais ele viria para descontar a promissória anterior. Pois bem, eu que não era de "pipocar" em dividida nenhuma, também fui com força. Calejado pela experiência que a escola dos gramados me dera e também pela lesão na época do Zequinha, não titubiei, entrei com a sola, ainda mais por cima que o zagueiro. Recebi o cartão vermelho "in continenti", jogada imprudente ou maldosa?! Voltei para os braços da minha amada e retornei para a casa dos amigos na praia de Atlântida, a poucos quilômetros dali. Lá estavam o

Otávio Beylouni, os irmãos Lúcio e Rodolfo Lima e o Felipe do Canto, que tinha me emprestado o carro para ir ao jogo. Enquanto o Otávio fazia uma picanha fatiada de primeira qualidade, a Giovana passou a versão dela sobre o ocorrido aos amigos de longa data. Eu me resignei em silêncio com minha falta de *"fair play"*. Algum tempo depois, durante outro jogo lá no Central, atravessei o campo após marcar um gol e a Giovana estava dentro do carro, estacionado atrás da goleira oposta. Ao meu ver junto à cerca, não entendeu nada do que estava acontecendo. Joguinho comum e sem graça, certamente imaginou que eu seria expulso novamente, preferiu dormir.

De cirurgia em cirurgia

Nas sextas-feiras à tarde, eu operava meus casos como R1, me chamou a atenção o Sr. Ivanov, russo que, tinha lutado na Primeira Grande Guerra. Sotaque carregado, bem magrinho, estatura baixa, lembrava o personagem Asterix. Com bigode bem cuidado, boina bem arrumada na cabeça, usava uma bengala como segurança, *"nenhuma sequela da guerra"* confidenciou ele. Apesar de um homem sem nenhuma doença, já era idoso, apresentava uma hérnia na região inguinal, causando dor e aumento de volume, limitando suas atividades diárias. Feita a correção cirúrgica de hérnia inguinal, que transcorreu dentro da normalidade, sob anestesia raquidiana, foi para a enfermaria no final da tarde com a recomendação à enfermagem de repouso no leito. Como de hábito, no sábado pela manhã, cheguei muito cedo, não encontrei meu paciente no seu leito. Preocupado, se tivera qualquer intercorrência à noite, transferência para UTI, a enfermeira me tranquilizou. Saí a sua procura quando o encontrei pelo corredor, visitando os outros pacientes da enfermaria. Não era nem 7 horas da manhã, estava ótimo, muito disposto, nenhuma queixa, me perguntou: *"Pensei que o Sr. tinha esquecido de mim, posso ir para casa?"*

Outra vez, estava de plantão, sábado à tarde frio e chuvoso, no rigoroso inverno gaúcho. Fui chamado, no pronto atendimento, para avaliar um jovem de aproximadamente 20 anos, que apresentava dor e rigidez abdominal, agitação, vômitos, sabia-se HIV(+). Relatava há uma semana o início do quadro doloroso, tendo passado por três outros hospitais, sendo dispensado com medicações sintomáticas. Ao examiná-lo, muito emagrecido, com escoriações na pele de tanto coçar pela sarna, pude perceber a presença de uma grande massa abdominal, tratava-se de volumosa hérnia encarcerada que se insinuava para o escroto. Ele não tinha sido despido, muito menos examinado até aquele momento, me confirmou, após minhas perguntas meio óbvias. O diagnóstico era visual, hérnia encarcerada. Após banho, higienização e antibióticos, foi levado ao centro cirúrgico, realizada laparotomia, sendo identificada necrose segmentar com perfuração intestinal causada pela falta de circulação sanguínea. Retirada parte do intestino doente, refeito o trânsito intestinal e correção da hérnia, readquiriu sua dignidade e retornou para casa.

Outra história curiosa ocorreu com uma moça de seus vinte e poucos anos, com distensão e dores abdominais intermitentes. Muito angustiada porque precisava se ausentar de casa com filho pequeno, não ter um diagnóstico preciso a assustava mais ainda. De história prévia apenas uma cesariana dois anos antes. Fiz sua internação às pressas e solicitei radiografias de abdome agudo, quando fui chamado para a enfermaria porque ela estava desesperada aos gritos no banheiro. Quando cheguei, aliviada mas ainda assustada, me mostrou que tinha evacuado uma compressa, uma espécie de toalha pequena, daquelas utilizadas nas cirurgias. Ao perguntar-lhe sobre acontecimentos pregressos, mais calma, me falou que tinha diabete e pressão alta, teve gravidez de risco, com trabalho de parto prematuro e sangramento. Descreveu que tinha sido submetida à cesariana de urgência, com riscos maternos e fetais, estadia prolongada em UTI. Em uma cirurgia de alto risco, ocorreu uma falha na contagem das compressas. A natureza resolveu antes que o exame de imagem pudesse revelar a presença de corpo estranho.

Amor na Residência

De longe, alguém mais observador poderia identificar mais um médico residente que chamava a atenção pela dedicação com que lidava com seus pacientes no Hospital São Lucas da PUC de Porto Alegre. Giovana, uma bela estudante do quinto ano de medicina da PUC, também despertou os olhares furtivos deste que vos fala, ambos iríamos passar a estagiar na UTI. Trabalharíamos juntos durante o mês de junho, ela estagiando como doutoranda e eu como cirurgião em nossos estágios curriculares obrigatórios.

O intensivista e chefe da UTI, Prof. Dr. Fernando Suparregui Dias, além de cardiologista já era um mago no intensivismo, a chamada medicina intensiva que estava em franca evolução com novos conceitos e conhecimentos naquele momento. Lá na UTI era o Prof. Fernando quem orquestrava e nos ensinava a salvar muitas vidas, transmitindo muito conhecimento. Grande pessoa, o colorado era também um craque na bola, centroavante goleador do time dos médicos.

Giovana, uma mulher no esplendor dos seus vinte e poucos anos, com sua irresistível beleza, arrastava seus tamancos pelos corredores, cabelos longos, exalava seu perfume suave, com jaleco sobreposto a uma longa saia, seus brincos de argola, charme e personalidade inabaláveis, era pura autoconfiança. Eu era um sujeito tímido e achava que ela nem percebia minha existência, me parecia sempre apressada com seus pacientes e suas tarefas na faculdade. Apesar de dividirmos uma pequena sala todas as manhãs, onde discutíamos e decidíamos condutas para os pacientes, que, em sua grande maioria, corriam risco de morte, obviamente, a relação era científica e profissional.

Na UTI a vida se modificava a cada instante, tomávamos decisões e mudávamos condutas a todo momento, conforme a labilidade dos pacientes. Era um ambiente tenso, pois eram pacientes entre a vida e a morte, invariavelmente. Entretanto, o Dr. Fernando Suparregui Dias conseguia acalmar o ambiente baseado na ciência e resolvendo os problemas. Tratávamos de indivíduos em pós-operatórios de grande porte, abdominais, torácicas, cardíacas e neurológicas. Tinham também doentes com afecções graves, como pneumonias associadas à insuficiência respiratória e doenças cardíacas, traumas, etc.

Foi para esta UTI que o ex-goleiro Barbirotto, revelado pelo São Paulo FC, foi transferido após o trauma cranioencefálico em partida pelo Caxias enfrentando o Inter no Beira-Rio, onde teve concussão cerebral e parada cardiorrespiratória, que foi revertida ainda no campo graças ao primeiro atendimento, que contou com o Dr. Costa e Silva, médico do Inter. No Hospital Universitário São Lucas da PUC, foi operado devido à fratura craniana e felizmente se recuperou muito bem.

Uma de minhas melhores lembranças deste mês foi quando o professor Fernando me mandou ensinar a doutoranda Giovana a puncionar uma veia "central", eu me considerava muito bom neste procedimento. Será que ela ficaria impressionada? Pensei ao ver aquela "Rainha" sorrir e desfilar pelo corredor lateral e me acompanhar até o leito 19. Foi aí que tive o privilégio de ficar bem pertinho dela, quando a ensinei a puncionar as veias jugular interna e subclávia, posicionadas profundamente no pescoço e tórax, respectivamente, com um cateter chamado *intracath*, com o objetivo de ter um acesso venoso central de maior segurança aos pacientes, pelo qual podem ser infundidas drogas, sangue, nutrição parenteral[8], soro de longa permanência e também melhor monitoramento e segurança cardiovascular. Como também não é um procedimento simples, pois existem complicações como hemorragia, perfuração do pulmão ou lesão da artéria carótida, eu segurava a sua mão para lhe mostrar como proceder e meu coração palpitava mais que o dos pacientes com arritmia cardíaca.

No encerramento de nosso estágio na terapia intensiva, que foi no último dia do mês, houve um jantar de comemoração. Foi lá que conversamos sobre amenidades e assuntos mais leves como esportes, que ela gostava muito, descobri que era colorada fanática, portanto não tive um choque cultural, como diria Luis Fernando Ve-

---

[8] Pela via endovenosa.

rissmo. "Esta mulher é perfeita!", pensei. Dançamos muito, inclusive algumas músicas lentas, de rosto colado. Foi aí que se iniciou a nossa aproximação, começamos a namorar.

A primeira cirurgia solo

Estava em outubro de 94, ainda era R1 da cirurgia, naquele mês não teria o R2 como dupla. Naquela manhã cheguei bem cedo ao hospital, como de hábito, exatamente como indica a cartilha de todo médico residente de cirurgia geral do primeiro ano. Era cinco horas da manhã, entrei no hospital, passos firmes e decididos, passei visita e examinei todos os pacientes internados, fiz o registro de evolução e prescrição médica no prontuário dos respectivos, pós-operatórios com ótima recuperação. Conversei com o Sr. NF, que seria operado de um tumor maligno no segmento inicial do intestino grosso, como é vulgarmente conhecido o cólon, que é dividido anatomicamente nas porções ascendente, transverso, descendente e sigmoide. A doença foi suspeitada inicialmente porque o paciente apresentou alguns sintomas como diarreia intercalada a constipação e traços de sangue nas fezes.

Submetido a colonoscopia, que deve ser realizada em indivíduos a partir dos 50 anos de idade, foi identificada lesão tumoral cujo melhor tratamento seria a ressecção cirúrgica.

Na véspera da cirurgia fui conversar com o saudoso Professor Samuel Constant, chefe da equipe, forte personalidade, eminente cirurgião, respeitado pelos seus pares e muito admirado por seus residentes e alunos. Dono de uma técnica apurada e refinado conhecimento da clínica cirúrgica, nos dias atuais certamente economizaria muito em exames de imagem, pois bastava conversar com o paciente e palpar seu abdômen para, com seu raciocínio clínico, desvendar o que os órgãos abdominais habitantes daquela barriga insistiam em esconder. Nos dias atuais, quando o sistema insiste em formar quantidade sem se preocupar com qualidade, o exame físico muitas vezes é substituído pelos exames de imagem. Às vezes, um médico, antes mesmo de examinar o paciente, e sem um raciocínio baseado nas hipóteses diagnósticas, solicita exames não raro desnecessários, gastando excessivamente e ainda trazendo ao paciente e seus familiares preocupações descabidas.

Fizemos uma revisão sobre a tática cirúrgica que seria empregada, eu já tinha lido e relido a anatomia, fisiopatologia da doença, estratégia cirúrgica, possíveis dificuldades e pontos críticos da cirurgia, como tinha me ensinado o estimado Marcelo Tonetto. Dr. Constant, como o chamávamos, me transmitiu confiança após me arguir sobre como eu executaria o procedimento e ver que eu estava preparado, pelo menos na teoria. *"Vai começando a cirurgia que eu chegarei para o momento principal!"*

Cheguei ao bloco cirúrgico, como chamamos em PA, aguardei o paciente ser anestesiado, antissepsia, campos estéreis, posicionamento, *"check list"*: tudo ok. Por enquanto eu era o cirurgião principal, os primeiro e segundo auxiliares eram doutorandos do quinto e sexto anos da faculdade. O instrumentador antigo do hospital, daqueles que se tu não sabes o que fazer em determinado momento crítico, apenas estica a mão aberta, sem olhar para ele, fazendo de conta que sabe o que precisa ser alcançado. Ele colocará o instrumento necessário para aquele tempo cirúrgico em sua mão espalmada. Contive minha ansiedade, a manifestação inicial sempre era a presença de suor na testa. Incisão mediana, abertura da cavidade abdominal, palpação de massa tumoral localizada no ceco. Liberação do cólon ascendente, sudorese leve. Pausa para telefonar: *"Dr. Constant, estou 'neste ponto' da cirurgia." "Muito bom, vai tocando!", respondeu.*

Dissecção do mesentério e ligadura dos vasos sanguíneos, identificação dos pontos anatômicos onde seriam cortados os intestinos delgado e grosso. Pausa para telefonar, sudorese moderada: *"Dr. Constant, estou 'neste ponto' da cirurgia". "Muito bom, pode continuar!"*

Colocação de "clamp" para evitar extravasamento de conteúdo intestinal e ressecção do tumor com amplas margens de segurança, sem sangramentos. Pausa para telefonar, sudorese significativa: *"Dr. Constant, estou 'neste ponto' da cirurgia". "Muito bom, estou a caminho, mas continua!"*

Fechamento do coto colônico em dois planos: primeiro plano com fio absorvível, catgute; e segundo plano com fio inabsorvível, linho. Anastomose (refazer o trânsito) do segmento final do intestino delgado (íleo) com o segmento lateral do cólon ascendente, em dois planos. "Paciente bem", conforme palavras do médico anestesista. Pausa para telefonar, ausência de suor: *"Dr. Constant, estou 'nesse ponto' da cirurgia, o Sr. está chegando"? "Para quê? tu já terminastes a cirurgia! Parabéns, pode fechar a barriga e não precisa colocar dreno".*

Sensacional, me senti vitorioso, aliviado, estava me tornando um cirurgião de verdade.

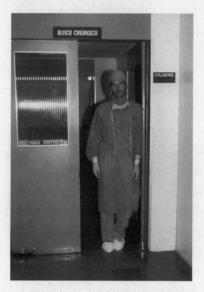

Residente de Cirurgia Geral.

Batismo de perdas

Estava terminando o ano de 1994, no próximo ano seria R2, como chamamos o residente em seu segundo ano de formação. Iria adquirir mais autonomia cirúrgica, tomaria decisões importantes, iria liderar uma pequena equipe com meu R1.

Mas tinha uma provação maior, colocar em prática o que tinha aprendido até aquele momento. Com certeza, um ano mais tenso e desafiador, sem contar com a escolha de uma nova especialidade cirúrgica.

Iniciava mais um plantão de 24 horas, era sábado de manhã, passando das 7 horas, uma calmaria, lá fora do hospital, céu azul, temperatura amena, uma brisa leve, prenúncio de um bom final de semana. Naquele dia, os residentes mais graduados iriam fazer prova para as especialidades cirúrgicas que almejavam, portanto meu companheiro de plantão, mais graduado, só chegaria no final da manhã. Dessa maneira, iniciei o plantão apenas com os doutorandos. De repente, fui chamado pelo alto-falante, *"Emergência no pronto-socorro"*. Eu me desloquei como um volante na cobertura de um contra-ataque adversário em alta velocidade. Cheguei ofegante na sala de emergência, encontrei uma mulher de pouco mais de 30 anos agonizando, lutando para viver, com ferimento por arma de fogo no tórax, na altura do coração, ela ainda tinha um sopro de vida, era a nossa hora de ajudá-la. Em parada cardiorrespiratória, coloquei o tubo de ventilação em sua via aérea e a enfermeira assumiu a ventilação manual. Ela estava em tamponamento cardíaco pelo ferimento, o coração não estava conseguindo bater porque o saco pericárdico que o envolve estava cheio do sangue que extravasava naquele espaço. Ademais, grande volume sanguíneo havia sido perdido, ela estava em choque hipovolêmico, quase não tinha sangue dentro de seus vasos sanguíneos. Por esses motivos, não tinha tempo para levá-la ao centro cirúrgico. A estratégia que poderia salvá-la era abrir o tórax ali sobre a maca na sala de atendimento. Veio um "flash" de tudo o que tinha aprendido até ali. A atitude a ser tomada era uma só, não hesitei, apanhei o bisturi com rapidez, para abrir uma faixa vermelha transversal abaixo dos arcos costais, com toda sua profundidade adentrar o tórax, levantar a caixa torácica como um capô de um carro fusca. O sangue transbordava do hemitórax esquerdo e coloria minhas mãos, agora era necessário abrir o saco pericárdio, que estava túrgido como uma bola muito cheia e comprimia um coração que não estava batendo, ele fibrilava, como um músculo com câimbras. O projétil abriu um rombo de entrada na parede anterior do ventrículo esquerdo e outro maior ainda de saída na parede posterior do átrio esquerdo, por onde ainda jorrava sangue. Foi possível suturar rapidamente as duas lesões, em movimentos automáticos, evitando ser traído pela tensão do medo de perdê-la. Com o coração inerte, a massagem cardíaca era feita com o órgão pelas minhas próprias mãos. Agora, com o ferimento fechado era possível usarmos drogas para reverter a parada cardiorrespiratória. Fiz aplicação de adrenalina direto no músculo cardíaco, reposição de sangue e volume com soluções salinas, novo ciclo de drogas, atropina e bicarbonato na veia, até ali sem sucesso. Aplicamos choques elétricos com 260 joules direto no coração para ajudá-lo a reiniciar seus batimentos rítmicos. Aquele músculo cardíaco que batera forte durante toda a vida daquela mulher não conseguiu mais reagir e voltar a bater devolvendo-lhe a vida. Apesar do esforço de toda equipe que foi chegando para ajudar, inclusive o mais experiente Dr. André Leite, residente da cirurgia torácica na época, ela não voltou mais. Não conseguimos reverter a parada cardíaca, não a trouxemos de volta à vida. Contudo, ao encarar seus familiares, ver a esperança daqueles desconhecidos estampada em seus olhos marejados, infelizmente eu só tinha a pior notícia para eles. Ela estava morta.

Foi mais uma vítima da irrefreável violência e da tragédia humana que cada dia massacra nosso país, há muitos e muitos anos, ninguém tem força para detê-la. Nos próximos dias eu carregaria no meu âmago aquele drama, encenado por diferentes atores, dia após dia na saúde dos brasileiros. As diferentes realidades do nosso país, a falta de vacinas, medicamentos básicos nos postos de saúde, merenda escolar, hospitais decadentes e sucateados onde os médicos não conseguem fazer o que aprenderam, ao mesmo tempo que vemos os desvios milionários encenados diuturnamente em nossa pátria.

Conforme análise do ministro do Supremo Tribunal Federal Luís Roberto Barroso, "O Brasil vive uma epidemia de violência e corrupção, pela falta de segurança, nos tornamos o país mais violento do mundo, com mais de 60 mil assassinatos por ano, destes, apenas 8% são apurados. Menos de 1% dos corruptos estão na cadeia, nós não prendemos os verdadeiros bandidos do nosso país. Corrupção é um crime grave porque o desvio de dinheiro mata as pessoas na fila do SUS, na falta de remédio, na falta de leitos hospitalares, na falta de educação, na estrada que não foi consertada, morre enlatada no transporte público. O descrédito da população provocado pela impunidade atrapalha muito o país, pois a justiça está para a alma como a saúde para o corpo".

Nos dias seguintes, fui abordado pelo chefe do departamento de cirurgia, Dr. Figueiredo Pinto, para explicar sobre o insólito acontecimento. De chofre, gaguejei, tentei relatar os fatos pausadamente, então ele me interrompeu e rapidamente me tranquilizou: *Só queria te cumprimentar, nunca tinha visto um residente do 1º ano tomar sozinho esta atitude, era a única chance. Parabéns".*

Bons ares de 1995

Passei o *réveillon* na casa da Giovana, em São Jerônimo, acordei cedo e retornei para Porto Alegre, onde o ano começou frenético. Logo às 7 horas, iniciaria meu primeiro plantão como R2, prenúncio de intensas atividades.

Agora eu seria o líder mais graduado da equipe, quando o professor chefe de equipe não estivesse presente, portanto a responsabilidade era total. Teria que colocar em prática o que tinha aprendido até aquele momento, estaria preparado. Com certeza, um ano mais tenso e desafiador, sem contar com a escolha de uma nova especialidade cirúrgica.

Confiava em tudo que já tinha aprendido e na estrutura do sistema. Cada vez mais eu teria mais independência para agir e tomar decisões. Ainda operaria os casos mais complexos com o professor que era chefe de equipe, médico de larga experiência. Eram eles Samuel Constant, Hamilton Petry de Souza, Carvalho, Milano, Cláudio Mottin, Jarcedy Machado Alves, todos extremamente importantes na minha formação. Com a orientação deles, eu faria cirurgias mais complexas, como esofagectomias, gastrectomias, colectomias, tireoidectomias, hepatectomias e cirurgias videolaparoscópicas, que eram a grande novidade da época. Pude me dedicar a essa mudança da estratégia cirúrgica desde o começo, que maravilha a cirurgia ser realizada com o mínimo de trauma, menos sangramento, menor estadia hospitalar, tremendo avanço científico.

O final do ano se aproximava, apesar de gostar muito de cirurgia geral e trauma, eu queria fazer outra especialidade, as três favoritas: urologia, torácica e cardíaca. Não necessariamente nessa ordem. Preocupava-me também em ter uma especialidade que dependesse mais de mim que dos outros; por exemplo, na cardíaca e na torácica a maioria dos pacientes são encaminhados por outros médicos e equipes, na urologia este perfil é diferente. Ademais, na urologia fazemos transplante renal, tratamos de doenças benignas e malignas de todo aparelho geniturinário, realizamos cirurgias pélvicas, extrações e reconstruções das vias urinárias, resseção de tumores abdominais e torácicos de origem testicular, infertilidade, disfunção sexual, litíase e incontinência urinária, urologia pediátrica, portanto uma especialidade muito ampla. Outra característica importante é que os pacientes vão direto ao consultório do urologista, ninguém precisa orientar, muitas vezes os filhos e esposas cumprem esta parte.

Já estava próximo de tomar a decisão, era necessário porque teria que me inscrever para mais uma prova, agora na área específica. Apesar de gostar muito dessas três áreas, precisava escolher uma.

De ídolo e médico de exceção na área torácica tinha o Figueiredo Pinto, outra característica pessoal, era muito bom de bola. Gremista cujos filhos eram colorados, confessa ele: *"Eram crianças e o Internacional estava ganhando tudo, como sou muito democrático, deixei à vontade para decidirem. Contudo, hoje em dia quando eles perdem, tem que aguentar a corneta".*

A cirurgia cardíaca tinha expoentes na área, Dr. Goldani e o Dr. Petraco. Mais próximo da minha geração, o Dr. Ricardo Piantá, jogava futebol no estilo Marco Antônio Boiadeiro, craque de bola e exímio cirurgião. Na urologia, um dos precursores da cirurgia renal percutânea no Brasil, Dr. Henrique Barata; Dr. Aloísio Floryano Toledo, um paulista de fina estirpe, de origem real, que se dedicava à uro-oncologia; Décio Streit, um dos maiores uropediatras do país;

Dr. Alcides Carvalhal, polivalente, que, além de grande especialista, é o pai dos proeminentes cirurgiões urologistas gaúchos Gustavo e Eduardo Carvalhal.

Como de costume, quando estava triste ou preocupado para tomar decisões difíceis, eu caminhava até o Guaíba, bem pertinho de casa. Sentado à sua margem, o sussurro do rio aos finais de tarde, com a solidão quieta das águas como confidente. No refúgio dos meus pensamentos, insistia uma névoa pairando sobre minha decisão, naquele silêncio onde o vento e a água conversavam outros assuntos. E o sol, já se pondo ao longe, insistia em dar uma última luz de esperança para a melhor decisão.

Mas eu também aprendi com minha Mãe a entregar antes de dormir, no silêncio da noite, as grandes e difíceis decisões para que o alvorecer revelasse suas verdades, e elas vieram, nuas e cruas. Foi em um final de semana, indo para a paradisíaca Gramado junto com a Giovana, que decidi os prós e contras. A certeza veio então forte como um trovão, nítida como um raio na madrugada: urologia.

Agora a prova seria mais específica que da outra ocasião da cirurgia geral, que era uma prova geral. Agora era só cirurgia, só? Precisava arrumar tempo para estudar, além de me dedicar às cirurgias no final da residência.

Naquele final de ano, a gaúcha nascida em São Jerônimo se formou médica e eu concluí a residência em cirurgia-geral. Celebramos as duas conquistas com o noivado. Dona Isaura, uma mulher muito à frente de seu tempo, amante da ciência e da cultura, havia me alertado seis meses antes: *"Por que vocês não fazem residência médica em São Paulo? Vocês pegam uma escola diferente e quando voltarem para o Rio Grande terão influências das duas medicinas, a gaúcha e a paulista"*. Aquilo mexeu conosco. Achamos a ideia muito boa. Por via das dúvidas, fizemos a inscrição, tínhamos mais um cartucho para queimar. Fizemos a prova única para o SUS em São Paulo, onde o médico só escolhe o hospital depois, conforme sua classificação geral. Nós fomos aprovados em São Paulo e não passamos em Porto Alegre.

Prof. Dr. Figueiredo Pinto: um modelo!

Da sala bem clara e arejada do cirurgião José Antônio Figueiredo Pinto, no seu andar do Centro Clínico do Hospital da PUC, dá para ver o belo campus da universidade, localizado no bairro Partenon de Porto Alegre. Gremista, com quatro filhos, o admirado professor se tornou meu amigo. Médico respeitado, especializou-se em cirurgia torácica e fez sua formação como cirurgião-geral na Universidade Federal do RS, onde recebeu o diploma em 1964, e depois concluiu a especialidade de cirurgião torácico primeiro no Rio de Janeiro e, mais à frente, nos Estados Unidos. Voltou em 1981 e assumiu a chefia do serviço de cirurgia torácica na faculdade de medicina da PUC, onde está até hoje. Ele recorda:

"Durante todos esses anos no hospital da PUC eu estive envolvido com a formação de pessoas, não só estudantes de medicina como residentes. Houve uma época que eu era responsável pela residência de cirurgia geral, embora não atuasse mais na área, e já formei 28 gerações de cirurgia torácica. Ao longo desse tempo, a gente desenvolve a sensibilidade de ver o sujeito que tem aquilo que a gente chama de "brilho nos olhos", que tem a chama de progredir, que tem talento e a gente aprende a reconhecer isso. E houve uma época que eu sabia que havia um Marquinhos que era jogador do Inter e que estava estudando na PUC, mas eu ainda não o conhecia. Quando ele passou a conviver comigo como estudante de medicina, eu não sabia que ele era o Marquinhos jogador do Inter. Para mim ele era o Marcos Dall'Oglio. Ponto! Mas foi fácil reconhecer que ele era dessas pessoas que têm a centelha no olhar e também era fácil de ver, convivendo com ele, que era um fora de série. Não no sentido de cirurgião, porque ele não era cirurgião ainda. Mas um fora de série no sentido de ter entusiasmo pelo que fazia, ter projeto, ter foco, ter tesão pela coisa. Quando ele decidiu fazer cirurgia fiquei entusiasmado porque essa é a minha profissão, toda a vida foi isso. Quando ele entrou pra cirurgia geral, pois todos os residentes de cirurgia de especialidade primeiro têm que

fazer cirurgia geral como pré-requisito, eu confesso que tentei seduzi-lo a fazer cirurgia torácica. Queria ele como meu residente. Mas ele já estava muito propenso a fazer urologia. Ele terminou a residência em cirurgia geral com grande destaque, e todo mundo tinha certeza absoluta que ele ia ser escolhido como residente de urologia. Mas aí, por razões que eu jamais entendi, ele não foi escolhido. E foi a melhor coisa que aconteceu na vida dele. Não sendo escolhido em Porto Alegre, ele prestou exames em São Paulo e foi aprovado, onde desenvolveu essa carreira brilhante que hoje todos reconhecemos. O destino às vezes reserva essas surpresas. Uma coisa que parece uma tragédia na vida da pessoa, que tinha investido tudo num concurso e não é escolhido, se torna a melhor coisa que poderia ter acontecido na vida dessa figura. Em São Paulo todo o mérito de Marquinhos foi reconhecido. Nunca tive dúvidas de que ele seria um vencedor. Pela sua formação, pelo seu caráter, pela sua inteligência. A respeito de seu caráter, há uma passagem de que sou testemunha. Ele foi meu companheiro de futebol. Nós tínhamos uma instituição dentro do hospital que era o futebol aos sábados pela manhã. E era só dos professores e dos médicos. Lá pelas tantas foi proposto que o Marquinhos viesse jogar com a gente. Eu sabia que ele tinha sido jogador profissional. Ele veio jogar. Se ele fosse uma pessoa vaidosa, arrogante, ele teria jogado como atleta profissional, e nós não teríamos a mais remota chance de competir com ele jogando futebol. No entanto, ele nunca fez isso. Ele jogava no nosso nível, para que não houvesse essa imposição dele como atleta e como jogador. Ele não era um jogador profissional jogando conosco. Ele era um dos nossos. E jogou todos os anos em que foi residente. Ou seja, ele brincava e jogava em igualdade de condições. Ele tinha a noção exata de sua potencialidade. Por isso adquiri uma grande admiração por ele, não só como profissional, mas especialmente pela pessoa que ele é. Mesmo ele não tendo escolhido fazer residência no meu serviço, continuamos convivendo no dia a dia, e eu seguindo a carreira dele. Acho que, de certa forma, eu o ajudei. E, por uma coincidência feliz, ele se formou na mesma turma que a minha filha."

Sobre nossos em que se reuniam todos os médicos boleiros, relembra, o maior "fominha" de todos, o cardiologista Fábio Torres, que fazia parte do grupo de médicos que jogavam futebol no campo do hospital: *"O auge daquela fase se deu quando o Marquinhos nos colocou para jogarmos em uma partida preliminar no Estádio Beira-Rio, foi um dia inesquecível".*

Dentre os tantos momentos inesquecíveis, houve alguns muito engraçados, como relembra o "Brother" (Eduardo Schlindwein): *"Era um dia qualquer, no final da tarde, jogávamos aproveitando o horário de verão, quando todos, já cansados, mais brigavam e discutiam que jogavam bola, quando alguém falou: 'Vamos encerrar e vamos para casa, chega por hoje'. O grande cardiologista Dr. Clóvis Tondo, com sua liderança incontida, vociferou: 'Mas em casa é pior! Segue o jogo'".*

13. DESSA VEZ, EUROPA?
NÃO. SÃO PAULO, O DESAFIO!

Fiz minha inscrição nas provas para urologia nos principais serviços de Porto Alegre. Fiz uma ótima prova e entrevista na Santa Casa de Porto Alegre, fui avaliado pelo Dr. Cláudio Teloken, professor estudioso e competente, reconhecido internacionalmente, que valorizou meus estudos e publicações em cirurgia experimental com transplante de rim e substituições vesicais em cães, o que me deixou animado. Tinha duas vagas disponíveis, entretanto ficaram com os médicos da própria instituição, fui o primeiro suplente, mas como nenhum desistiu... No Hospital Conceição também não obtive sucesso. Como era "minha casa", ainda acreditava que no Hospital São Lucas teria maiores possibilidades, também duas vagas disponíveis, amarguei meu desempenho pífio, fui o 4º colocado, estava definitivamente fora.

O amigo Dr. João Alberto Bemfica ainda fazia alguns plantões de cirurgia, estava abrindo consultório urológico, me falou: *"Não tenho nada, mas o que tenho divido contigo"*. Agradeci sua amizade e preocupação, precisava pensar.

Mas ainda não tinha perdido a guerra, ouvindo as sábias palavras da Sra. Isaura Maria, minha futura sogra, tínhamos feito a prova também em São Paulo, era minha última ficha, esperei com sobriedade e paciência, veio a melhor notícia. Bingo, 1º lugar na prova do SUS, onde eu seria o primeiro candidato a escolher o hospital, devido à melhor colocação. Mas qual hospital escolher se eu não os conhecia? Não fazia a mínima ideia. A vaga para residência em urologia estava garantida, mas qual seria o lugar ideal naquela megalópole?

Foi a tia Nana (Ana Maria), irmã da futura sogra Dona Isaura, que, após a investigação preliminar com médicos conhecidos dela e ao chegar com uma procuração minha para a matrícula, teve a luz de escolher. Um dos melhores serviços da época na residência do SUS era o Hospital Brigadeiro, feito! Giovana havia passado para otorrinolaringologia, também na capital paulista. Mas ir embora do Rio Grande, agora esta possibilidade era real!? Mais um ciclo chegando ao fim, vida que se renova e se modifica.

Obedecer a intuição, por que não?

Era segunda-feira, 23 de janeiro de 1996, Giovana e eu estávamos conversando lá no meu apartamento da Rua Botafogo, em Porto Alegre. Precisávamos decidir a respeito do nosso futuro, tínhamos noivado antes da formatura da Giovana, em dezembro passado. A conversa se iniciou no final daquela manhã, a decisão precisava ser tomada. A Giovana não tinha mais dúvidas, eu estava indeciso. Ela encerrou a conversa objetivamente.

"Ou vamos agora ou não vamos nunca mais!"

"Então está decidido, vamos já!" – falei sem piscar.

Às 15 horas, meu possante Escort 1.0 com nossas malas já estava na *Freeway*, estrada que nos levaria à BR-101, e depois Régis Bittencourt até São Paulo. Eu estava cansado, havia feito plantão no final de semana para fazer uma poupança, não tinha dormido, a Giovana assumiu o volante e meteu o pé na gasolina.

Adormeci profundamente, quando acordei refeito, estávamos próximos de Florianópolis, já era noite. Olhei para o perfil do seu rosto, Giovana estava decidida, olhar fixo, sóbria, demonstrava toda tranquilidade e confiança para buscar o futuro com sua habitual coragem e altivez. Não tinha como dar errado, estaríamos juntos agora e sempre.

Paramos para um lanche, ainda no estado de Santa Catarina, peguei o volante para a próxima parte do percurso, fiquei entorpecido, como numa corrida de 24 horas, era concentração absoluta. A noite na estrada com pista simples se revela perigosa, com chuva e muitos caminhões. Era tarde da noite quando chegamos no último terço da viagem, a famosa rodovia Régis Bitencourt, que ainda não era duplicada, que já levou tanta gente em acidentes fatais, como o paulista Adilson, centroavante do Inter em 79, e o craque Sérgio Gil, irmão dos ex-jogadores Tonho e Almir. Considerada a estrada mais perigosa do país, todo respeito era pouco, seguia com as pupilas fixas e dilatadas, lendo suas curvas e distâncias, já era madrugada, hipnotizado pelas luzes, não queria mais parar, preso ao volante só queria chegar em "Sampa", pé no acelerador e cuidado redobrado.

Apesar da minha fúria no volante, com sua conversa e bons argumentos, Giovana me convenceu a descansarmos, quando já eram três da manhã.

Lembro que dormimos em algum lugar, desses hotéis na beira da estrada, sem nenhum luxo, mas com cama aconchegante, antes da cidade de Registro. Após a queda da adrenalina, adormecemos pelo cansaço e acordamos já passava das 9 horas, café e estrada novamente. Achei a rodovia ainda mais perigosa, repleta de carros e caminhões, muito calor, aquelas curvas contavam histórias de diferentes destinos, e o nosso também seria lembrado um dia?

De repente, estávamos entrando na megalópole, uma das maiores cidades do mundo, sem mapa nem nada, apenas o nome da rua da casa da tia Nana e do Chico, Rua Elias Zarzur, quem tem boca chega a Roma. A primeira avenida paulista de que tenho lembrança foi a Giovanni Gronchi, depois lembramos de um posto de gasolina que parecia familiar. Ufa, estamos bem próximos, sorrimos aliviados quando nossos olhos se encontraram.

O frentista explicou como chegar até a rua, no início da tarde daquela terça-feira, tocamos a campainha de tia Nana, que nem imaginava tamanha surpresa. E nossas famílias também não, foi aí que telefonamos para dizer que havíamos optado por São Paulo, aliás já estávamos lá. Nossa residência médica só se iniciaria na próxima semana, quinta-feira, dia 1/2, portanto teríamos tempo para procurar lugar onde morar, conhecer os hospitais, sentir o pulsar daquela cidade conhecida por dar oportunidade a todos que ali chegavam.

Lembrei a frase do goleiro Gilmar Rinaldi, na despedida do Inter: *"Todos os meus amigos que foram para São Paulo deram certo"*. E me apeguei a suas palavras como estímulo. Era verão de 1996, um calor danado, felizmente à noite refrescava um pouco, o que facilitava o sono. Fomos adotados pela tia Nana, Chico, e seus filhos adolescentes Daniela e Henrique. O sr. Francisco Alberto Matheus, um português nascido em Mogadouro, Distrito de Bragança. No Brasil virou colorado, amigo dos ex-jogadores Cláudio Duarte e Pontes, residia no país desde 1956. Engenheiro que participava de construções no RS, BA, MA, agora residente na capital, trabalhando na Usina de Angra dos Reis (RJ), ele voltava nos finais de semana para São Paulo.

Dali para frente, algumas vezes passamos o final de semana com eles lá na praia do Frade, curtindo a companhia extremamente agradável, naquele lugar paradisíaco e encantador.

Hospital Brigadeiro de São Paulo: uma nova realidade

Antes de iniciar a nova residência, fui ao Hospital Brigadeiro conhecer suas dependências, todo o 6º andar ficava à disposição dos pacientes urológicos. A enfermeira, uma senhora de origem japonesa muito atenciosa, me falou que todo o andar era de responsabilidade da urologia, portanto 24 leitos. Ou seja, para internações e cirurgias haveria um volume muito grande de pacientes, o que é ótimo para o médico em formação, bastante serviço. Havia também a atenciosa disciplinadora de todos os residentes, a supervisora do serviço de urologia, a sensível e competente enfermeira Maria do Carmo Figueiredo Soares, que também era artista de teatro. Maria do Carmo relembra:

"Recebemos um residente do RS, apelidado de Gaúcho instantaneamente, com grande interesse em aprender, revelando-se com grandes conhecimentos técnicos e potencial humanístico. Foi um médico excepcional, deixando lembranças positivamente marcantes junto à equipe de urologia e certamente junto aos pacientes que cuidou".

O Hospital Brigadeiro era bem menor em tamanho, mais limitado em matéria de equipamentos e recursos que o hospital universitário São Lucas da PUCRS, mas isso não era importante. O que faz a residência médica é o interesse e a vontade que temos de trabalhar, estudar e aprender.

No primeiro dia da residência, fomos recebidos pelo "saudoso" chefe do serviço chamado Nelson Garcia de Moraes Forjaz Jr., com formação na Alemanha, grande profissional. Na sua aula inaugural, fiquei muito impressionado com sua eloquência e entusiasmo contagiantes, estava no lugar certo.

Iniciamos as atividades no Hospital Brigadeiro, com atendimento ambulatorial, cirurgias, plantões, tínhamos que dormir no hospital porque o movimento de pronto-socorro era muito grande, afora as intercorrências noturnas de nossos pacientes. Felizmente podíamos revezar, pois éramos quatro: o Valdemar do Piauí, o Gilberto Hayden de Manaus, o paulistano Roberto Coreggio e eu. Os demais professores assistentes do Serviço de Urologia eram: o chefe do Serviço, saudoso Dr. Nelson Forjaz, e os especialistas Dr. Jacob Racy, Dr. Reinaldo Barbella, saudoso Dr. Denarte, Dr. Lenzi, Dr. Ricardo Callado e Dr. José Augusto.

O entrosamento foi fácil, além de operarmos no Hospital Brigadeiro, também tínhamos atividades no IBCC (Instituto Brasileiro de Combate ao Câncer) da Radial Leste, onde fazíamos as mesmas atividades. Não dava muito tempo para pensar, o negócio era trabalhar, estudar e nada mais.

Paralelamente, a Giovana começou a sua residência em otorrinolaringologia na zona norte da cidade. Nós morávamos mais próximos do meu hospital, então eu ficava a pé, usava ônibus e metrô, e ela ficava com o carro para cobrir as maiores distâncias.

Logo na primeira semana de residência fui interpelado pelo Roberto, meu colega R3, se eu queria fazer um plantão remunerado nos finais de semana que eu não estivesse na cobertura do Brigadeiro, portanto três finais de semanas (livres) por mês. Ele me sugeriu e já me convidou para fazer plantões de clínica e cirurgia em hospitais periféricos "por fora" da residência, para complementar o orçamento mensal, pois o salário de residente dava só para o aluguel, que achei bem caro, o custo de vida em São Paulo era salgado.

Como estávamos hospedados inicialmente no Chico, moramos improvisados na casa deles por três semanas. Eu tinha um medo imenso de me perder quando saía de casa, por sorte, o caminho era uma reta. Pegava a Avenida Santo Amaro até a Avenida Brigadeiro Luis Antônio. Saía às 5 horas da manhã, guardei o itinerário, memorizando a logomarca de algumas construtoras piscando no alto dos edifícios, ao clarear do dia. Meu Deus, que cidade imensa, prédios e mais prédios. Sentia um alívio quando chegava ao hospital, lá estava seguro.

Lembro que meu primeiro plantão fora do Brigadeiro foi em algum domingo do mês de março, recebi o endereço do hospital, do colega Roberto, com um mapa feito à mão. Hospital localizado em Ribeirão Pires, para chegar lá pega a Av. Tabatinguera, depois Av. do Estado, região do ABC, depois rodovia Anchieta, entrava à direita no Riacho Doce, retorno por baixo da ponte..., parecia fácil, infelizmente ainda não existiam Wase ou Google maps. Prevendo os erros de trajeto, saí muito cedo, pois precisava estar lá às 7 horas. Cheguei a tempo, ufa, que imensidão esta cidade, parece tudo uma coisa só, interligado e conectado. O plantão foi desgastante e cansativo, o único período de descanso foi à noite, quando dividi os horários com outros dois plantonistas a partir das 22 horas. Combinei de sair às 4 horas, porque às sete teria que estar no Hospital Brigadeiro para iniciar a semana cheio de disposição. Com este ritmo intenso de plantões extras e mais a residência médica de R1, que sempre é muito desgastante, pouco ou nenhum lazer, bateu uma saudade do Sul. Em função de tantas mudanças no estilo de vida e novos costumes, estranhamos um pouco a nova cidade, entretanto a Giovana encarou este começo melhor que eu.

Logo a Giovana passou a fazer os plantões junto comigo, daí multiplicamos por dois nosso orçamento. Foi fundamental principalmente no momento em que nosso carro foi roubado. Que sufoco, rapidamente descobrimos todas as linhas de metrô e trens intermunicipais para trabalhar, economizar e comprar um novo carro, pois aquele nem seguro tinha.

Um analista em São Paulo

Nessa época, após um ou dois meses na "Terra da Garoa", andei um pouco cabisbaixo, entristecido, não estava feliz em São Paulo. Nova rotina, poucos amigos, alguns ambientes hostis, fase difícil. Programamos uma saída com o Felipe do Canto, que estava fazendo residência de ortopedia na Santa Casa havia dois anos e já conhecia tudo em Sampa. Ele nos levou ao interessante Bar Des Arts, local agradável e convidativo. Lá pelas tantas a Giovana contou ao Felipe que eu não estava gostando da cidade, reclamava muito de tudo e de todos. O Felipe me olhou sem entender, me olhou fixamente: "*Assunto surreal, que papo é esse, bruxo*"?

Ele me deu uma consulta psiquiátrica gratuita, baseada no "Analista de Bagé", nosso conhecido personagem gaudério que dava consulta de bombacha e esporas, criado pelo escritor colorado Luis Fernando Verissimo.

"*Me deu um 'joelhaço'?*", falei.

"*Não enche o saco, vai me dizer que quem jogou no Mineirão com 80 mil pessoas torcendo contra está com medo de São Paulo?*" – incrível, foi um alívio, funcionou como retirar um prego do pé, tudo foi superado instantaneamente, como se nunca tivesse acontecido. Dá-lhe, Felipe do Canto. Obrigado por mais essa, amigo.

Suor e lágrimas

Ampliamos nosso raio de ação de trabalho, "nas folgas" dos finais de semana, para toda a Grande São Paulo, Hospital Geral de Guarulhos, Pirituba, Bonsucesso, Barueri, além de Ribeirão Pires.

As histórias mais marcantes deste período se assemelham à da noite em que cheguei a Guaianases. Fui de trem para iniciar o plantão às 19 horas. O primeiro atendimento foi um trabalhador atropelado pelo trem, isso mesmo! Agonizante, com fratura de crânio, massa encefálica para fora da cabeça, que tragédia, estava com sinais vitais presentes, mas faleceu antes de ser transferido para um centro melhor, pois lá não havia estrutura de UTI para cuidá-lo, muito menos neurocirurgião. Confesso que fiquei muito incomodado, nunca mais voltei àquele lugar, muita desgraça do ser humano, estrutura hospitalar rudimentar para ajudá-los. Mas como ajudar com tantas limitações? Parecia medicina de guerra!

Giovana e eu sobrevivemos na metrópole dando plantões na Grande São Paulo nos finais de semana. Naquela época aprendi que, na capital paulista, se fazia tanto a grande quanto a pequena medicina. A cidade tem hospitais como o Sírio-Libanês e o Albert Einstein, mas, na periferia, trabalha-se em postos de saúde sucateados e em hospitais com pouca estrutura. Fiz plantão em hospital onde bandidos iam matar outro que já haviam baleado na rua e consumavam o homicídio executando-o dentro do pronto-socorro.

Em outro lugar, me acostumei a fazer partos novamente, lá em Bonsucesso, juntinho da rodovia Presidente Dutra, desde a faculdade que não fazia esse atendimento. Conseguimos comprar um carro, um Palio de cor prata, com quatro portas, precisava durar bastante, cuidaríamos muito bem dele. Conseguimos outro plantão nos Jardins, a vantagem que era mais próximo de casa, o planejamento seria guardarmos aquele dinheiro suado em plantões, pois já tínhamos marcado a data do nosso casamento, dia 21 de dezembro de 1996. O mínimo que precisávamos era comprar ou alugar minha roupa para o casório e, o mais importante, fazer o vestido da noiva!

Conseguimos um lugar mais próximo para plantões noturnos, durante os dias de semana, localizado na região dos Jardins. Foram uns 12 plantões, principalmente feitos pela Giovana. A surpresa é que o dono do hospital, nem era brasileiro, vigarista travestido de médico, não pagou nenhum centavo, absolutamente nada. Tantas horas sem dormir, momentos tensos em um pronto-socorro, atendendo pacientes muitas vezes graves, e nenhum pagamento. A sensação era pior que a do roubo do nosso carro. Foi aí que ficamos sabendo dessa prática do gestor daquele hospital, surgiram muitos outros colegas jovens como nós que também foram enganados, quando percebiam, *lá se foi o boi com a corda!* Extorsão e calote, tempos difíceis e desanimadores! Cobrar como? Acho que esse era o motivo de ele ter dois guarda-costas gigantes e assustadores, que amedrontavam os mais incautos como eu quando tentavam a cobrança. Ademais, ele era dono de convênio cujos beneficiários eram pessoas de idade, que eram mal atendidos quando procuravam o PS nos momentos de necessidade. Vida que segue, como diria o saudoso jornalista botafoguense João Saldanha, ou como falaria um ex-boleiro como eu, deixa estar, o mundo é redondo e dá muitas voltas, poderemos nos encontrar lá na frente. Tinha outro hospital em que eu e a Giovana fazíamos plantões nos finais de semana, na cidade de Guarulhos, chamado Hospital Municipal de Urgências (HMU). Iniciávamos no sábado de manhã e trabalhávamos até domingo às sete da manhã, completando 24 horas, era um plantão muito desgastante e cansativo. Começou a me chamar a atenção que atendíamos muitos jovens que precisavam ser internados tal o estado de embriaguez e às vezes muito drogados. Tendo em vista aquela "gurizada" em estado lastimável e preocupante, passei a adotar a conduta de só liberar os menores de idade na presença de um dos seus genitores. Meu objetivo era deixar os pais conscientes de que seus filhos não estavam com um comportamento razoável, achava importante deixá-los cientes. Certa vez, uma jovem de 16 anos que havia passado toda a madrugada vomitando e sendo medicada até melhorar de um estado de pré-coma alcoólico recobrou a consciência. Estava clareando o dia, por volta das seis da manhã, relatei que ela só sairia com a chegada dos pais. A guria não gostou das minhas palavras, e o seu olhar de reprovação à minha postura irredutível em lhe dar alta cresceu até o ponto em que, de repente, a adolescente arrancou o soro do braço e saiu porta afora correndo, deixando para trás uma trilha vermelha rutilante do próprio sangue vazado do acesso venoso, enfitado em certos trechos e gotejado em outros, no corredor até a saída do hospital. Será que os seus pais chegariam furiosos para buscar a filha, dando-lhe em casa uma punição mais assustadora do que a cena protagonizada por ela há dois minutos, ou então mais perigosa, pior, dolorosa e arriscada que o desdobramento imprevisível de toda a situação no instante em que a jovem pôs os pés na calçada deserta dos primeiros minutos da manhã, sozinha, sangrando, com reflexos parcialmente restabelecidos, o organismo frágil, e a recuperação lenta minimamente iniciada? O fato é que até hoje procuro imaginar que eu fazia o bem a esses jovens quando os deixava frente a frente com seus pais, evidenciando uma vulnerabilidade que poderia, sim, oferecer risco às suas vidas. Não só pelo álcool ou overdose mas um acidente, assalto ou tantas outras desgraças que podem ceifar o futuro de alguém que se desviou por apenas alguns minutos, mas não teve a sorte ou a chance de voltar para um caminho de menor risco. Outra vez, no Posto de Bonsucesso, em um daqueles longos plantões de 24 horas aos finais de semana, chegou uma mãe em prantos, desesperada com uma criança bem pequena quase sem vida nos seus braços. Imediatamente iniciei manobras de ressuscitação, entubei aquele gurizinho que tinha chegado neste mundo havia menos de um mês. Recuperado por hora, rumamos numa ambulância daquelas Caravanas antigas, sucateada, caindo aos pedaços, pela via Dutra, até um hospital de mais recursos em Guarulhos, que dispunha de UTI pediátrica, onde chegou com vida, mantido com ventilação manual. Ufa..., que sufoco, aquilo sim era difícil, jogar bola em campo adversário é moleza! Meses depois minha alegria foi completa quando recebi uma mãe que me trazia um pedaço de bolo do aniversário de um ano, junto com seu "rebento" esbanjando saúde, que maravilha, realmente esta profissão é muito gratificante.

Haja paciência

Durante a residência em urologia, naquela correria, no afã de agilizar as cirurgias e internações, até o transporte do paciente ao centro cirúrgico era feito por nós, residentes, para não atrasar as cirurgias. Naquela manhã, ao clarear do dia, deixei o paciente pronto, à espera do anestesista para a primeira cirurgia do dia, uma pielolitotomia, que consistia na retirada de um grande cálculo de dentro da pelve renal que provocava dor e febre intermitente decorrentes de crises de pielonefrite[9]. O médico especialista chegou por volta das 7h30. para iniciar a anestesia do paciente, passou a andar para lá e para cá, tergiversando, puncionou uma veia do braço, lentamente, passo a passo, feito uma *via crucis* interminável e sem iniciar a anestesia propriamente dita. Eu que educadamente preferi a contemplação daquele teatro pacientemente, arregalei o olho quando, por volta das 9h30, o anestesista me olha com um semblante de tristeza e impotência. Fala: *"Ele está com a pressão alta, não poderei anestesiá-lo".*

O médico residente das áreas cirúrgicas se acostuma durante este período de treinamento a lutar para ajudar os pacientes que aguardam sua chamada por um tempo indefinido até conseguirem agendar sua cirurgia. Ademais, neste período é que se faz a base de uma formação cirúrgica que será para toda a carreira médica, porque em dois anos faz-se o volume equivalente a dez anos ou mais após o término da residência.

Respondi sem esconder minha indignação: *"Por favor, poderia medir a minha pressão arterial, doutor, que deve estar muito mais alta que a dele, porque já faz duas horas que aguardamos o senhor sair desta inércia para iniciarmos o procedimento! Haja paciência!",* retruquei.

Claro que sim

A contragosto fui convencido a alugar uma roupa para o casamento, eu preferia comprar e depois deixar guardado para sempre, entretanto, comprado só o sapato, que não teria coragem de usar novamente, mania minha. A Giovana passou um sufoco para terminar o vestido em uma daquelas tantas lojas, lá na Rua das Noivas, mesmo tendo começado seis meses antes. Se não fosse a Tia Nana colocar a loja abaixo para aprontarem o vestido no prazo, não sei não, sempre a querida tia nos ajudando.

Chegou o dia esperado, foi o acontecimento da cidade de São Jerônimo a 60 km de Porto Alegre, às margens do rio Jacuí.

---

[9] Infecção renal.

Naquele sábado, 21 de dezembro de 1996, a cidade parou para ver a filha do casal Dra. Isaura Maria e Dr. Pedro Arthur Piovesan que se casaria com Marcos Francisco.

A noiva, no auge de sua beleza, iluminou a igreja, ao vê-la entrar radiante, flutuando garbosa ao som da marcha nupcial, já tinha certeza desde o noivado que chegaríamos ao altar. A cerimônia aconteceu na presença dos familiares, destacando as avós da noiva, Guiomar e Amália, que participaram ativamente de sua criação ao ajudar o casal de dentistas com os netos Giovana e Guilherme. Após a cerimônia, recebemos nossos amigos no Clube do Comércio. Talvez pela proximidade com o Natal, muitos amigos pelos quais tinha grande consideração não compareceram, senti muito a ausência de todos eles, foi uma pena. Pude compreender como as relações humanas são frágeis e voláteis, se desmancham pela insustentável leveza do ser. Por outro lado, fiquei imensamente feliz com os padrinhos, o Dr. Fernando Suparregui Dias, que viu tudo nascer dentro da UTI, e minha colega e parente de segundo grau Mariutzka Zadinello, que também torceu pelo romance.

Amigos que foram, o escoteiro Gilmar Venturini, Felipe do Canto, Stevan Krieger Martins. Poucos mas qualificados ao extremo, não é à toa que são meus amigos íntimos até hoje, aos quais reverencio com meu coração.

Logo após o casamento, na primeira semana de 1997 voltamos para São Paulo. Eu para o segundo e último ano de residência na uro e Giovana para o segundo de três em otorrinolaringologia.

Nunca fui de pensar muito sobre o que aconteceria no ano seguinte. Nessas horas, eu me lembrava de meus tempos de futebol. Se no esporte eu havia batalhado tão duramente, agora, como médico, eu sabia que teria de me dedicar ainda mais. Giovana terminou sua residência, e eu mergulhei no trabalho. Deixamos Porto Alegre no zero. Após algum tempo vivendo em São Paulo, já havíamos nos afastado um bocado daquele ponto de partida, mostrando que nosso casamento fora um acerto. Avançamos muito.

Transpiração na "Terra da Garoa"

No início de 1997 já estávamos de volta a São Paulo para nosso segundo ano de Residência e nossas vidas estavam se concentrando na grande metrópole.

De longe eu via o futebol, porém, nessa época, fomos algumas vezes ao estádio ver o Inter e também o Grêmio contra os times paulistas. Em um jogo no Pacaembu em que o centroavante Cristian fez 3x0 no Corinthians e outro, no ano anterior, em que o Grêmio, com Mauro Galvão, que entrou no segundo tempo, e o João Antônio fazendo grande partida, tirou o Palmeiras da disputa do título do Campeonato Brasileiro em jogo válido pelas quartas de final. Lembro a primeira jogada, quando o habilidoso Djalminha dominou a bola no peito, pois foi ali mesmo que o volante Dinho meteu a sola da chuteira, levando o craque ao solo. Aquela entrada definiu muito do que seria o resto do jogo, a imposição era física antes de técnica. O tricolor gaúcho classificou-se mesmo perdendo por 1x0, pois havia feito 3x1 em Porto Alegre. Como não poderia deixar de ser, torci pelo Mauro e pelo Grêmio, a Giovana colorada fanática saiu do estádio sem falar comigo, esbravejou mais tarde: *"Não é possível que tu torceu para este time, tu nem parece colorado!"* Nunca torceria contra meus amigos, ademais o futebol me ensinou a respeitar meus rivais. Outro ponto é que, após jogar profissionalmente, algumas coisas se modificam, pelo menos parcialmente. Em nosso início em São Paulo, tínhamos alguns raros momentos de lazer, o resto era transpiração; devido ao meu entusiasmo com a residência médica, o futebol ficava em plano distante, para não dizer esquecido. Da minha parte, nesse período, sequer eu fazia ginástica, absolutamente nada de atividade física, algo inédito em minha vida até ali.

Estava no meu segundo e último ano da residência em urologia, fiz a prova de título de especialista, fui aprovado, ótimo, o plano agora era fazer mais um ano de aperfeiçoamento em São Paulo, pois a Giovana faria o terceiro e último ano de sua residência em otorrino.

O que chamou a atenção em nossa rotina foi o sono incoercível da Giovana, que significado teria? O exame de gravidez revelou o motivo, dentro de pouco tempo sua barriga começou a crescer! Ela ficou ainda mais linda. Lembro de ir acompanhá-la no US morfológico, bebê perfeito, uma guriazinha. Algumas vezes, quando estava de plantão aos sábados lá no Hospital Brigadeiro, onde eu fazia residência, eu mesmo fazia o exame de ultrassonografia para vê-la se mexer, ver e ouvir seu coração batendo a toda velocidade, que é o normal do bebê quando na barriga da mãe.

Nossa rotina não mudou, mantínhamos nossos plantões nos finais de semana, em certa ocasião ficamos muito apreensivos, pois teve um surto de sarampo e a Giovana, com oito meses de gravidez, terminou atendendo esses pacientes, estresse danado.

Mesmo assim a Giovana trabalhou até duas semanas antes de a Isabela nascer, mulher de raça e coragem, não existiam dificuldades nem obstáculos intransponíveis, sempre serena, para ela tudo era e é possível.

Jogador de outra Seleção

O meu colega de escotismo e grande amigo Gilmar Venturini me fez uma visita inesperada aqui em São Paulo, havia muitos anos que não nos víamos. Ele havia feito faculdade de Educação Física e era treinador de vôlei em Passo Fundo.

– *O que andas fazendo por estas bandas?*

– *Vim trazer um "guri" para jogar vôlei no Banespa que logo estará na Seleção Brasileira!*

Eu me admirei de tanta convicção:

– *Mas como ele se chama?*

– *Gustavo, Gustavo Endres!* O resto da história vocês já sabem. Este Venturini já sabia tudo mesmo. Sensacional.

A chegada de Isabela, a indomável!

O ano de 1998 começou frenético, em março nasceria Isabela, entretanto a Giovana tinha mais este ano de residência e eu havia conquistado uma vaga muito concorrida em um estágio que mudaria minha vida profissional para sempre. Trabalharia por um ano com a equipe de urologia composta pelo Dr. Miguel Srougi, Dr. João Carlos Campanari, Dr. Luís Antônio Ribeiro, Dr. Paulo Rodrigues, Dr. Flávio Hering, Dr. Márcio D'Império, Dr. Luciano Nesrallah e Dr. Antônio Macedo Jr. nos hospitais Beneficência Portuguesa e Sírio-Libanês, com o objetivo de aprimorar meus conhecimentos principalmente nas áreas de câncer e transplante.

Estava próximo do nascimento da Isabela, Giovana viajou para o RS para ter sua mãe por perto. Tirei alguns dias de folga do meu estágio, no início de março voei para Porto Alegre para acompanhar e participar de perto do nascimento de minha primeira filha. A Isabela não mostrava nenhuma pressa para nascer, no conforto e segurança do ventre materno, se mexia, chutava, empurrava. Já tinha passado da data provável do parto e ela não dava o mínimo sinal de vontade de vir ao mundo. A Giovana, que passou o verão com uma baita barriga, começou a demonstrar cansaço. Eis que chegou a hora, quinta cedo, pegamos as coisas da mamãe e da bebê, que já estavam prontas, saímos de São Jerônimo para o Hospital São Lucas da PUC, em Porto Alegre. Naquele hospital conhecíamos todo mundo, nos sentíamos em casa e eu poderia acompanhar tudo com total liberdade. Contudo, sempre no meu lugar, como pai, ali eu não era médico. Já passava do meio-dia, o trabalho de parto em evolução, a Giovana firme, aguentando as dores, quando de repente a Isabela se apressou, aumentou os batimentos cardíacos, estava inquieta, os dados fetais indicavam que ela estava avisando que não iria poder esperar por mais algumas horas até concluir o trabalho de parto. O saudoso Dr. Lara, que foi nosso professor, nos avisou que era preciso fazer a cesariana, obviamente concordamos, mas ficamos um pouco tensos pela repentina virada do jogo. Sentei na cabeceira ao lado da mãezinha, atrás do pano, nem deu tempo para se preocupar, foi muito rápido. De repente ela gritou com força, sua marca registrada dali para frente. Eram 15 horas do dia 5 de março, 32 anos após meu nascimento eu ganhava meu presente inesquecível, lá estava a baita guria que eu aguardava ansioso para pegar no colo, forte, linda. Saí do meu esconderijo, atrás do pano, junto com a minha esposa e fui ver o pediatra atendê-la e pesá-la, colocaram a pulseira, devolveram para o calor e aconchego da mãe! Não pude ficar curtindo por muitos dias.

Voltei a minha rotina de trabalho uma semana após o nascimento da Isabela. A Giovana ficou mais quinze dias.

Para a Giovana a volta era ainda mais desafiadora, residência, bebê pequena, amamentação exclusiva, que raça de ambas, ninguém reclamava de nada, exceto a Isabela quando estava com fome, era nossas vidas seguindo seu curso. Muitos dias da semana, acordávamos às 5 horas, saíamos da região da Rua Tutoia, levávamos a Isabela na tia Nana, lá em Santo Amaro, com mais algumas mamadeiras com leite armazenado pela Giovana. Às 7 horas já estávamos assumindo nossas funções nos respectivos hospitais. Por volta das 20 horas, íamos buscá-la, voltávamos para casa e reiniciávamos a mesma correria no dia seguinte. A tia Nana e o Chico nos ajudaram muito, muito mesmo, criamos laços eternos, ademais eles são os padrinhos da Isabela. Algumas vezes, quando a Giovana atendia consultas, a Isabela ia junto, todas as colegas e enfermeiras que trabalhavam com ela ajudavam a cuidá-la. Lembro dela pequena, sair com sua mãe na cadeira de bebê no banco de trás, bem amarrada para não escapulir, ela era uma espoleta.

A Isabela passou o primeiro ano de vida nesse ritmo incansável tal qual sua mãe. Em algumas ocasiões que não tínhamos com quem deixá-la, ela fez plantão conosco lá em Bonsucesso, onde dormia na maca improvisada, em algumas noites de sábado para domingo. Acho que hoje em dia ela é tão obstinada e corajosa pelo estilo de vida que levou em nossos primeiros anos muito difíceis em São Paulo. Pura superação, não dava para pensar, só tínhamos tempo para o "dia de hoje", como dizia meu sogro Pedro Artur, matávamos um leão por dia.

A pequena e inquieta Isabela foi crescendo e começou a engatinhar muito cedo, era muito arteira como qualquer criança, eu a colocava pelo corredor, qualquer lugar e ela se ia embora, subia as escadas, se pendurava nos portões, onde pudesse se agarrar já se pendurava. Também começou a caminhar cedo, com 10 meses. Por sorte, eu estava bem ali à sua frente, filmei a guria dando seus primeiros passos ao meu encontro. Impagável a alegria que sentimos, ela ao me alcançar, eu a ampará-la em meus braços.

Giovana revelou nesse período a sua fibra, fez o segundo ano de residência grávida e com a filha pequena e exigente durante o terceiro ano. Minha amada esposa nunca se queixou de absolutamente nada, apesar da vida espartana que levávamos. Dormíamos os três no único quarto, e, na medida do possível, a tia de Giovana nos ajudava com nossa "guriazinha", ainda antes do amanhecer. Esta foi uma fase muito louca, pura superação individual e coletiva desta pequena família que iniciávamos. Nos domingos livres, nosso lazer era andar de bicicleta no Parque Ibirapuera com a Isabela e o Dino, o filhote de "*beagle*".

Bom presságio

Duas vitórias neste ano de 1999, a primeira foi conseguir autorização para fazer o doutorado, passo importante para minha qualificação profissional, complemento técnico e científico para enfrentar o mercado de trabalho em condições de buscar um lugar ao sol. Ademais, a atividade acadêmica em universidades para o ensino de novas gerações sempre é algo valioso.

A segunda foi ter sido convidado a trabalhar com o famoso urologista Miguel Srougi após um longo ano de estágio que foi muito pesado mas também profícuo na aquisição de fundamentos técnicos e humanos. Lá no consultório do Dr. Srougi fazia levantamentos de casuísticas de seus pacientes, histórico das cirurgias realizadas, muitas vezes consumindo feriados e finais de semana organizando dados em planilhas intermináveis. Telefonava para saber dos pacientes para atualizar sua evolução após tratamentos de câncer de rim, bexiga e próstata. A partir desta casuística, pude escrever inúmeros artigos e ajudar a fornecer ao próprio Dr. Srougi uma parte de seu trabalho em números e estatísticas. Eu queria me especializar ao máximo. Trabalhava, estudava e escrevia muitos artigos científicos e livros. Quando me dei conta, porém, eu já estava no melhor lugar que um médico urologista aspirante poderia desejar.

Superação

Ao começar a receber oportunidades em São Paulo, trabalhava sem cessar, colegas médicos, funcionários do hospital, perguntavam, a ponto de me deixar incomodado, por que trabalhava tanto, por que tinha essa dedicação extrema. Nunca respondi nada, a não ser para meus botões, intuitivamente, sabia que precisava correr, correr muito, como nunca, a vida é dinâmica e se modifica a cada instante, tinha que andar para frente e isto eu estava fazendo. Participação incansável em cirurgias, produção de artigos científicos e livros técnicos. Cheguei a um extremo certa vez. Era um sábado à tarde, já passava das 16 horas e eu iria viajar com a Giovana para um congresso que ela participaria no Canadá, precisávamos estar no Aeroporto de Guarulhos às 19 horas. Como fazia pouco tempo que eu trabalhava com o Dr. Sroug, fiquei com vergonha de pedir para ser substituído e sair da cirurgia para viajar. Afinal de contas, era meu emprego e eu valorizava muito aquela oportunidade. Perdemos a viagem e minha esposa ficou possessa comigo. Ela só me perdoou quando, muitos anos depois, expliquei o real motivo. Inacreditável, finalmente ela me entendeu.

Se no futebol que trabalhei tanto ainda bateu na trave, não seria agora que daria errado, precisava me dedicar e me aprimorar mais e mais, era minha grande chance em São Paulo!

Com o objetivo de investir na profissão, procurei a pós-graduação. A credencial era o desejo de fazer as coisas bem-feitas. Como durante o estágio no ano anterior fizera extensa coleta de dados com pacientes operados por câncer de rim, bexiga e próstata, dos hospitais Beneficência Portuguesa e Sírio-Libanês, eu tinha ótimo material para fazer minha tese. O chefe da pós-graduação aprovou, mergulhei de cabeça! Comecei a fazer o máximo de matérias obrigatórias da "pós" para obter os créditos e também atividades na disciplina de urologia, isso preenchia a semana. Em paralelo, mantive os plantões noturnos para manter um ganho mínimo de sustento. Fundamental manter aceso o ideal de me tornar um bom médico, inspirado pelo imortal poeta gaúcho Mário Quintana: *"O segredo é não correr atrás das borboletas... É cuidar do jardim para que elas venham até você!"*

Título de doutor

O título de doutor é um grau acadêmico concedido por uma instituição de ensino superior universitário, que pode ser uma universidade, um centro universitário, uma faculdade isolada, com o propósito de certificar academicamente a capacidade do candidato para desenvolver investigação num determinado campo da ciência. No caso do grau acadêmico, espera-se que o aluno adquira capacidade de trabalho independente e criativo. Essa capacidade deve ser demonstrada pela criação de um novo conhecimento e será validada por publicações em bons veículos científicos ou pela obtenção de patentes.

Minha tese de doutorado foi baseada em câncer de rim, com o título *História Natural e características anatomopatológicas do carcinoma de células renais.*

Normalmente, o produto da tese rende um artigo, mas como o trabalho foi extenso e abrangente pude escrever e publicar três artigos científicos com o trabalho realizado. Fiquei entusiasmado por colocar meu nome em publicações de revistas científicas que poderiam ser lidas em qualquer lugar do mundo, o que chamamos de artigos indexados. Fiquei entusiasmado com essa possibilidade e mantive o foco em escrever e publicar outros artigos com o objetivo de disseminar conhecimento.

Também nesse ano, em 14 de novembro de 2000, nasceu nossa segunda filha, Rafaela. Que alegria e sensação de plenitude. Vamos em frente, família que inspira meu cérebro e transborda meu coração!

Hospital São Paulo da Unifesp

Após a obtenção do título de doutor e por uma produção científica pujante com publicações em revistas internacionais, prestei concurso para provimento de vaga de Médico Assistente na Divisão de Urologia do Hospital São Paulo, localizado na Rua Napoleão de Barros, próximo à estação de metrô Santa Cruz. Fundado em 1938, com capacidade de aproximadamente 750 leitos, atendimento diário de 4.500 pacientes ambulatoriais e 1.200 no pronto atendimento. Hospital de ensino vinculado à Escola Paulista de Medicina – Universidade Federal de São Paulo (Unifesp) que, ao lado dessa intensa atividade assistencial, destaca-se pela vasta produção científica que o qualifica no cenário nacional e internacional como uma instituição de excelência.

Naquela instituição, desenvolvi as atividades de Médico Assistente da Unidade de Urologia, com atividades assistenciais, de ensino de graduação e pós-graduação *stricto senso* e *lato sensu*, nas áreas de Urologia Geral e Uro-Oncologia, no período de 1/6/2001 a 1/9/2005. Mantive minhas atividades cirúrgicas no ensino dos médicos residentes, que se caracteriza por um processo contínuo de aprendizagem e troca de conhecimentos. Foi um desafio atuar na formação técnica de novos profissionais, participar ativamente e contribuir para a sociedade, pois estes novos urologistas se distribuem também para outros centros em diferentes estados do país.

Também fui designado para o cargo de chefe do ambulatório, local onde percebi que era necessário muito jogo de cintura para atender os anseios de inúmeros pacientes e encaixá-los em um ótimo e sempre prestativo nível de atendimento.

Concomitantemente, também trabalhei nessa época no Hospital Regional Sul de Santo Amaro, me dedicando ao atendimento ambulatorial e cirurgias urológicas, podendo ajudar muitas pessoas enfermas e também contribuindo para fortalecer minha base técnica e prática em cirurgias de grande porte.

Hospital das Clínicas de São Paulo

Eis que o Professor Srougi ganhou o concurso para professor titular da Faculdade de Medicina da Universidade de São Paulo (FMUSP), durante sua aula magistral, me senti realizado, pois inúmeros artigos publicados em revistas internacionais que eu havia escrito e participado ativamente de sua elaboração e realização foram citados na sua "Aula Magna", valeu a pena tanto esforço e dedicação.

Após a entrada do novo professor titular de urologia, que me conhecia e valorizava meu trabalho de ter editado livros, escrito teses e artigos científicos sob sua supervisão, no ano de 2005 fui convidado para trabalhar no Hospital das Clínicas com o intuito de aumentar a produção científica dentro daquele famoso e sempre respeitado Departamento de Urologia. Dessa maneira, deixei a Universidade Federal de São Paulo e minhas atividades de assistência, ensino e pesquisa para iniciar um novo ciclo de minha vida, agora iniciaria no gigante Hospital das Clínicas, vinculado à Universidade de São Paulo (USP).

Fui muito bem recebido no imponente Hospital das Clínicas da Faculdade de Medicina da Universidade de São Paulo, localizado no coração da cidade, fundado em 19 de abril de 1944, com 2.400 leitos. Este hospital é considerado um dos mais importantes polos brasileiros de disseminação e informações técnico-científicas, reconhecido centro de excelência e referência no campo de ensino, pesquisa e assistência.

No início tive rápido entrosamento participando com os médicos residentes das cirurgias de prostatectomias radicais devido ao câncer de próstata, uma das mais comuns na oncologia urológica, bem como cirurgias para o tratamento do câncer de rim, bexiga e testículo, entre outros.

Das cirurgias para o ambulatório, para as reuniões clínicas, em uma rotina cada vez mais agradável e enriquecedora. O goleador Fábio Ortega, o sempre antenado e perspicaz residente da urologia, dera um jeito de montar o time de futebol do Departamento. Isso aumentou ainda mais o entrosamento com os demais residentes da uro, mas também com os outros departamentos clínicos e cirúrgicos através do campeonato de futebol *"society"* organizado no hospital. Foi nesta fase, após dez anos em São Paulo, que voltei a jogar bola, já estava com muitas saudades.

Outra grata surpresa foi conhecer o Professor Vicente Amato Neto, ex-secretário de Saúde de São Paulo, titular da disciplina de infectologia, pioneiro dessa área médica no Brasil. Esta lenda viva da medicina, cujo livro-texto eu adquiri estudos durante minha graduação, também era um futebolista apaixonado. Pois o carismático *"hors concours"*, médico residente Fábio Ortega, corintiano que na adolescência jogava com o zagueiro Fábio Luciano, me levou para jogar futebol de campo na Atlética da Faculdade de Medicina da USP, no time do palmeirense Amato, que jogava todos os sábados de manhã. Fomos apresentados e imediatamente o professor perguntou qual minha posição. *"Qualquer uma, professor, menos goleiro"*, respondi prontamente. *"Era só o que me faltava, tá bom espera aí!"*, respondeu nitidamente incomodado o renomado professor. O fiel amigo do catedrático, o sr. Diógenes Scattone, retrucou: *"Cuidado, professor, estes são os que enganam a gente"*.

Já na metade do segundo tempo, Prof. Amato me mandou entrar no lugar do quarto-zagueiro, *"Já que pode ser qualquer posição"*. Substituí o colega, com fino trato da bola, e, ao terminar o jogo, o inesquecível Professor Amato veio com um sorriso contido ao meu encontro: *"Gaúcho, volta semana que vem e vê se chega mais cedo, para começar jogando"*. Foi depois de alguns jogos que ele descobriu que meu passado futebolístico não era tão amador assim, para nossas gargalhadas, junto com o Diógenes e o árbitro de apelido "Bolacha", que apitava absolutamente todos os jogos, afinal de contas, não éramos imbatíveis.

A bexiga é uma bola

Quando era criança no interior do Rio Grande, já havia me deparado com "bolas" de futebol, muito frágeis, confeccionadas com o enchimento de ar em bexigas de porco, pelos guris de famílias mais humildes. Faço esta analogia para descrever o câncer deste órgão que considero muito nobre, não é para menos, o controle perfeito da urina é uma dádiva para vivermos em harmonia. O câncer de bexiga é uma das doenças mais letais do corpo humano, assustador porque na maioria das vezes o primeiro sintoma é a presença de sangue na urina. Este diagnóstico é feito em quase metade das vezes com o tumor invadindo e comprometendo o músculo profundo da bexiga, com isso favorecendo o espalhamento de células metastáticas para outros órgãos, principalmente fígado, pulmões e ossos. Naquela época, no Hospital das Clínicas eram designadas duas equipes para a cistectomia radical com derivação urinária. No primeiro tempo, durante a manhã, uma equipe fazia a retirada da bexiga e a linfadenectomia[10], em um segundo tempo (à tarde), mudava-se a equipe para ser feita a reconstrução do aparelho urinário. Com isso, a cirurgia que começava pela manhã terminava somente no final do dia, sendo realizada em aproximadamente 8 a 10 horas, necessitando de duas equipes cirúrgicas. Como eu sempre me interessei em fazer esta cirurgia, em todos os congressos europeus e americanos que adquiri o hábito de participar, me tornei figura carimbada nos cursos proferidos pelo "Papa" em câncer de bexiga, cistectomias e derivações urinárias, o eminente cirurgião suíço Professor Urs Studer. Muito mais desafiador que realizarmos a retirada da bexiga, tanto em homens como em mulheres, é refazer uma nova bexiga para que exerça as mesmas funções do órgão nativo. Como não existe uma bexiga sintética, utilizamos o próprio intestino do paciente para esta finalidade, com isso não temos o risco de rejeição. Ao reconstruirmos a bexiga, o ideal é confeccionarmos um reservatório esférico de baixa pressão interna como uma "bola", assim o paciente reaprende a urinar de maneira natural e fisiológica, com total controle, como outrora.

---

[10] Retirada dos gânglios linfáticos.

Por outro lado, como envolve reconstruir e conectar "uma nova bola" à uretra[11] e aos ureteres[12], restabelecendo o aparelho urinário, que seja totalmente fisiológico, mantendo a continência urinária e a função sexual, é uma obra importante e delicada que deve ser realizada com absoluta precisão, como fazia o Dr. Studer. Ademais, esta complexa cirurgia apresenta muitas complicações pós-operatórias, mesmo quando realizada por cirurgiões experientes. Por este motivo, tinha me familiarizado bastante com as técnicas e variações com este expoente da urologia contemporânea, nada mais nada menos que o criador da "neobexiga de Studer[13]", para ter bons resultados e evitar as temidas complicações pós-operatórias.

Existe uma cumplicidade entre o residente e seus pacientes, principalmente os cirúrgicos. Muitos anos depois perguntei ao hoje urologista Dr. Fernando Akira Saito e ele lembrou o nome do paciente imediatamente. Naquela manhã cedinho, juntamente com o promissor e articulado médico residente Fernando, após o sr. Donizete ser anestesiado, iniciamos o procedimento cirúrgico. Abertura do abdome inferior, dissecção da próstata com preservação da uretra e esfíncter urinário, como chamamos o músculo responsável pela continência, preservação cuidadosa dos nervos responsáveis pela transmissão da ereção pelas mãos hábeis do Fernando. Após essa etapa, dissecamos os dois ureteres e o desconectamos antes de entrarem na bexiga. O passo seguinte foi fazermos as ligaduras dos principais vasos sanguíneos da bexiga e liberação posterior junto ao intestino. Pronto, retiramos toda a peça cirúrgica composta pela próstata e bexiga que escondia um tumor maligno profundo e sangrante que espoliava e anemiava seu hospedeiro. O passo seguinte foi realizar a linfadenectomia pélvica, pois a retirada desses linfonodos, que são a primeira sede de metástases, aumenta as chances de cura definitiva da doença. Agora, iniciaríamos a fase reconstrutiva,

---

[11] Canal que conduz a urina da bexiga.

[12] Canal que liga o rim à bexiga urinária.

[13] Conformação esférica da "nova" bexiga feita com o intestino do próprio paciente, técnica idealizada pelo cirurgião suíço Urs Studer.

em que isolamos do circuito digestivo um segmento de 30 a 40 cm de intestino delgado. É então refeito o trânsito intestinal com uma sutura boca a boca, ou seja, como emendar dois canos de uma tubulação. Agora, com aquele pedaço de intestino retirado do trânsito é reconstruída a nova bexiga de uma maneira esférica e costurada com muito esmero pelas cuidadosas mãos do operador para não ter vazamento. Quase tudo pronto. Totalmente concentrados em nosso trabalho, iniciamos a última etapa que foi conectar os ureteres à neobexiga através de uma sutura bem delicada com fio absorvível de catgut[14] 5.0 e a união da neobexiga à uretra com fio de vicryl[15] 3.0. A sonda vesical foi amarrada aos cateteres duplo J, que permaneceriam por 21 dias. Fizemos o enchimento com soro do novo sistema hidráulico que se encontrava hermeticamente suturado pelo Saito. Só faltava fechar a incisão abdominal. Nossa pequena equipe comemorou o sucesso do primeiro procedimento do gênero realizado pelo Dr. Fernando, que saiu eufórico, após quatro horas de trabalho bem sistematizado. A cirurgia foi um sucesso, totalmente realizada pelo residente Fernando, sob meu cuidadoso auxílio e supervisão. No dia seguinte, o paciente já estava na enfermaria, sem precisar de UTI ou transfusão de sangue. Outra vantagem foi eliminar a presença de cateteres abdominais externos, sempre terríveis aos pacientes e a equipe de enfermagem. Dali para frente esta cirurgia mudou a rotina do hospital se consolidando com segurança. Outra vantagem é que poderíamos operar outro paciente no período da tarde agilizando a vida dos pacientes que esperam em uma "lista de espera", ansiosos pela solução do seu problema.

As palavras do ex-residente de urologia Dr. Fernando sobre aquele momento:

"Lembro como se fosse hoje, a cara do Professor Chefe da Clínica na visita, procurando os drenos, cateteres, bolsas, etc. A dedicada enfermeira-chefe, sra. Lourdes Possari, também não acreditava que era pós-operatório de cistectomia. Foi uma mudança de paradigma".

---

[14] Fio cirúrgico confeccionado a partir de intestino animal.

[15] Fio cirúrgico sintético.

Lembro das palavras do também jovem médico residente da época Dr. Cláudio, que, logo após minha chegada, disse que não gostava destas cirurgias, pois o tempo de internação hospitalar, as complicações cirúrgicas e óbitos eram muito elevados conforme os dados do serviço até aquele momento. Entretanto, poucos meses após minha chegada, o cético Cláudio já se tornava um entusiasta desta importante cirurgia no cenário da urologia oncológica, mudando totalmente seus conceitos.

14. EU, OLHEIRO DO MUNDO

O desafio: acabar com a fila de espera do hospital público

Ainda no ano de 2006 fui alçado à Chefia do Setor de Urologia Oncológica, promovendo algumas mudanças marcantes para tratar tantos pacientes que aguardavam em uma fila de espera, com esperança de ainda estarem vivos quando chamados. Era muito comum o familiar responder totalmente indefeso e decepcionado ao receber o telefonema da sra. Madalena Quintino do hospital para avisá-los que poderia vir para ser operado: *"Ele morreu"!* Dá para pensar em algo mais injusto? Não imagino nada mais perverso que uma pessoa doente não ter acesso ao tratamento necessário, e, quando ele consegue chegar, ser colocada em uma fila de espera. É muita desgraça, não ter a dignidade do tratamento. Já não bastam as dificuldades que todos enfrentam em um país desigual e na maioria das vezes injusto?

Um problema crônico no sistema de saúde brasileiro, a fila de espera "era como secar gelo". Em outras palavras, tarefa impossível, pois nunca termina, dizem inúmeros médicos que exercem funções no serviço público.

Mas não é bem assim. "Bolei" algumas estratégias, a primeira foi a "sexta-feira maluca", como foi batizada pelos médicos residentes. Em nosso hospital, o HC, principalmente nas sextas-feiras à tarde, era programado menor número de cirurgias, portanto havia salas cirúrgicas livres quase todo o período vespertino. Muitas equipes cirúrgicas não utilizavam integralmente suas respectivas salas, que também ficavam ociosas. Dessa maneira combinei com a dedicada e caridosa enfermeira Elaine do centro cirúrgico que deixaríamos muitos pacientes preparados na enfermaria, que seriam operados assim que surgissem salas vagas. Foi uma revolução, identificada na alegria dos médicos residentes, pois estavam realizando muito mais cirurgias e melhorando suas habilidades para o futuro exercício profissional. Aos pacientes nem se fala, acabava a agonia da espera. Dessa maneira, apenas na maluca sexta à tarde operávamos pelo menos uma dezena de pessoas que estavam com câncer.

A segunda estratégia foi a implementação dos mutirões de cirurgias, com o objetivo de acabar totalmente com a insalubre fila de espera.

Dessa forma, realizando mutirões, por exemplo, de ressecções de tumores de bexiga, quando realizamos 42 cirurgias somente naquele sábado e ainda fizemos um trabalho científico com aqueles dados conforme a publicação na revista *J Endourol* aquilo foi sensacional. Em outros sábados fazíamos também mutirão de prostatectomias radicais devido ao câncer de próstata, doença muito comum no homem, e de cistectomias. Com os mutirões aos finais de semana, dezenas de pacientes eram beneficiados, além de fazermos a cirurgia, que obviamente ajudava os enfermos, fazíamos cursos de extensão a médicos de todo Brasil que buscavam aperfeiçoamento e familiaridade com novas técnicas operatórias e também para os médicos do departamento, os residentes e alunos, e ainda fazíamos estudos e teses inéditos.

Resumindo, fazíamos tudo o que se espera do serviço público e do ensino universitário: assistência, ensino e pesquisas de cunho científico, pois teses inéditas eram feitas e os estudos eram publicados em revistas médicas especializadas. Para fomentar um ambiente agradável entre todos e fechar com chave de ouro, após os mutirões, eram realizados churrascos na Atlética da faculdade, com todos participantes: funcionários da enfermaria e centro cirúrgico, médicos cirurgiões e anestesistas. Importante lembrar que o erário público não gastava nenhum adicional monetário, foi criado um interesse genuíno em ajudar e fazer a diferença às pessoas que aguardavam esperançosas a solução de seu problema.

Trabalhar desse modo em instituições públicas poderia ser considerado uma obviedade, mas infelizmente nem sempre é assim, existem muitas mazelas no *"establishment"*. Entretanto, não vejo nenhum mérito em aprofundar este assunto.

Rememoro com saudades essa época porque é constantemente lembrada pelos funcionários do HC, como ao encontrar recentemente a auxiliar de enfermagem do centro cirúrgico, sra. Ana Silva. *"Lembro daquele seu comprometimento no trabalho e atuação junto aos pacientes, estudantes e médicos, onde existia um exemplo maior a ser seguido pelos residentes. Que saudades!"*, relembrou com um semblante afetivo no olhar.

Ao acabar com a agonia dos pacientes na fila de espera, seria adotada também outra estratégia ousada, abrir as portas do ambulatório de urologia para casos novos.

Julgo muito injusto quando o sistema público não dá vazão aos pacientes represados em uma interminável lista de espera pelo simples fato de não atender todo mundo que precisa. Literalmente todas as pessoas devem ser atendidas e tratadas, este é o meu conceito, sendo chefe do grupo, eu lutaria incansavelmente por isso.

Impossível me diziam. Discordei e parti para o trabalho com entusiasmo, para fazer a diferença na vida das pessoas.

Nós sempre ficamos indignados com injustiças sociais, comigo não seria diferente. Era comum eu receber cartas de políticos solicitando o tratamento de determinado paciente portando sua "carta de recomendação", outras vezes ordens judiciais. Eu me perguntava o que eu deveria dizer aos pacientes que estavam na fila de espera e ninguém intercedendo em seu favor, exceto suas orações cheias de fé! Ficava com vontade de ligar ao "nobre parlamentar", contudo, como esse tipo de conduta era muito frequente, fiquei imaginando um modo mais produtivo e justo de superar a tragédia política, sanitária, ambiental e social a que estava submetido. No meu habitat eu precisava resolver, portanto mãos à obra!

Em um país injusto como o nosso, que não olha para os desvalidos, não olha para os mais pobres e necessitados, que são as grandes vítimas, que não recebem oportunidades em boas escolas e universidades, no trabalho, etc. Adicionemos nesta equação: violência, corrupção e injustiça social. Eu não iria compactuar com isso, na minha área de atuação, ninguém ficaria sem ser atendido, portanto abri as portas do ambulatório para todos serem avaliados e tratados. Em outras palavras, não deixei o doente se desesperar ou morrer à míngua, fui buscá-lo em casa. Que sensação maravilhosa, que gratificante ver a esperança nos olhos das pessoas.

Passei a fazer contatos com secretários de Saúde de outros municípios para manter uma via aberta de encaminhamento, que depois seria expandida para o novo hospital que estava sendo finalizado, o Icesp.

E foi feito, abri as portas do ambulatório de oncologia urológica que funcionava às quartas-feiras pela manhã... Foi um acontecimento, de repente, num belo dia, apresentou-se a brigada de incêndio lá no ambulatório para saber o motivo da aglomeração e presença de centenas de pacientes que lá chegavam como uma tábua de salvação. Os pacientes eram atendidos, aqueles que tinham diagnóstico ou suspeita evidente de câncer de rim, bexiga, próstata ou testículo eram matriculados imediatamente. As pessoas que tinham apresentado sangramento na urina eram submetidas à cistoscopia, exame em que introduzimos um aparelho com ótica através da uretra para fazer o diagnóstico imediato ao visibilizar a bexiga. Para isso, conseguimos junto a uma empresa privada a doação de um aparelho flexível e delicado, sendo possível fazer o exame sob anestesia local.

Assim é que se trabalha no hospital público, afinal de contas os pacientes precisam de pelo menos um lugar para confiar, onde possam depositar suas esperanças.

Aquilo que vi, aquilo que vivi

Por Maria Madalena Quintino

"Trabalhei no Ambulatório da Urologia do HCFMUSP no período de 1978 a 2017, na área administrativa. No início realizando atendimento ao público e aos médicos. As internações eram administradas por mim desde que assumi a secretaria do Ambulatório. No início as filas de espera para internações e cirurgias eram

equilibradas. Porém, com o passar dos tempos, foram aumentando a cada semana e a cada mês. O que vou mencionar é referente somente ao Grupo de Tumores.

No ano de 2005, foi nos apresentado o novo responsável pelo Grupo de Tumores da Clínica Urológica do HCFMUSP. Um jovem médico: Dr. Marcos Dall'Oglio. Com o passar das semanas e meses, foi nos revelando um chefe, um médico, de extrema competência. O número de casos novos de pacientes admitidos no Ambulatório foi ampliado para quatro vezes mais. Todo paciente que procurava tratamento no Ambulatório de Urologia do HCFMUSP jamais foi dispensado.

Quando o Dr. Marcos assumiu o Grupo de Tumores, havia uma fila de espera para cirurgias de tumores de aproximadamente seis meses. Eu era encarregada de convocar os pacientes para internar de acordo com a fila de espera. Por diversas vezes eu entrei em contato com familiares dos pacientes da referida lista de espera e tal minha surpresa um familiar dizia: Vocês demoraram tanto para chamar o paciente que infelizmente ele já faleceu. Me abatia um sentimento de impotência que me deixava muito angustiada.

No entanto, com a chegada do Professor Marcos Dall'Oglio, o aguardo na fila foi diminuindo, graças a sua preocupação com os pacientes, pois não admitia a espera ser tão longa. Batalhou junto à Diretoria Executiva, Diretoria do Centro Cirúrgico, Divisão de Enfermagem, anestesistas, para que pudesse realizar mutirões de cirurgias, visando diminuir a fila. E assim foram realizados vários mutirões de cirurgias em finais de semana, contando com a colaboração da enfermeira chefe D. Maria de Lourdes Possari e de D. Olinda Costenaro (in memoriam), Diretora no INRAD, que tanto colaborou agilizando o agendamento dos exames de tomografia quando necessários. Com isso não havia mais lista de espera, graças a competência, a dedicação, a bondade infinita, a generosidade, o amor aos pacientes, que para ele não fazia diferença quem o procurava no Ambulatório. Para o dedicado doutor, rico ou pobre, todos tinham o seu real valor. Alegre e simpático com todos os funcionários, pacientes e acompanhantes, além de ser um grande mestre. No ano de 2009 o Grupo de Tumores foi transferido para o Icesp, porém na época já não existia mais filas para cirurgias. O paciente era admitido e com todos os exames realizados necessários para a intervenção cirúrgica e em alguns dias, já era agendado.

Tenho um grande respeito e gratidão ao senhor professor Marcos. Para mim foi um período de grande prazer e satisfação trabalhar com esse profissional. Aprendi o valor da dedicação. Só tenho a agradecer.

"O escularápio"

Há muitos anos, quando nem pensava em ser médico, li um conto de Millôr Fernandes que falava de um esculápio (médico) e também larápio (ladrão), uso o termo para contar uma história "quase" inacreditável. No ambulatório de urologia do HC, habitualmente recebia, todas as quartas-feiras de manhã, novos pacientes com câncer genitourinário para serem matriculados e tratados de suas enfermidades. Com certa regularidade, costumava vir um médico trazer pessoalmente pacientes para serem operados pela nossa equipe, como ele era amigo de professores importantes, não me incomodei, ademais, minha função ali era ajudar a todos. Logicamente, como qualquer um que ali chegasse, mesmo desacompanhado, eram atendidos com presteza o mais breve possível. Isso já havia se tornado uma rotina havia mais de um ano. Certa vez, voltou um paciente, muito agradecido, e perguntou como poderia fazer para me pagar, haja vista já ter pago o "escularápio" que o trouxera da primeira vez. Achei até que fosse uma brincadeira, após sua insistência, pensei em uma "pegadinha", poderia estar sendo gravado ou algo assim, e respondi energicamente que ali era um hospital público e, como tal, o custo era zero. Humildemente o paciente respondeu envergonhado: *"Mas eu já paguei ao Dr. Escularápio a parte dele!"* Foi aí que eu descobri sobre o *modus operandi* do escularápio. Quando ele reapareceu, falei que, se eu o visse de novo por ali, chamaria a segurança e o acusaria publicamente. Ele sumiu para sempre. *"Este país não é para principiantes"*, alguém falou isso certa vez.

O robô Da Vinci

Uma das figuras mais importantes do período do Renascimento, Leonardo da Vinci (1452-1519) é considerado por historiadores o maior gênio da história devido a seus múltiplos talentos, engenhosidade e criatividade. Notabilizou-se como pintor, mas se destacou também como cientista, matemático, engenheiro, arquiteto, inventor, anatomista, escultor, botânico, poeta e músico. Sua mente concebeu ideias muito à frente de seu tempo, como os protótipos do helicóptero e do tanque de guerra.

No meio médico, provavelmente inspirado pelo período do renascimento cultural e humanista, seria paradoxal batizar um robô com o nome Da Vinci, entretanto era isto mesmo, algo inspirador e pleno. Os primeiros usos práticos da tecnologia robótica foram registrados na área militar, durante a Segunda Guerra Mundial na detecção de minas. Posteriormente, as aplicações práticas da robótica foram expandidas para fábricas e indústrias com a vantagem de realizar tarefas repetitivas sem fadiga. Na medicina, o protótipo foi inicialmente criado para uso militar, para procedimentos no front de batalha, possibilitando ao cirurgião operar à distância os soldados feridos.

Já havia a sólida informação de que o "robô" estava sendo utilizado com êxito para inúmeras cirurgias urológicas, principalmente a prostatectomia radical, ou seja, retirada completa da próstata no tratamento do câncer desse órgão cheio de segredos. Esse tremendo avanço tecnológico estava sendo utilizado de maneira crescente nos Estados Unidos; para o Brasil, parecia algo muito distante naquele momento. Entretanto, consegui passar todo o mês de janeiro de 2006 na cidade de Boston (EUA) para conhecer de perto esse invento notável e também para desvendar seu funcionamento e inúmeras virtudes. Como era período de férias escolares, felizmente, foi possível que a Giovana e as meninas me acompanhassem, elas também teriam distrações naquela linda e inspiradora cidade, apesar do frio e da neve inclemente no início do ano. Meu principal objetivo era ficar um mês treinando e aprendendo sobre esta máquina criada pela inteligência humana que seria capaz de superar as habilidades cirúrgicas até então restritas às mãos dos cirurgiões.

Quando cheguei cheio de curiosidade na sala cirúrgica robótica, apesar de sua imponência metálica, o robô parecia um polvo inanimado evidenciando seus tentáculos inertes aparentemente sem vida. Entretanto, após o "Da Vinci" ser posicionado junto ao enfermo, serem colocados os quatro braços robóticos com suas delicadas pinças e começar a cirurgia pelo Dr. Jim Hu, do Brigham and Women's Hospital, da famosa Escola de Medicina de Harvard, foi presenciar um espetáculo de tecnologia e habilidade em simbiose a serviço do homem. Importante lembrar que o robô não ensina ninguém a operar, ele apenas obedece aos comandos do cirurgião, que fica sentado confortavelmente em um console a fazer o procedimento.

Na cirurgia guiada por robótica, temos a capacidade de integrar imagem tridimensional de alta resolução, com movimentos intuitivos, para assegurar ao cirurgião a transferência completa de seus comandos, de dispositivo articulado preso às suas mãos, para as pinças robotizadas posicionadas no paciente. Os dedos do cirurgião seguram os controles, que transferem as pinças a todos os comandos, filtrando pequenos tremores ou movimentos bruscos. Tais movimentos vão além dos movimentos humanos ou dos instrumentais cirúrgicos, visando facilitar procedimentos complexos, que são auxiliados por pedais que funcionam na aproximação, afastamento e troca de posição dos braços e também posicionamento da ótica para uma visão panorâmica ou aproximada a milímetros das estruturas que estão sendo operadas, com magnificação da imagem. As delicadas pinças permitem sete graus de liberdade para sua movimentação, possibilitam movimento de 360° no seu maior eixo, mais precisão da dissecção e maior possibilidade de reconstrução anatômica, com suturas de menor dificuldade e melhor qualidade. Os principais benefícios da cirurgia robótica incluem: menores índices de infecção, menor volume de sangramento, menos dor no pós-operatório, menor tempo de internação hospitalar, retorno precoce às atividades de rotina e bom resultado estético.

Após acompanhar atentamente toda a cirurgia, agradeci ao professor Jim Hu, que me convidou a acompanhar suas cirurgias robóticas durante aquele mês que seria de intenso aprendizado. Paralelo a isso, eu passava o restante dos dias da semana na sala de treinamento robótico em modelos experimentais, sendo extremamente válidos para quando o Da Vinci também estivesse disponível no Brasil, sonhando um dia fazer uma dupla de trabalho "Da Vinci e Dall'Oglio", por que não!? Nos sábados e domingos aproveitávamos para passear e conhecer melhor a cultura norte-americana. Na minha cabeça, apesar de muito caro, esperava que em um futuro breve pudesse utilizar esta tecnologia nos hospitais brasileiros. O mês passou muito rápido, em meio a intensas atividades, sendo inesquecível para toda a família.

Novos desafios

Nesse período, fui acumulando responsabilidades dentro da Instituição:

- *Médico assistente da Clínica de Urologia do Hospital das Clínicas de São Paulo a partir de junho de 2005.*
- *Chefe do Setor de Uro-Oncologia da Divisão de Clínica Urológica do Hospital das Clínicas, desde junho de 2006, com atividades assistenciais, ensino e pesquisa.*
- *Responsável pela Educação Continuada da Divisão de Clínica Urológica.*
- *Responsável pelos estágios de aperfeiçoamento dentro do Programa de Educação Continuada da Divisão de Clínica Urológica.*
- *Responsável pela disciplina "Instrumentos de mensuração de qualidade de vida em pesquisa médica" no Programa de Pós-Graduação da Divisão de Clínica Urológica.*
- *Professor livre-docente da Divisão de Clínica Urológica.*
- *Professor associado da Divisão de Clínica Urológica.*

Como é comum em qualquer instituição, algumas pessoas perguntavam por que eu dedicava tanta intensidade e amor no trabalho, ainda mais no sistema público. Como aprendi na vida do futebol, nada é para sempre, portanto, neste momento, vou tentar fazer a diferença. Como definiu certa vez o ensaísta Derek Jeter: *"Pode haver pessoas mais talentosas que nós, mas não há desculpa para alguém que se esforça mais do que nós"*.

Nessa fase, foi reativada a construção do hospital localizado na Avenida Dr. Arnaldo, inicialmente idealizado para tratamento da mulher; contudo, surgiu politicamente a criação do Instituto do Câncer, que estaria ligado ao Hospital das Clínicas. Passei a acompanhar a construção e finalização daquele centro que prometia ser muito pujante. Gostava de visitar a obra toda semana, vislumbrando aquele que seria um dos grandes hospitais de tratamento oncológico do país, o Icesp. Durante esse período trabalhei como voluntário, eu não era contratado nem concursado. Meu investimento era na melhor formação teórica e prática possível, era nisso que eu acreditava.

"O segredo da saúde mental e corporal está em não se lamentar pelo passado, não se preocupar com o futuro, nem se adiantar aos problemas, mas viver sábia e seriamente o presente" (Buda).

Livre-docência: "Outro patamar!"

Conforme a Wikipedia, a chamada "livre-docência" é um título concedido no Brasil por uma instituição de ensino superior, mediante concurso público aberto, desde outubro de 1976, apenas para portadores do título de doutor e que atesta uma qualidade superior na docência e na pesquisa. É o mais alto grau de titulação a que um acadêmico pode chegar. Remeto-me à obra imortal *Grande Sertão: Veredas*, onde o iletrado Riobaldo diz com simplicidade: *"Mestre não é quem sempre ensina, mas quem de repente aprende!"*

O concurso de livre-docência é aberto por edital e o candidato inscrito deverá, além de submeter-se a uma prova escrita e uma prova didática, desenvolver também uma tese monográfica ou cumulativa sobre um tema acadêmico e defendê-la perante uma banca examinadora. Na área médica também é exigida uma prova prática, no meu caso uma cirurgia sob a supervisão da banca composta por destacados professores de diferentes instituições acadêmicas.

A decisão de realizar este concurso se deu por intermédio do professor titular da disciplina de Urologia da USP. Fiquei honrado com o convite e o aceitei com naturalidade, em função da pujante vida acadêmica que desenvolvia ao longo dos anos. Ademais, pelo meu interesse e tremenda satisfação no ensino prático com os médicos residentes no desenvolvimento de suas habilidades em procedimentos cirúrgicos, particularmente na área de oncologia urológica.

Na prova didática, dei uma aula sobre câncer de rim, em virtude de minha significativa experiência e interesse no assunto. Como esta é uma prova pública, estavam presentes colegas médicos, familiares e o ilustre amigo da bola Milton Cruz, que ficou muito impressionado com o evento, segundo ele, muito diferente e emocionante.

Na prova prática, a cirurgia que realizei foi a prostatectomia radical em homem com câncer de próstata localizado.

Para a prova teórica, foi sorteado um ponto entre dez temas urológicos. Após o sorteio, o candidato fica incomunicável em uma sala, durante quatro horas. Dissertei sobre litíase urinária, causa frequente de consulta urológica, desde sua gênese por diferentes distúrbios metabólicos, quadro clínico, exames diagnósticos, tratamento medicamentoso e cirúrgico. Enfim, tudo o que eu soubesse sobre o assunto. Achei a parte mais cansativa de todo o concurso.

Outra parte importante deste concurso, foi a entrega de tese monográfica intitulada *Estudo de genes diferencialmente expressos no carcinoma de células claras do rim pela técnica de microarray*, publicada no *International Brazilian Journal of Urology*.

No final dessas três provas, haveria uma quarta, que seria a arguição final feita pela banca examinadora composta por cinco eminentes professores universitários, onde responderia sobre a tese escrita e também faria a defesa do memorial, ou seja, meu currículo até ali, ano de 2008. Foi um concurso maravilhoso, com grande enriquecimento pessoal e profissional, sendo aprovado com publicação no *Diário Oficial*.

84 – São Paulo, 118 (164) Diário Oficial Poder Executivo – Seção I terça-feira, 2 de setembro de 2008
FACULDADE DE MEDICINA DA USP – EDITAL ATAC/FM/166/2008 – RELATÓRIO FINAL
Realizou-se nos dias 11 e 12 de agosto de 2008, de acordo com o EDITAL ATAC/FM/64/2008, o **Concurso à Livre-Docência** junto ao Departamento de Cirurgia, com base no programa da Disciplina de Urologia, para o qual achava-se inscrito o Dr. Marcos Dall'Oglio.
A Comissão Julgadora, composta pelos Professores Doutores: Miguel Srougi (Presidente), Luiz Francisco Poli de Figueiredo (FMUSP), Henrique Sarmento Barata (PUCRS), Francisco José Barcellos Sampaio (UERJ) e Carlos Arturo Levi D'Ancona (UNICAMP), habilitou o Dr. Marcos Dall`Oglio à obtenção do título de Livre-Docente em concurso, submetendo o relatório final à Congregação da FMUSP. Homologado pela Congregação em sessão de 29/08/2008.

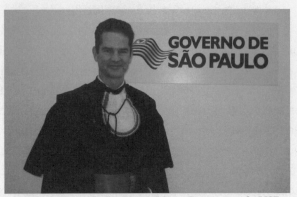

Vestindo Beca de Professor Livre-Docente pela USP.

Concurso público para provimento de um cargo de professor doutor da FMUSP

Haveria uma vaga pública para este cargo, inscreveram-se sete médicos livre-docentes candidatos oriundos de diferentes especialidades e hospitais. Realizou-se nos dias 24, 25 e 26 de novembro de 2008, de acordo com o EDITAL ATAC/FM/157/2008.

Seria uma disputa acirrada entre sete candidatos.

Foi sorteado um entre dez pontos possíveis para a prova didática que seria apresentada dentro de 24 horas. Portanto, prepará-la à toque de caixa. Depois, prova prática para defesa do memorial (currículo) dos sete candidatos. No final do terceiro dia, a banca examinadora se retirou para dar o veredito. Passou uma hora, duas horas e nada, demoraram bastante, sinal que a disputa era dura, ombro a ombro. Perdi a vaga por pouco, fiquei em segundo lugar, mas não fiquei decepcionado, o candidato vencedor era muito bom, ganhou com méritos. Não seria esta derrota que me tiraria a disposição de tentar novamente no futuro!

Após dois anos, teve outro concurso público para preencher vaga de professor associado junto à Faculdade de Medicina da Universidade de São Paulo. Tentaria novamente, sem dúvidas que a experiência do concurso anterior ajudaria nesta nova disputa.

Dessa vez era uma vaga mais específica, que seria disputada só por urologistas. Disputaria a vaga com importantes professores do departamento, destaques na especialidade. Dos três candidatos, eu era o mais jovem dentro do Departamento de Urologia; contudo, meu trabalho nos últimos anos tinha encontrado destaque também no Icesp, onde trabalhava com afinco. Acho que seria um "handicapping"! Novamente prova com as mesmas características da anterior. O ponto sorteado, aula sobre o tema no dia seguinte, depois arguição e defesa do memorial. Meu currículo naquele momento estava com mais publicações que o dos concorrentes, apesar de ser mais jovem. A arguição considerou pontos positivos as publicações científicas em bom número e também minha atuação como chefe da Oncologia Urológica no Instituto de Câncer do Estado de São Paulo desde sua inauguração em 6/5/2008. No Icesp liderei um grupo de entusiastas pelo trabalho e pela causa pública dos pacientes necessitados, nós não tínhamos fila de espera, fazíamos mais de 200 cirurgias de câncer urológico por mês, um trabalho realmente incrível que esperava ser ressaltado e valorizado.

Após a acirrada disputa durante três dias, conquistei a vaga de professor associado, sendo nomeado no *Diário Oficial*.

62 – São Paulo, 120 (196) Diário Oficial Poder Executivo – Seção II sábado, 16 de outubro de 2010
De 14-10-2010.
Declarando que por ser MARCOS DALL'OGLIO, Professor Doutor, ref. MS-3, do QDUSP-PG, em Regime de Turno Completo, lotado na Faculdade de Medicina (Departamento de Cirurgia), detentor do título de **Livre-Docente,** conforme elementos constantes do Processo USP 10.1.908.5.5, fica, a contar de 13/09/2010, designado para exercer a função de Professor Associado, ref. MS-5, do mesmo Quadro, Parte, Regime e Lotação, nos termos do artigo 84 do Estatuto da Universidade de São Paulo.
Despachos do Reitor. De 13-10-2010.

Após esses acontecimentos, o professor Srougi, titular da urologia, ficou muito entusiasmado e tentou junto ao Departamento de Cirurgia da FMUSP a abertura de outra vaga, só que desta vez para professor titular de urologia, na área específica de oncologia. Isso era relevante porque a olhos vistos a urologia tinha crescido e expandido muito em três frentes, urologia geral, transplante e oncologia. Apesar da força política do professor titular da urologia, a proposta não foi aprovada pela congregação da USP, após acaloradas discussões. Com certeza seria um concurso muito disputado, talvez eu tivesse condições de concorrer, entretanto eu estava muito feliz dentro das minhas responsabilidades e afazeres que preenchiam meu coração e meu tempo, restringindo o importante e insubstituível convívio familiar. Muitas vezes, as pessoas que olhavam de fora me perguntavam se eu não estava trabalhando demais para a Instituição e também para o professor titular, pois eu o ajudava em sua clínica privada. Abrir meu consultório próprio nessa época era a última opção numa escala de prioridades. Conforme Lee Iacocca: *"Estude, prepare-se e depois faça acontecer"*. Eu acreditava muito nesse lema, portanto ainda estava investindo na minha qualificação profissional. Nesse ínterim, minhas meninas e meu gurizinho estavam crescendo e eu fazia de tudo para não desperdiçar este momento mágico de também ser pai.

Só descobriria mais tarde o quanto esse título e cargo que conquistei com muito esforço era cobiçado, pois teve gente que tentou tirá-lo de mim após publicado no *Diário Oficial* e muitos anos de serviços prestados à sociedade com total desvelo e amor.

Árvores, filhos e livros

Apesar de o mundo e as pessoas estarem mudando com extrema rapidez, ainda é comum ouvir muita gente dizer que, para carimbar nosso passaporte por esta vida, precisamos plantar uma árvore, escrever um livro e ter um filho. Realmente, são experiências maravilhosas, que também recomendo.

Meu avô Segundo Bertolin, pai de minha mãe, era um visionário, um homem à frente de seu tempo. Ainda nas décadas de 1940 e 1950, já era um reflorestador, além de outras aptidões, como matemático, agrimensor e construtor. Quando éramos pequenos, meus irmãos e eu, com frequência, Vô Segundo nos levava para plantar árvores, ou melhor, a tradicional araucária, árvore símbolo nos estados do Sul do país. Plantávamos os pinhões e pequenas mudas de araucárias. Ainda jovem, também plantei muitas árvores, quando escoteiro da tropa Caríris, com o chefe Irmão Sireno. Até hoje embelezam o Colégio Conceição em PF. Posso dizer que deixei algumas marcas verdes na paisagem deste mundo. Plantei um bocado de árvores.

Quanto aos livros, já escrevi ou editei onze livros técnicos, nesta pandemia fiz o décimo primeiro, junto com os residentes de urologia do Hospital Santa Marcelina, que foi lançado em 2021, escrito durante a reclusão a que todos fomos submetidos.

E agora este, que você tem em mãos, em que tento contar minha experiência com o futebol e a medicina em meio a uma constelação de personalidades marcantes nessas duas áreas. Um legado razoável, fruto de muito estudo e esforço. Entretanto, existe uma grande diferença para este livro porque se trata de uma experiência vivida com intensidade, conhecimentos extraídos e aprendidos com os outros. Ele me fez também pensar em como posso contribuir com os inúmeros atletas que muitas vezes não percebem o tempo passar, envoltos por uma plêiade de emoções na gangorra do futebol. Mais do que de repente tudo termina. Como disse Riobaldo em *Grande Sertão*: *"Viver é um descuido prosseguido!"*

Mas o importante mesmo nessa minha trajetória terrena foi ter tido a felicidade de ver nascer a minha primogênita, Isabela, em 5 de março de 1998, o mesmo dia de meu aniversário. Como esquecer aquela tarde, com a chegada daquela "guriazinha" chorando forte. O maior presente de aniversário que recebi na vida.

Rafaela, a corajosa!

Dois anos após o nascimento da Isabela, minha alegria se repetiu, com o nascimento de Rafaela (14/11/2000), outra guria forte e saudável. Certa vez, a Rafaela sofreu uma fratura na perna, foi o pior dia da minha vida vê-la machucada. Ela com apenas três anos mostrou fibra e bom humor nos trinta dias que ficou engessada sem poder caminhar. Não viu problemas nesta limitação, arrastava-se pela casa, brincava com sua irmã e com seus animais de estimação. Acostumou-se a superar obstáculos e recomeçar sempre, apesar de períodos difíceis, lá está ela seguindo em frente. Uma fera esta guria! Atualmente se dedica à faculdade de medicina com muito entusiasmo e aquele brilho cativante em seus olhos.

Miguel, o anjo!

Após dez anos do nascimento da Rafaela, no dia 1º de julho de 2010, veio ao mundo Miguel, a nossa amada "raspa de tacho", forte como as irmãs. Foi se mostrando um guri dócil e amigo de todos com cativante sorriso, sempre perto de seus bichos de estimação, principalmente com seu inseparável cachorrinho chamado Kimbo. Três filhos robustos e saudáveis foram a maior dádiva que a vida me reservou. Foi muito interessante que no dia seguinte ao seu nascimento o Brasil foi desclassificado pela Holanda na Copa do Mundo da África do Sul. As irmãs Isabela e Rafaela acharam o culpado pela nossa derrota, não foi o time canarinho, foi o irmão delas, com um dia de vida! Elas levaram um tempo para assimilar a chegada do irmão, que interessante a reação das irmãs coloradas. O nome de meu filho foi dado em homenagem ao Dr. Miguel; quando o batizei, Dr. Srougi ficou surpreso.

Tento dar atenção aos meus filhos, sempre tomei cuidado para que eles não tivessem a sensação de que o pai gosta mais de um do que do outro. Não existe isso. Como a minha mãe sempre disse, a gente fica preocupado se algum filho não está bem e aí tem que apoiar mais aquele que está precisando. E tento participar do que eles gostam, incentivo seus sonhos, insisto que eles devem persegui-los e, no que puder, eu vou tentar ajudar. Mas faço questão de dizer para eles três coisas: a primeira é que devem ter autoconfiança; a segunda é que eles precisam ter um mecanismo de concentração para se dedicar e procurar conquistar aquilo que eles querem; a vida é deles. Por mais que eu seja pai, não tenho o poder de interferir em suas decisões, no máximo ajudar. É a história da seta arremessada no infinito. Sempre procurei conviver muito com eles. São torcedores do Inter, como diz a Giovana, *"Vocês já nasceram colorados"*.

Sou umbilicalmente ligado a eles. Apesar do meu trabalho intenso, foram pouquíssimas as vezes em que perdi uma competição, treino, festa na escola ou apresentações de que participaram. É algo mágico e infinitamente recompensador vê-los respirar, crescer, evoluir e tornarem-se pessoas de bem. Tudo de mais belo que eu poderia ter esperado da vida Deus já me deu. Meus filhos adorados. Amém!

Pai em tempos modernos

Era uma quinta-feira véspera de feriado, fui levar Giovana e as meninas ao Aeroporto de Congonhas para viajar a Porto Alegre, eu ficaria trabalhando em São Paulo. Por volta das 18 horas e 30 minutos, Congonhas lotado, as gurias por volta dos 6 e 8 anos, de repente enquanto a Giovana fazia o *"check in"* no balcão, elas começaram a correr e bagunçar no meio das pessoas apressadas naquele burburinho interminável. Muito arteiras, não ficavam acomodadas por muito tempo. Como se não bastasse, descobriram aqueles separadores de fila, faixas que separavam diferentes setores e descobriram que com apenas um toque aquelas faixas se recolhiam causando barulho e surpresa às pessoas, o que parecia muito divertido para ambas. Imediatamente passei a tentar pegá-las, tornando aquilo ainda mais divertido para elas, ambas se separavam para dificultar meu resgate, quando pegava uma a outra fugia. Eu vermelho de vergonha, com certeza todas pessoas ali presentes me dirigindo um olhar de reprovação vendo aquela falta de educação das minhas filhas me desobedecendo e fugindo e correndo sem parar. Após o tempo suficiente para tornarem-se o centro das atenções naquela área, consegui finalmente pegá-las, uma em cada braço, segurei vigorosamente. Imediatamente saí para a calçada externa estreita e elas tentando se desvencilhar, pedindo que eu as largasse para continuarem aquela balburdia, para elas uma festa.

Iniciei meu corretivo chamando a atenção energeticamente e elas reclamando para eu soltá-las, ou melhor, me ordenando. De repente, passaram ao meu lado dois policiais militares, fazendo a guarda externa, percebi que me olharam com ar de reprovação, depois de passarem por nós, voltaram-se após uma distância e um deles perguntou: *"O que o senhor está fazendo?" "Desculpe-me Sr. PM, mas eu posso educar minhas filhas?"* – e voltei a olhar as duas que não se inibiram e continuaram a oferecer resistência, tentando escapar das minhas mãos em seus pulsos. O PM falou:

– *Solte-as!*

– *Não senhor, não farei isto!*

– *Isto são maus-tratos! Solte as meninas!*

– *Não!*

Eis que de repente meu pulso direito que segurava a Isabela foi algemado, o PM começou a torcer e apertar cada vez mais. Ao ver que estava machucando e se eu resisto iria quebrar meu braço, soltei ambas, que saíram em disparada, agora assustadas para dentro do aeroporto. E se corressem para a avenida movimentada? Um dos PM ficou nitidamente inibido e constrangido, enquanto o que me prendeu chegou orgulhoso para falar com a Giovana!

– A senhora conhece este homem?

– Meu marido!

– A senhora sabe o que ele estava fazendo?

Giovana precavida respondeu.

– Não imagino nada que não seja do direito de um Pai!

Sem pestanejar, o policial respondeu:

– Ele estava maltratando as crianças.

Nesse momento o PM foi me liberar das algemas quando lhe falei: *"Não precisa, me leva assim algemado para a delegacia, o senhor deve estar orgulhoso de prender um pai dando um corretivo nas filhas"*. Este foi o momento em que ele externou pela expressão corporal que pensou que tinha exagerado. Tirou-me as algemas e ficamos sabendo que havia uma delegacia dentro do aeroporto. Ao chegarmos lá, ficamos sabendo que a delegada de plantão estava em casa. Ao atendê-los pelo telefone, respondeu para eles resolverem o que tinham criado. Imagino isso porque ela não veio ao aeroporto, com um bate-boca entre as partes. Liberaram a Giovana com as meninas, a esta altura já haviam perdido o avião. Fui autuado por desacato, já que recuaram dos maus-tratos, porque eu falei aos PMs para prender bandidos na rua. Elas passaram um bom tempo bem comportadas e serviu de lição para as gurias mais traquinas do mundo.

Fazer o bem sem olhar a quem

Quando a Isabela tinha onze anos, ela viajou para o Canadá em um intercâmbio da escola em que estudava. Logicamente que eu e a Giovana sentiríamos aquela inédita ruptura, contudo seria muito bom para ela, principalmente para sua fluência na língua inglesa e também outra cultura, frio, neve, sei lá quantas outras coisas legais existiam por lá. Após deixarmos nossa primogênita no aeroporto, dentro do carro voltamos calados, o silêncio era interrompido pelo choro da Giovana. Tentei manter minha cabeça no trabalho e na Rafaela, torcendo para a Isabela voltar logo, até que o mês andou rápido, que bom que ela voltou logo. Ao me contar da casa onde ficou, que tinha duas crianças, da escola, dos amigos, do esqui na neve, da piscina térmica, logo percebi que foi de grande proveito, quando perguntei:

– *Foi um pouco difícil com a língua no começo, Isabela?*

– *Claro que não, pai, eu falo inglês igual falo português.*

Achei o máximo aquela informação, "que pena que fui estudar esta língua quando já era adulto", pensei comigo mesmo. Mas foi um dia após sua chegada, quando foi prestar conta dos dólares que havia levado na viagem, que ela me confidenciou:

– Sabe, pai, o terremoto do Haiti?

– Claro, o mundo inteiro sabe?"

– Pois é, lá na escola do Canadá todas as famílias e crianças mandaram dinheiro para ajudar aquele país muito pobre... Lembra que eu levei dois mil dólares, queria dizer que eu não trouxe nada de volta.

– Sim, sem problemas, usou bem o dinheiro?

– O seguinte, pai, fiz as contas de quanto gastaria no restante da viagem e também com alguns presentes para vocês. Ainda sobraria mil dólares, esta quantidade eu doei para os haitianos. Aprendi isto contigo, pai, porque eu sabia que tu e a mamãe fariam o mesmo.

Icesp: o maior hospital da América Latina

Em meados de 2008, enquanto trabalhava como professor livre-docente na Faculdade de Medicina da USP, e já era o chefe do Setor de Uro-Oncologia do HC, fui liderar o grupo de urologia de um hospital público que estava sendo inaugurado e prometia números grandiosos em atendimentos, o Instituto do Câncer do Estado de São Paulo (Icesp), sob a direção geral do Prof. Dr. Giovani Guido Cerri e Prof. Dr. Paulo Hoff. Em dezembro do mesmo ano, iniciamos as atividades. No Icesp tive a oportunidade de participar desde a implementação e estruturação inicial, desempenhando atividades cirúrgicas, mas também outras atividades administrativas que muito contribuíram para meu conhecimento e aperfeiçoamento na rotina hospitalar.

Meu objetivo sempre foi o de explorar todo o potencial que o instituto oferecia e me dedicar para torná-lo referência no Brasil em excelência no atendimento público. Sabia que o desafio era gigantesco, pois conhecia o dia a dia do SUS e todos os seus problemas, como longas filas de espera, má administração, tratamento médico não humanizado e desqualificado e falta de recursos para investimento no setor da saúde, mas sentia que poderia fazer algo de diferente, ou pelo menos tentar. Aproveitaria os conceitos recentes e conhecimentos adquiridos ao alavancar os atendimentos lá no HC, teria como aumentar exponencialmente nosso trabalho. Como disse o poeta Augusto Branco: *"Ninguém marca um gol sentado no banco de reservas. No jogo da vida, você tem que estar ativo, em campo, chamando a responsabilidade pra si".* E eu estava determinado a superar todos esses obstáculos impostos ao longo de décadas de descaso com o sistema público de saúde. No início dos trabalhos no Icesp, houve algumas insinuações públicas de professor da faculdade através da imprensa de que o Instituto poderia falhar em seu intento, ledo engano!

O Icesp é considerado um dos maiores hospitais especializado em tratamento de câncer da América Latina e em 2010 foi eleito o melhor hospital da capital paulista. O complexo atendia cerca de 6.000 pacientes ao mês e se dividia em 13 especialidades médicas, além do setor de imagem, anatomopatológico, reabilitação, cuidados paliativos, pronto atendimento, radioterapia, oncologia clínica, assistência psicológica e serviço social, hospital-dia e pesquisa.

No período em que fui diretor oncocirúrgico do Icesp (2008-2013), o hospital recebeu duas acreditações da ONA (Organização Nacional de Acreditação – em 2010 e 2011), inaugurou em 2011 o maior ambulatório em pesquisa de câncer da América Latina e em 2012 se tornou o primeiro hospital do SUS 100% digital.

Os dados do grupo da urologia em especial eram ainda mais impressionantes. Nós éramos uma equipe de 20 médicos e 18 residentes, além de três *fellows*, muitos alunos de iniciação científica e pós-graduandos provenientes de todo o Brasil e até do exterior. Lá no Icesp trabalhávamos de forma organizada, priorizando sempre oferecer um completo atendimento para os pacientes e trabalhando em conjunto com os serviços de oncologia, radioterapia, anatomia patológica e demais clínicas cirúrgicas.

Abrimos contato com diferentes centros médicos que não dispunham de infraestrutura para recebermos o encaminhamento via UBS (Unidade Básica de Saúde), hospitais diversos e AMA (Assistência Médica Ambulatorial). Em apenas uma semana o paciente era atendido para sua primeira consulta médica de avaliação e, caso necessitasse de procedimento cirúrgico, em até 28 dias a cirurgia seria efetuada, era nosso propósito. Sim, o tempo para resolutividade era de no máximo um mês; sabemos que por muitas vezes os convênios particulares demoram mais tempo para entregar essa resposta ao conveniado.

Quando a então Presidente da República Federativa do Brasil, a Sra. Dilma Rousseff, sancionou a Lei nº 12.732/12, em 23 de novembro de 2012, que obrigava o Sistema Único de Saúde (SUS) a iniciar em até 60 dias o tratamento de pacientes com câncer, fiquei muito feliz com a sensibilidade da governante em ajudar com celeridade as pessoas enfermas. Fiquei ainda mais realizado, no sentido humano e até religioso, porque me trouxe paz de espírito, uma vez que em nosso serviço de urologia já tratávamos todos, sem exceção, em um prazo médio de 21 dias. Nos casos de câncer de testículo, uma doença de crescimento rápido, o paciente era internado de urgência e operado dentro de 24 horas.

Os pacientes que tratávamos eram oriundos em sua grande maioria do Hospital das Clínicas de São Paulo, que passou a encaminhar todos os pacientes oncológicos ao Icesp, mas também de Guarulhos, Itapevi, Osasco e da rede municipal como um todo, e ainda de outros estados da União. Os principais casos, cerca de 60% do fluxo, eram de câncer na próstata, 15% câncer de bexiga, 12% câncer de rim, 3% câncer de pênis e testículo, enquanto 10% se enquadravam em uma miscelânea de outras malignidades. Recebíamos 45 novos casos de câncer confirmados por semana, 180 no mês, sem contar aqueles que seriam diagnosticados por nós. Dessa maneira, as principais cirurgias feitas por nossa equipe eram por via endoscópica, laparoscópica e aberta, conforme a criteriosa indicação por nosso grupo.

Como nossa produção cirúrgica era alta, precisávamos de muita organização; para isso, havia uma equipe de pesquisa formada por cinco profissionais graduados na área da saúde, que monitorava diariamente inúmeros indicativos: a fila de espera do hospital, as cirurgias agendadas, retornos ambulatoriais e exames necessários. Atendimento às necessidades do paciente, resolutiva de problemas e rotinas, enfim, tudo o que era necessário para termos um panorama real do que estava acontecendo naquele momento com a urologia. Desenvolvemos um robusto banco de dados prospectivo, passo fundamental para se envolver em protocolos de pesquisas nacionais e internacionais. Todos os dados eram catalogados em planilhas cujos dados eram analisados em reuniões semanais para designar novas teses de pós-graduação. Consegui, na iniciativa privada, que esses profissionais fossem pagos por empresas privadas para não sobrecarregar a instituição pública.

Todo esse cuidado e atenção mostrou resultado rápido: a urologia era responsável por 30% das cirurgias e 20% das consultas médicas, entre todas as especialidades do hospital. Os dados institucionais só refletiam o que já sabíamos na prática: nossa produção cirúrgica teve um crescimento exponencial, atingindo o pico em 2011 e 2012. Em outras palavras, além de atender com qualidade todos os pacientes da agenda, ainda tínhamos fôlego para, definitivamente, nunca mais ter fila de espera. Realizávamos em média, 30 cirurgias a mais do que o previsto na agenda, todos os meses. Os pacientes tinham atendimento adequado, as cirurgias devolviam a saúde do doente, e nossa competente equipe era muito feliz.

Bem antes de clarear o dia, nossos médicos contratados e residentes visitavam os pacientes internados, para ver se ocorrera alguma alteração no quadro clínico durante o período noturno, onde evoluíam e davam as altas necessárias, para iniciar as atividades cirúrgicas às 7 horas. Os alunos esperavam ansiosamente pelo estágio e residência na urologia, pois diziam que aprendiam bastante devido ao fluxo grande de cirurgias e consultas e que era intenso e prazeroso. Curiosamente, os residentes da cirurgia geral que eram candidatos à urologia, procuravam estágios conosco com o objetivo de aumentar suas chances de aprovação no concurso seguinte.

Os médicos eram estimulados a desenvolver pesquisas e teses com nosso banco de dados que era alimentado diariamente. Apesar de o hospital ter entrado recentemente em funcionamento, já continha informações de mais de 6.000 pacientes, além do banco de tumores e sangue com mais de 5.000 amostras armazenadas para execução de pesquisas de bancada, a chamada pesquisa básica, que era realizada no laboratório de investigação médica localizado na FMUSP. Nesse período, publicamos estudo científico inédito nesta área com o objetivo de estimular e expandir para outros centros hospitalares. As amostras eram coletadas a partir das atividades ambulatoriais e cirúrgicas. Desenvolvemos também pesquisa translacional *("bed to benchside and benchside to bed")* através de protocolos desenhados pelo nosso grupo. As linhas de pesquisa mais importantes eram desenvolvidas nas áreas de: marcadores moleculares, vacinas imunológicas, desenvolvimento de novas técnicas cirúrgicas, curvas de aprendizado em cirurgia urológica, estudos epidemiológicos nacionais, fatores prognósticos no câncer geniturinário e qualidade de vida no câncer urológico. Nossa produção científica continha dezenas de publicações indexadas em periódicos estrangeiros, ou seja, eram acessadas em qualquer lugar do mundo também nas plataformas digitais. O ensinamento proveniente desses estudos científicos não só tornava o médico mais preparado para enfrentar os desafios no atendimento mas também para escolher a melhor estratégia baseada em nossa experiência, como trazia benefícios ainda maiores aos pacientes.

Os casos de determinados pacientes, com situações complexas e com prognóstico mais delicado e preocupante, encaminhávamos à reunião semanal da urologia, onde era discutido o melhor tratamento para aquele paciente em específico. Participavam desses encontros membros da radioterapia, oncologia clínica, radiologia e patologia. Esta reunião multidisciplinar era enriquecedora ao ouvirmos todas as opiniões acerca do caso, sob diferentes prismas, até direcionarmos a melhor estratégia.

Inúmeros estudos multicêntricos internacionais estavam em andamento no Setor de Urologia, pesquisavam-se novas drogas para o tratamento do câncer urológico, com resultados muito promissores. Cada paciente que possuía os pré-requisitos necessários para entrar no programa era convidado a participar e a equipe acompanhava sua evolução mensalmente. Com isso, ajudamos a criar drogas potentes e inovadoras, que tratavam o tumor com menos efeitos colaterais e proporcionavam aumento de expectativa de vida nos casos graves. Participei como investigador principal em publicação inédita em uma das revistas científicas mais famosas do mundo, o prestigiado *New England Journal of Medicine*.

Mas nem tudo é trabalho, arranjávamos tempo para aliviar o estresse em locais extramuros. Como atuávamos no HC e no Icesp, contava com um campeonato de futebol entre as especialidades médicas e, claro, nosso grupo se encontrava uma vez por semana à noite para treinar. Era um momento importante de descontração; à medida que colocávamos o uniforme, os desafios enfrentados diariamente pareciam sumir por um instante. Fomos campeões em 2013 após insistente preparação, com os habilidosos residentes Raphael Kato, Rubens Park, Alexandre Bull, Guilherme Padovani, Guilherme Wood, que eram craques na bola e na urologia. O time era completado pelo ex-*fellow*, agora contratado, Flávio Areas, nosso goleiro; o antigo residente Fábio Ortega, que já era contratado pelo Icesp; e eu. Foi muito gratificante todos os residentes me jogarem para cima e valorizarem meu papel, que obviamente não era por causa do futebol, era todo o contexto e consideração por aquilo que transmitimos às novas gerações, isso não tem preço!

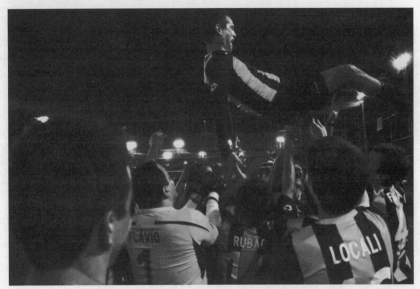
Comemoração do título jogando o Prof. Marcos Dall'Oglio nas alturas.

Estrela do mar: Maristela

Eis que após deixar Porto Alegre, após muitos e muitos anos, encontrei, na cidade de São Paulo, minha colega de aula da primeira turma quando cheguei na PUCRS em 1986, a colorada e hoje oncologista Maristela, com o mesmo sorriso e alegria contagiante. Sem pestanejar perguntei:

– E o teu guri?

– É médico formado, está fazendo residência de cirurgia geral e quer ser urologista!

– Inacreditável – divaguei,

– E mais, ele não acredita que eu te conheço e ainda chamo de Marquinhos.

– Pois bem, Maristela, quero conhecê-lo!

Pouco tempo depois se apresentaram em meu consultório, mãe e filho. Aquele "guri" cheio de entusiasmo e energia me garantiu que seria urologista. *"Negócio fechado"*, sentenciei. *"Quando terminares a residência de Urologia, trabalharemos juntos".*

Sua residência em urologia foi realizada com grande êxito no Hospital Federal dos Servidores do Estado-RJ, com os eminentes colegas Dr. Valter José Fernandes Muller (Chefe do Serviço), Dr. Klezer Gaspar (Chefe de Clínica), Dr. Fernando Pires Vaz (Ex-Chefe Honorário), sempre atuantes na formação de novos urologistas. Lapidaram aquele jovem inteligente e corajoso que avança diariamente em busca de seu aperfeiçoamento e que será um dos grandes urologistas brasileiros.

Dito e feito. Desde 2015 o nobre Matheus divide seus conhecimentos e habilidades cirúrgicas formando nossa equipe de trabalho com os também urologistas de que fui preceptor durante a residência urológica: Guilherme Padovani, Jorge Ocké, Raphael Kato e Rubens Park. Vale destacar que o Guilherme e o Raphael são corintianos, o Rubens é são-paulino e o Jorge é flamenguista. Quando não falamos de medicina, temos assunto de sobra.

Após o Dr. Matheus Miranda Paiva se tornar urologista, retornou para São Paulo e se apresentou para começar trabalhar junto comigo em minha clínica urológica. Cheio de cerimônias e timidez, ele falou: *"Professor, só tem mais uma coisa muito importante que gostaria de lhe dizer, além de agradecer a oportunidade de trabalharmos juntos"*. Atenciosamente, aguardei sem querer imaginar sua revelação tão cheia de cuidados e reverência. Que última descoberta a respeito daquele jovem cheio de sonhos e objetivos bem definidos me revelaria? *"Sou gremista"*!

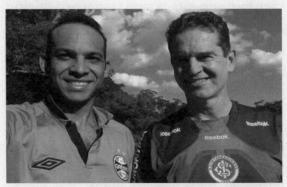

Dupla Gre-Nal bem entrosada: Matheus e Marcos.

Reconhecimento internacional

Naquele período em que estive à frente da Uro-Oncologia do HC e Icesp, realizávamos anualmente simpósios internacionais com sucesso. No terceiro congresso no ano de 2013, lançamos quatro livros, sendo um deles, digital, inédito e inovador para a área. Grandes médicos estrangeiros vinham palestrar e nos ensinar sobre as novidades no tratamento de câncer urológico em seus países e a nível mundial e também gostavam de aprender sobre o nosso fluxo dentro do sistema público brasileiro.

Destaco aqui os mais importantes convidados internacionais, especialistas em diferentes continentes: prof. Peter Scardino, James Eastham, Robert Uzzo, Arnulf Stenzl, Laurence Klotz, Thomas Powles, Shahrokh Shariat, Jihad Kaouk, Xavier Cathelineau, Juan Palou, Colin Dinney. De Mecas da medicina, como Hospital Memorial de Nova York, MD Anderson Cancer Center de Houston, Johns Hopkins de Baltimore e Cleaveland Clinic de Cleaveland.

Em nosso primeiro congresso internacional, convidei um dos grandes nomes da urologia mundial, chefe do Hospital Memorial de Nova York, prof. Peter Scardino, que nos ensinou bastante sobre câncer da próstata e seu comportamento em diferentes estágios da doença. Entretanto, o ponto alto desta sua visita foi poder auxiliá-lo em uma cirurgia que é sempre desafiadora ao médico e muito mais aos pacientes que enfrentam o temível câncer de próstata. O célebre professor Peter Scardino, no alto de sua experiência e trajetória, após uma vida dedicada ao tratamento das malignidades urológicas, realizou uma cirurgia de prostatectomia radical, onde pôde demonstrar e nos ensinar, através de sua exímia condição técnica, muitos detalhes e diferentes nuances para realizarmos uma cirurgia próxima da perfeição. Aquela aula prática foi inesquecível para todo nosso grupo.

O nosso terceiro simpósio internacional, realizado em 2013, contou com aproximadamente mil inscritos entre urologistas, oncologistas clínicos, radioterapeutas e médicos residentes de todo Brasil, com 50 palestrantes, além de 12 empresas patrocinadoras, sendo um momento único de conhecimento para todos.

Nossos cursos eram muito procurados também por médicos do Brasil todo, como uma forma de reciclagem e aprendizado. No curso de Imersão em Uro-Oncologia, o médico permanecia cinco dias com nossos assistentes, participando de todas as atividades da agenda, como cirurgias abertas e laparoscópicas e atendimentos no ambulatório. O objetivo do curso era oferecer aos profissionais uma semana intensa de atividades e difundir a rotina cirúrgica do setor. Foram realizados seis cursos, com um total de sessenta médicos participantes. Vinham profissionais de todo Brasil adquirir treinamento e aprimoramento, para, dessa maneira, retornar a sua cidade e região, criando uma nova cultura de aperfeiçoamento profissional que viria a acrescentar muito em seu estado de origem, tornando-se um novo polo de difusão. Certa vez, em um desses cursos *"hands on"* realizados pré-congresso, os urologistas que vieram do Sul, os destacados Mário Franciosi de Passo Fundo, Furian de Ijuí, Pedro Luz de Vacaria, Rafael Boeno de Porto Alegre, trouxeram uma ovelha para ser assada no churrasco de confraternização com os outros participantes, sendo gravados momentos inesquecíveis a todos nós.

Nos cursos *"Hands On"* em nefrectomias, prostatectomias e cistectomias, o médico participava durante dois dias dos nossos mutirões cirúrgicos como aperfeiçoamento e qualificação. Em dois dias eram realizadas cerca de vinte cirurgias. Foram organizados muitos desses cursos práticos, com ingresso de centenas de profissionais de fora de São Paulo. Além de ensinar e capacitar médicos de todo Brasil, criávamos um ambiente favorável e um caminho acessível a todos interessados.

Os casos urgentes de pacientes com problemas graves que chegavam até nós eram cerca de 10% de todos os atendimentos; por muitas vezes o paciente demora para buscar tratamento ou fica preso dentro da burocracia do Sistema Único de Saúde, retardando o tratamento e às vezes diminuindo as chances de cura.

Após elencarmos e resolvermos vários problemas pertinentes do setor, começamos a criar rotinas para nos auxiliar no dia a dia. No período em que liderei o grupo de urologia, criamos o protocolo de admissão de casos de câncer de próstata para a rede municipal de SP e iniciamos os trabalhos de controle de informações e gerenciamento de entrada de pacientes/cirurgias/altas. Depois criamos o controle de encaminhamentos à radioterapia e vigilância ativa dos casos de câncer de próstata e desenvolvemos ações no prontuário eletrônico do Sistema Tasy para protocolos no câncer geniturinário (próstata, bexiga, rim, pênis e testículo).

Nossa organização favoreceu a notificação e o entrosamento junto às unidades de saúde. Elas encaminhavam os pacientes referenciados, que depois, quando curados, poderiam retornar ao seu município de origem para acompanhamento mais próximo de sua casa.

Já naquela época conseguimos permissão junto ao Conselho Regional de Medicina para fazermos seguimento on-line em determinadas situações. Por exemplo, resolvia através de ligação telefônica e videoconferência em pacientes que tinham sido submetidos a tratamento curativo, que poderiam ser monitorados à distância.

Pacientes com doenças estágio 1 (fase inicial com diagnóstico precoce), cuja chance de cura era maior de 95%, após tratados, eram acompanhados de maneira mais flexível com maior espaço de tempo devido ao baixo risco de recidiva, favorecendo dessa maneira o acesso aos demais usuários do sistema.

No ano de 2011 realizávamos em média 160 cirurgias ao mês e atendíamos 830 consultas mensais. Em 2012 nossa média mensal de cirurgias aumentou para 170, com atendimento de 920 consultas. Resumindo, semanalmente, fazíamos 40 cirurgias e 230 atendimentos ambulatoriais. Com organização e vontade, podemos sempre melhorar nossas metas.

Entre dezembro de 2008 e março de 2013, enquanto fui diretor oncocirúrgico e chefe da equipe de uro-oncologia, a nossa equipe realizou 6.500 cirurgias e atendeu 37.500 consultas médicas. Dentre as principais cirurgias urológicas, operávamos prostatectomias radicais, cistectomias radicais e nefrectomias parciais e ou radicais em larga escala, propiciando expertise aos médicos e cura aos pacientes.

Muito importante salientar que todos os médicos residentes e assistentes realizavam essas principais cirurgias do câncer urológico de uma maneira muito democrática, ou seja, se especializavam de verdade em todas principais cirurgias do nosso universo cirúrgico.

Com um sentimento de orgulho e dever cumprido, terminei a minha gestão com um número expressivo em realizações no Sistema Público de Saúde, atendendo diariamente algumas dezenas de consultas médicas e efetuando uma dezena de cirurgias no grandioso Instituto do Câncer do Estado de São Paulo. A equipe trabalhava arduamente, o agradecimento dos pacientes era suficiente para nos dar força e prosseguir. O futebolista argentino Alfredo Di Stefano resumiu bem o sentimento de união que aquele grupo detinha: *"Nenhum jogador é tão bom como todos juntos"*.

Baseado nesta época que "estava" chefe do departamento de oncologia urológica, faço neste momento, de maneira retrospectiva, algumas importantes reflexões durante esta encantadora jornada. Curioso como podemos nos enganar quando assumimos posições consideradas importantes pelo sistema. Passamos a ser muito procurados, abordados e às vezes bajulados por diferentes pessoas, interesses e especulações. Em outras situações, sofremos ataques na tentativa de destruir nossa reputação, nossa honra e, algo que pode ser ainda pior e aniquilador, envergonhar nossa família.

Tive momentos difíceis devido a interesses pessoais de médicos que queriam treinar novas técnicas cirúrgicas em seus ricos hospitais privados e pediam para encaminharmos pacientes do SUS para essas instituições abastadas, que depois, sem constrangimento, os devolveriam ao sistema público, mas houve também momentos ternos, como ocorreu com um ex-residente que estava fazendo estágio fora do país e me ligava semanalmente pedindo que fosse contratado pelo Icesp quando voltasse ao Brasil, algo realmente muito insistente, que eu compreendia, pois muitos queriam trabalhar naquele time extremamente coeso. Como é de minha índole, dei oportunidade a todos os residentes do HC e ex-alunos da USP que se interessavam pela oncologia urológica. Além desse ex-residente mais insistente em especial, também foram contratados absolutamente todos os seus colegas de antes e depois de sua geração, sendo que a maioria está lá até hoje. Meu argumento com fundamentação prática era desempenharmos nossa função ao máximo, ou seja, quanto mais trabalharmos abriremos oportunidades para novas contratações.

No ápice do grupo que liderei, atingimos um patamar invejável, com uma equipe de 20 urologistas contratados, algo que me traz um orgulho contido. Refleti no pensador Herschel Walker que declarou: *"Se treinares muito, não só serás melhor, mas serás também difícil de ser vencido"*. Entretanto, como resumiu certa vez o grande centroavante Reinaldo do Atlético Mineiro e Seleção Brasileira, que também foi político, ao ser indagado sobre as dificuldades nas duas profissões, *"Na política dão em você sem bola"*!

Dentro do Icesp, participava de atividades de chefia e também de várias comissões. Uma das mais importantes de que participei foi para a aquisição do equipamento de cirurgia robótica, que foi concluída com êxito, era a Universidade Pública andando na frente.

Neymar, Kaká e robô: trio in-falível

A ciência corre a passos largos, tanto em medicamentos como em novas tecnologias como a cirurgia robótica, que há muitos anos se desenvolve na medicina. Esta tecnologia é privilégio dos países de primeiro mundo desde o século passado; entretanto, chegou ao hospital brasileiro somente em 2008, mas no sistema privado. Para o hospital público, um custo impensável: dois milhões de dólares.

Incansavelmente nos deparamos com virtuosas ações sociais lideradas por artistas e atletas de diferentes esportes, no Brasil e no mundo, a exemplo dos esportistas Gustavo Kuerten, André Agassi, Michael Jordan, Shaquille O'Neal, atores como Denzel Washington, o inigualável e insuperável Bill Gates, entre muitos outros magnânimos. Pessoas grandiosas como seres humanos e reconhecidas internacionalmente como personalidades mais influentes desta época.

Acreditei, naquele momento, que, se conseguisse o apoio de expoentes como Kaká e Neymar, estimularia e sensibilizaria as pessoas do nosso país para o sofrimento humano, visível nas filas dos ambulatórios e hospitais públicos. Lembrando a parábola do bom samaritano, que as pessoas de bem possam tomar a atitude de realizar obras decorrentes da sua fé e esperança nas pessoas e no mundo.

Nessa fase de minha vida, com muitas atividades de chefia e liderança dentro da instituição pública, pensei em fazer algo mais... tive a ideia de tentar conseguir um robô para ser utilizado nas cirurgias no Hospital das Clínicas e Icesp.

Escrevi um projeto pedindo apoio às duas grandes estrelas do futebol brasileiro em evidência: inicialmente Neymar, quando ainda estava jogando no Santos F.C., e depois Kaká, que estava retornando ao tricolor paulista. Elaborei um projeto em que o atleta seria uma espécie de "padrinho" através da relação estreita deles com seus patrocinadores, Nike e Adidas, respectivamente. Com o Neymar não consegui falar pessoalmente, mas foi entregue o projeto ao presidente do Santos na época: Dr. Odílio. Com o passar do tempo, não obtive resposta, porém não desanimei. Posteriormente, falei com o Kaká pessoalmente, após ser apresentado pelo amigo em comum Milton Cruz, mas também não obtive resposta positiva. Infelizmente não obtive sucesso com este sonho, talvez o "staff" e a burocracia tenham barrado antes de eles lerem e entenderem a essência e a grandeza daquele projeto. Este sonho não foi em vão, pouco tempo depois, através da chefia do prof. Ivan Cecconello, chefe da gastroenterologia cirúrgica da FMUSP, pude participar do projeto de pesquisa que conseguiu trazer o robô ao Icesp, obtido através do Ministério da Ciência e Tecnologia.

No ano de 2021 a família Gerdau Johannpeter doou o robô Da Vinci modelo Xi (o mais moderno do mundo) para a Santa Casa de Misericórdia de Porto Alegre, que ajudará na realização de cirurgias complexas, mas o que é ainda melhor, ajudará um número infinito de pessoas. Muito legal ver esta magnânima iniciativa privada em contribuir com as instituições públicas de saúde, tomara que se torne rotineiro em nosso país.

Como Riobaldo sentenciou em *Grande sertão: veredas* de João Guimarães Rosa: "Só se pode viver perto de outro, e conhecer outra pessoa, sem perigo de ódio, se a gente tem amor. Qualquer amor já é um pouquinho de saúde, um descanso da loucura".

Funções que desempenhei no Instituto do Câncer do Estado de São Paulo – Icesp

- Chefe do Setor de Uro-Oncologia, com funções administrativas, atividades assistenciais, ensino e pesquisa.
- Coordenador do Setor de Uro-Oncologia – desde 2008.
- Diretor Médico Oncocirúrgico.
- Diretor Médico Multiespecialidade.
- Comissão do grupo de farmacologia.
- Comissão do grupo de cirurgia robótica.

A luz se fez sombra

Um certo dia, antes de nossa reunião geral, recebi a importante e suntuosa visita de meus superiores da disciplina de urologia e seu séquito. Tomei assento na primeira fila do anfiteatro para prestigiar tamanha deferência, quando às minhas costas surgiu o vácuo que colocou meu time em uma posição fria, nebulosa e distante. Fez-se o silêncio que seria profanado por célebres palavras: *"Você está convidado a deixar suas funções de chefia na Uro-Oncologia do Icesp para realizar outras atividades nobres e relevantes"*. Daqui para frente, deverá concentrar-se em outras atividades de ensino e assistência.

Agradeço a todos vocês e ao Instituto do Câncer do Estado de São Paulo por ter me dado a oportunidade de trabalhar em alto nível, como sempre acreditei e me empenhei!

Conforme Shakespeare, *"Há mais mistérios entre o céu e a terra do que a vã filosofia dos homens possa imaginar."* Bem mais perto de nós, João Guimarães Rosa metaforicamente resume nossos diferentes momentos e aprendizados em nossas vidas ...

"O correr da vida embrulha tudo, a vida é assim: esquenta e esfria, aperta e daí afrouxa, sossega e depois desinquieta. O que ela quer da gente é coragem".

Mais uma etapa que se encerra, nova fase que se iniciaria com um lindo e convidativo horizonte.

A trilha da uro-oncologia

Quando você faz residência em urologia, transita por todas as áreas como transplante renal, câncer, urologia feminina e pediátrica, litíase urinária, entre outras. Tem uma visão geral de todas as frentes da urologia.

Tento percorrer meu caminho como médico urologista, pesquisador e professor.

Quando terminei a residência no Hospital Brigadeiro, ainda no ano de 1997, fui fazer estágios no Sírio-Libanês e na Beneficência Portuguesa para me aprofundar. Este "*fellow*" durou todo o ano de 1998, período em que convivi muito com urologia geral, transplante renal e câncer urológico, que procurei estudar muito durante o estágio. Quando o terminei, candidatei-me a um doutorado na Escola Paulista de Medicina. Durante o doutorado, a convite do professor Miguel Srougi, comecei a trabalhar em sua equipe, onde permaneci de 1999 a 2013.

Eu trabalhava na Escola Paulista de Medicina, ainda sem ter o meu próprio consultório, por julgar que precisava me especializar ainda mais, antes de abrir uma porta com meu nome. No ano de 2005, prossegui minha vida acadêmica no Hospital das Clínicas da Faculdade de Medicina da Universidade de São Paulo.

Algum tempo após minha chegada, tornei-me chefe do Departamento de Urologia da FMUSP e fui me dedicando cada vez mais a esta área. Em 2010 fiz a minha livre-docência, título ao qual atribuo uma sublime importância devido ao aprofundamento da maturidade alcançada nesta incessante e deslumbrante atividade acadêmica. Nesse período, com a abertura do Icesp (Instituto do Câncer do Estado de São Paulo), mantive as atividades de ensino, pesquisa e pós-graduação conectadas ao Hospital das Clínicas e a Universidade de São Paulo.

Dessa maneira, tratei de construir meu currículo, peça por peça, como um escultor que desenvolve sua obra com paciência e resignação. Do ponto de vista científico, consegui me aprimorar muito ao longo desses anos, contando atualmente com produção de 11 livros editados, 81 capítulos de livros escritos, 167 publicações de artigos científicos indexados e publicados nas revistas científicas internacionais mais importantes, como *Journal of Urology* (EUA), *British Journal of Urology* (Inglaterra), *European of Urology (Europa), International Brazilian Journal of Urology (Brasil).* Inclusive na mais famosa e prestigiada revista médica do mundo, o *New England Journal of Medicine,* onde existe um rigor científico muito grande, conferindo indiscutível credibilidade ao pesquisador, sendo muito importante na formação de meu currículo acadêmico. Até hoje, tive a oportunidade de realizar 276 palestras em eventos científicos nacionais, 31 palestras em eventos científicos internacionais. Em congressos médicos participei de 64 atividades como moderador, debatedor ou coordenador. Organizei 22 eventos científicos nacionais e internacionais, tendo 250 comunicações originais em congressos no país e 43 comunicações originais em congressos no exterior. Participei de 52 bancas de mestrado e doutorado em importantes instituições universitárias brasileiras. Recebi estagiários de faculdades de medicina e serviços de urologia do país (170) e do exterior (10), que acompanharam a rotina dentro do hospital e juntos desfrutamos de intenso convívio acadêmico com ganho profissional mútuo.

Tornei-me, também, membro das principais sociedades de urologia internacionais, como a americana e a europeia. Hoje sou também revisor de artigos científicos para várias dessas revistas.

Tornei-me orientador de alunos de pós-graduação em mestrados e doutorados, tendo orientado 16 alunos de doutorado, quatro de mestrado e inúmeros estudantes de medicina em trabalhos de iniciação científica. Eu também ministro aulas para a graduação em medicina e sou preceptor dos residentes, ensinando-os a operar, realizando cirurgias de alta complexidade. Participo da formação de gerações de residentes desde o ano de 2001, perfazendo neste período uma centena de urologistas em cuja formação atuei diretamente, os quais estão distribuídos por todo país.

Ensinar cirurgia é um trabalho de que eu gosto muito. Importante planejar as possíveis táticas cirúrgicas que serão empregadas e traçar com os residentes e outros médicos estratégias eficientes e seguras para aquela determinada intervenção. É comum encontrarmos diferentes desafios que precisam de solução; nestes casos, as experiências pregressas ajudam bastante.

Paradoxalmente, apesar de serem situações incomparáveis, toda experiência adquirida no futebol, onde tive que tomar decisões em frações de segundo, mediante um adversário aguerrido e uma torcida ensandecida é útil. Essa maturidade forjada em nossa evolução como seres humanos é fundamental durante um procedimento cirúrgico, para que se possa resolver situações delicadas com tranquilidade e confiança no próprio conhecimento.

Quando investimos no ensino de estudantes e residentes contribuímos para o futuro da medicina, pois eles serão as novas gerações em constante renovação.

Outra atividade importante que realizo é a captação de recursos junto a instituições de fomento, como 12 bolsas Fapesp e duas bolsas CNPQ, obtendo $ 1.093.566,00. Estes recursos são utilizados para melhorar o sistema da pós-graduação através da aquisição de tecnologia de informação e insumos. Junto a instituições privadas, também foram obtidos materiais de uso prático (instrumentos cirúrgicos, computadores) que serão utilizados em cirurgias, realização de novos estudos científicos, contribuindo desta maneira para um círculo virtuoso dentro da instituição, trazendo benefícios a todos.

No início do ano de 2006, após o surgimento e expansão da tecnologia robótica na urologia, fui para a cidade de Boston nos EUA, pude ver um dos precursores nesta área, o Dr. Jim Hu, que operava no Massachusetts General Hospital Harvard Medical School, e fiz treinamento no robô por trinta dias, quando fiquei fascinado por esta nova tecnologia. Aguardaria ansioso a chegada do robô Da Vinci ao nosso país. No Brasil esta tecnologia chegou no ano de 2008, desenvolvendo-se a partir de então, e hoje é acessível em muitos centros e estados da União.

Sempre busquei intercâmbio com outros países e instituições conhecidas por se dedicarem a pesquisas no desenvolvimento de tecnologias em cirurgia e medicamentos para compartilhar experiências conosco e aprimorar a competência de nosso grupo e instituição. Aprendi muito no contato pessoal com estes profissionais. Eis alguns profissionais marcantes que recebemos e desfrutamos de convívio enriquecedor, pelos quais tenho grande apreço e admiração:

Professor Peter Scardino

Em nosso primeiro congresso internacional do Icesp, convidei este que era um dos maiores cirurgiões do mundo e maior autoridade em câncer de próstata, então chefe da Urologia do Hospital Memorial Sloan Kettering de Nova York. Nessa ocasião pude auxiliá-lo em uma prostatectomia radical demonstrativa para nosso grupo de cirurgiões, na qual aprendemos muito com seu brilhante conhecimento cirúrgico na preservação da continência urinária e função sexual dos pacientes operados. Foi uma aula prática memorável. Fomos brindados também com inúmeras aulas teóricas extremamente importantes e conhecimentos de vanguarda.

James Eastham

Foi convidado para nosso congresso por ser o sucessor de Peter Scardino em Nova York e muito ativo na Associação Americana de Urologia. Ele nos ensinou muito sobre a transição da cirurgia aberta para a robótica, que estava chegando no Brasil, facilitando nosso intercâmbio nessa eficiente e segura modernidade.

Robert Uzzo

Grande estudioso do câncer de rim e suas múltiplas faces, nos ensinou com seus profundos conhecimentos teóricos com novas drogas e imunoterapia no câncer renal. Também adicionou importantes avanços cirúrgicos robóticos na preservação do rim na retirada de tumores sem a necessidade de extirpar todo o órgão. Trouxe novos conceitos no tratamento minimamente invasivo através da destruição de pequenos tumores renais com crioterapia (congelamento) ou radiofrequência (aquecimento).

Lawrence Klotz

É um profundo conhecedor do câncer de próstata, principal pesquisador mundial e defensor da vigilância ativa, ou seja, recomendação de não tratar determinados tumores prostáticos que não tem perfil agressivo. Os pacientes são vigiados através de exames, evitando tratamentos desnecessários ou agressivos. O estudioso Canadense Klotz tem relevantes publicações científicas neste cenário, mudando o enfoque e o tratamento do câncer de próstata em todo mundo.

Arnulf Stenzl

O urologista alemão se dedica aos estudos do câncer de bexiga e seu tratamento através da cirurgia radical e derivações urinárias reconstrutivas. Também nos adicionou conhecimentos e detalhes com a transição da cirurgia aberta para a robótica com muita relevância.

Juan Palou

Urólogo e pesquisador da conhecida Fundação Pruigvert de Barcelona, com ênfase na oncologia urológica, principalmente câncer de bexiga e o uso da tecnologia robótica na atualidade. Importante e atuante membro da Associação Europeia de Urologia.

Shahrokh Shariat

Profundo conhecedor do câncer urológico com estudos envolvendo as maiores e mais importantes casuísticas mundiais. Atuou no Cornell Medical Center de Nova York e Universidade do Texas, com centenas de publicações em câncer de próstata e bexiga. Atualmente é professor de urologia da Universidade de Viena na Áustria.

Thomas Powles

Professor de oncologia estabelecido em Londres, na Inglaterra, dedicado ao uso de novas drogas nas doenças malignas do aparelho geniturinário.

Colin Dinney

Atua na Universidade do Texas, no MD Anderson Cancer Center, onde é o chefe do Departamento de Urologia, com dedicação maior ao câncer de bexiga e seu tratamento nas diferentes fases da doença.

15. CIÊNCIA, A VITÓRIA DA VIDA

O câncer hoje

Invariavelmente, a quase totalidade dos pacientes chegam assustados e fragilizados, pois, na maioria das vezes, são pessoas saudáveis que, de repente, sofreram um impacto enorme com o diagnóstico avassalador: "a biópsia revelou um câncer", "o exame de imagem mostrou um tumor". O medo e a insegurança desencadeados pela notícia são semelhantes a um rastilho de pólvora que após aceso é difícil de interromper.

O câncer já foi um fantasma muito maior. Quase equivalia a uma sentença de morte. Atualmente, com tantos avanços na área médica, dispomos de muitas estratégias para enfrentar, tratar e curar esta doença que sempre carregou um estigma avassalador; felizmente, hoje em dia isso é possível em larga escala.

Entretanto, ainda é o diagnóstico precoce que aumenta sensivelmente as chances de cura em todos os tipos de câncer. Ademais, hoje em dia os tratamentos estão bem mais avançados e às vezes pode ser selecionado individualmente, baseado até em características genéticas.

Associado à detecção das doenças malignas em estágios iniciais, o surgimento de tecnologias preventivas, como diagnóstico por imagem e medicamentos modernos, aumentaram bastante a nossa capacidade de controlar a doença e inibir o seu crescimento. Cirurgias de tumores do aparelho geniturinário que, é minha área de atuação, se beneficiaram bastante do diagnóstico precoce e tratamentos cada vez mais eficazes.

Dos tumores no homem, o câncer de próstata é o mais comum, seguido pelo câncer de pulmão, intestino grosso, bexiga e rim. Quanto à mortalidade, o câncer de próstata é o segundo mais letal (atrás do câncer de pulmão), intestino grosso é o terceiro, a bexiga é o oitavo câncer que mais mata. Nas mulheres, os tumores mais comuns são mama e útero; o câncer de rim é o oitavo mais frequente.

Devido às facilidades tecnológicas da comunicação, diariamente recebemos dados de inúmeras publicações em importantes revistas médicas de todo o mundo. Muitos desses estudos científicos trazem novidades que constantemente vão sendo incorporadas e empregadas em benefício das pessoas. Por isso é fundamental o contínuo aprendizado nesta fascinante área da medicina.

Câncer de testículo

Este tumor incide sobre o homem jovem, na faixa dos 15 aos 35 anos, fase em que o indivíduo está se dedicando a pavimentar seu futuro através dos estudos, trabalho, iniciar uma família. A incidência deste câncer é maior sobre indivíduos que nasceram com o testículo fora da bolsa ou presença de atrofia testicular. Em 85% das vezes o tumor é encontrado restrito ao órgão; porém, quando associado a metástases, elas podem envolver o retroperitônio e comprimir os grandes vasos sanguíneos como a artéria aorta e a veia cava, órgãos abdominais (fígado), tórax (pulmões), até o cérebro. Nestes casos com a doença disseminada, a estratégia com associação de tratamentos como quimioterapia, cirurgia e radioterapia será necessária.

O jovem desenganado

Certa vez, recebi para consulta um paciente cujo câncer no testículo avançou e enviou metástases para o abdome. A família chegou destroçada, pois um médico muito experiente e conhecido tentou fazer a cirurgia, mas apenas abriu e fechou sua barriga, pois o caso parecia incontornável. O pai desse paciente me procurou, perguntando se eu o operaria!

Lembro da indignação da irmã do paciente ao descrever como foi receber a visita da psicóloga enviada pelo cirurgião que abortou a cirurgia, com objetivo de dar um apoio naquele momento possivelmente irreversível da doença que avançava. Na consulta, vieram o jovem de vinte e poucos anos, o pai e a irmã. O pai me justificou: *"Dr. Marcos, cheguei em São Paulo com o seu nome e também de outro urologista recomendado, o qual escolhi por ser mais famoso, como a nossa primeira opção fracassou, 'o médico abriu e fechou a barriga do meu filho', agora estamos aqui para saber se o senhor nos dá alguma esperança com uma cirurgia, pois não há outra maneira, já foram muitos ciclos de quimioterapia e o tumor não regrediu, até aumentou como mostram os exames. Estamos muito fragilizados com o que aconteceu recentemente."*

Esta é uma das cirurgias mais difíceis e desafiadoras em minha área de atuação, envolve o "conteúdo" de uma grande massa tumoral ocupando parte significativa do "continente" abdominal. Além disso, o tumor fica intimamente aderido aos grandes vasos sanguíneos, a artéria aorta abdominal e a veia cava inferior, os mais calibrosos do corpo humano, por onde circula todo nosso sangue em apenas um minuto. Por esse motivo, existe um alto risco de lesões nesses vasos, com possibilidade de hemorragias incontroláveis. O tumor também fica intimamente aderido ao duodeno, intestino delgado e grosso, pâncreas e músculo diafragma, que é fundamental para a nossa respiração. Portanto, durante a cirurgia pode haver mortalidade transoperatória e a operação ser interrompida a qualquer momento, devido à instabilidade hemodinâmica[16].

Não garanti que não o abriria e fecharia como ocorrido com o outro médico muito experiente, salientei que não ultrapassaria os meus limites nem os do paciente. Contudo, assegurei que dedicaria todo meu conhecimento e experiência em tentar ajudá-lo. Os três me olharam com olhos cheios de esperança, iríamos marcar o procedimento.

Marquei a cirurgia para a sexta-feira de manhã bem cedo, justifiquei: *"Como é um procedimento imprevisível, com certeza demorado,*

---

[16] Movimentos e pressões da circulação sanguínea.

talvez tenhamos que avançar até o dia seguinte, meu compromisso é contigo".

Foi uma cirurgia cheia de oscilações entre momentos difíceis e outros quase intransponíveis, que iam sendo manejados lenta e gradualmente. Muitos momentos com sangramentos intermitentes e subsequentes controles com suturas sobre os delicados e importantes vasos sanguíneos. Como um trabalho de formiguinha, controlando as emoções influenciadas pela vida do paciente muito jovem em minhas mãos, a cirurgia foi finalizada no início da noite. Acho que foi uma das poucas vezes em que não consegui conter minha emoção ao ser abraçado por sua família. Eu estava exaurido física e mentalmente.

Foram por volta de dez horas de cirurgia. O paciente acabou tendo uma sobrevida significativa. Pôde se casar, abrir seu negócio e seguiu em frente. Quando a doença o levou, quando progrediu para outros órgãos nobres, como pulmões, após muitos anos, ele já tinha tornado realidade seus sonhos de casamento, estabelecimento comercial e segurança da família. Apesar de algumas vezes permanecer uma moléstia sem cura, o câncer poderá ser controlado e retardado por muitos e muitos anos como aconteceu com o ex-vice-presidente José Alencar. Mas os tratamentos vêm avançando muito e, provavelmente, avançarão ainda mais, até que a doença seja desvendada em suas causas e desenvolvimento e encontre, por fim, uma cura efetiva. Essa é a minha esperança e crença. Parece unanimidade que o estilo de vida aliado com dieta equilibrada é um bom início para uma saúde duradoura e longevidade, estratégias ao alcance de todos nós.

Quase a totalidade dos procedimentos cirúrgicos realizados pela via aberta, principalmente na última década, passou a ser realizada com o auxílio da robótica, com a mesma eficiência e segurança de outrora, proporcionando dessa maneira uma recuperação física precoce, menor risco de complicações e menor estadia hospitalar. Por conseguinte, retorno mais breve a sua rotina de vida.

O futuro com novos tratamentos sempre será obtido através do estudo e do conhecimento gerado pela curiosidade e desejo dos maiores protagonistas, que são os cientistas espalhados em diferentes nações.

Câncer de bexiga

Esta doença é pouco falada ou lembrada em programas televisivos ou de esclarecimento às pessoas, mas é uma enfermidade grave, sendo a quarta causa de morte por câncer em homens. Enquanto a mortalidade do câncer de próstata, cuja incidência é alta, é de 3%, a mortalidade causada pelo câncer de bexiga, menos frequente, é de 18%, por esse motivo, matando muitas pessoas pelo mundo afora. Importante ressaltar que esta doença, relacionada a fumantes em mais da metade dos casos, infelizmente avança com a longevidade, ou seja, surge mais comumente a partir dos 60 anos. O sinal mais comum do câncer de bexiga é a presença de sangue na urina; entretanto, algumas vezes poderá ser negligenciado devido a crença de que o sangue urinário está associado a "pedra nos rins" ou a infecções. Por esse motivo, pelo risco de uma doença mais perigosa, deve ser sempre investigado.

Bola de bexiga e vice-versa

Na Grécia antiga, *Epyskiros* era um jogo com bola feita de bexiga de boi. Foi descoberto que a bola feita de bexiga de porco e recoberta de couro construída entre 1560 e 1570 pertenceu à rainha escocesa Mary Stuart, que governou a Escócia no século XVI.

Para entendermos melhor a característica desta doença, devemos imaginar a bexiga como se ela fosse uma bola, como gosta de explicar o urologista Dr. Fábio Ortega, que é também profundo conhecedor futebolista: tem a camada interna (câmara de ar) e a camada externa (capotão). Quando a lesão atinge somente a camada interna, é o que chamamos de tumor superficial ou não músculo invasivo; nestes casos, a bexiga pode ser preservada com a retirada do tumor pela via endoscópica através da uretra. Por outro lado, se o tumor penetrar na camada muscular profunda, ou seja, a camada externa, como se fosse o couro da bola, o recomendável para cura definitiva é a retirada total do órgão ou em determinadas situações a radioterapia associada à quimioterapia.

Como descrevi anteriormente, a cirurgia para retirada da bexiga e posterior reconstrução de uma nova no lugar é uma tarefa complexa e cheia de detalhes, porém, ao conseguirmos reconstruí-la, a pessoa volta a ter um mecanismo urinário muito semelhante ao que era antes, com ótima qualidade de vida, sendo uma conquista gratificante ao paciente e ao cirurgião.

Cistectomia radical – Qual é melhor: Neobexiga ou Bricker?

Este é o relato de Enrico, nascido na Alemanha Oriental, que viu cair o muro de Berlim aos 10 anos de idade. Reside no Brasil desde seus trinta anos de idade e fala com sotaque carregado.

EJN, 46 anos, câncer de bexiga estágio T 2b, cistectomia radical robótica, realizado em novembro de 2020. Eis o seu relato:

O diagnóstico de câncer gera um grande choque na vida de uma pessoa e na família. Muitas coisas passam na cabeça vinte e quarto horas e sete dias por semana! O desespero, como conseguir e passar por esta situação, estão sempre presentes. Ser racional neste momento é muito difícil. O apoio da família, juntamente com a equipe médica de confiança, são tudo para decidir o melhor tratamento para enfrentar este desafio de vida. A medicina é muito avançada, existem inúmeros relatos, artigos, opiniões, estudos clínicos, novas técnicas cirúrgicas, etc., com bons e ou menos sucesso. O desespero aumenta, pois existem muitas informações. Difícil filtrar tudo neste momento. Por isto, a confiança na equipe médica e a escolha do procedimento cirúrgico são cruciais e o principal parâmetro para passar este desafio assustador.

O diagnóstico de câncer de bexiga chegou para mim em uma idade em que eu menos esperava! Era ativo, trabalhava muito. Pensei que era invencível! Fiz tanta coisa e queria fazer mais coisas ainda. Em um exame de rotina foi diagnosticado uma dilatação do meu rim esquerdo, uma sombra na parede esquerda na minha bexiga que causava uma obstrução do meu ureter esquerdo.

O que então me movimentou para a técnica cirúrgica Neobexiga?

Antes precisam saber, eu fui confrontado com a mesma doença somente três anos antes no meu pai. Minha mãe, enfermeira aposentada, que trabalhou no segmento de urologia em hospitais e clínicas privadas na Alemanha. Ela cuidava e ajudou na recuperação de muitos pacientes por mais de 40 anos. Tinha muita experiência e preocupações. Meu pai decidiu para a técnica Bricker, aquela que precisa ficar com uma bolsa na barriga para armazenar a urina.

Por que eu decidi pela técnica inversa? Por que a técnica de Neobexiga é melhor para mim? Meu pai está vivendo muito bem com Bricker!

As conversas e esclarecimentos pré-operatórios com o médico responsável, a confiança na equipe médica foram os fatores principais para minha decisão. Eu preferi o risco de tempo e complexidade cirúrgica maior, para ter um futuro com melhor conforto. Especialmente continuando com minha independência no dia a dia, valem tudo para mim. Não queria depender de outras pessoas, nem da indústria farmacêutica para trocar o reservatório todos os dias, e não queria ficar com um acesso aberto na minha barriga. Em condições normais eu posso voltar a fazer o que amava e deixei de fazer por muito tempo, viver uma vida com mais equilíbrio, amar, descansar, trabalhar e ter muito lazer. Voltar a curtir a vida! Sempre busquei o prazer em atividades físicas, como mergulhar, surfar, etc., ou simplesmente fazer minha corrida diária. Com acesso aberto isto seria possível com muitas limitações. Uma vez vencida a doença, me adaptado à nova situação, volto a experimentar minha independência e viver o prazer e alegria da vida. Voltando a urinar normalmente com uma nova bexiga feita com um pequeno segmento do meu próprio intestino.

Estou agradecendo do fundo do meu coração a minha família e ao Prof. Dr. Marcos Dall'Oglio e sua equipe.

Câncer de rim

O câncer de rim no início é uma doença silenciosa; contudo, atualmente descobrem-se quase 70% de tumores iniciais, em exames de imagem como ultrassonografia, tomografia ou ressonância magnética de rotina. Este tipo de câncer é reconhecido como doença imprevisível por exibir diferentes faces e comportamentos.

O ciclista olímpico e o nódulo de rim

Certa vez, recebi o telefonema de um repórter do SporTV e Rede Globo que se identificou após saber que eu havia feito uma cirurgia muito delicada no ciclista olímpico Daniel Rogelin. Como o próprio Rogelin tornou este acontecimento público, comento sobre o ocorrido.

A cirurgia pretendida era muito desafiadora por dois motivos principais: em primeiro lugar, pela retirada apenas do tumor com preservação do restante de rim sadio; segundo, pela posição do tumor, que estava localizado profundamente dentro do rim, portanto não visível ao expormos o órgão durante a cirurgia. Explicado isso, para realizarmos a cirurgia com segurança, devemos interromper a circulação de sangue, através de clampeamento da artéria renal, pois um terço do volume sanguíneo de um indivíduo passa pelo rim em apenas um minuto. Depois, abrir o rim como fazemos com o pão do cachorro quente, por exemplo; retirar o tumor com cuidado, pois ele costuma ser protegido por uma cápsula; suturar o rim com precisão e conter os vasos sanguíneos para que não sangrem no pós-operatório; liberar a circulação sanguínea no menor tempo possível, para não haver prejuízo da função renal. Uma complicação temida e grave é o risco de sangramento pós-operatório.Os principais medos do paciente Daniel Rogelin, um atleta em atividade, eram perder o rim e isso prejudicá-lo esportivamente, e, não menos importante, o risco de um tumor maligno encurtar sua expectativa de vida. Felizmente o resultado foi excelente, o valente ciclista, conhecido em seu meio esportivo como "Águia", voltou a treinar e sua primeira competição foi alguns meses depois, conforme a reportagem veiculada no *Esporte Espetacular* nesse dia.

Reportagem do esporte espetacular sobre o ciclista Daniel Rogelin após a cirurgia, curado e competindo.

Quando o tumor de rim invade o coração

Na véspera daquele Natal chegou um homem encaminhado por uma médica da cidade de Manaus-AM, com um tumor de rim com trombo tumoral dentro da veia cava que entrava no átrio cardíaco[17] direito. Ademais, apresentava metástases pulmonares que provocavam falta de ar. Não houve regressão das lesões com medicamentos, que raramente funcionavam nestas situações, pois ainda não tínhamos "drogas-alvo" como chamamos hoje. Como principal credencial, trazia muita coragem e desejo de ficar bom. Com seus 40 anos e uma filha pequena dentro de casa, chegou com muitas esperanças. Justifiquei ao paciente os riscos da cirurgia, mas também salientei que, após a retirada de um câncer de rim, pode inclusive haver uma estabilização e até regressão das metástases; no entanto, só saberíamos isso depois de algum tempo da cirurgia. Sem outras opções, foi internado às pressas para ser operado no dia seguinte.

Para realizarmos esta delicada cirurgia, precisamos de uma tática cirúrgica pré-programada. Inicialmente, temos que interromper o fluxo de sangue dentro da veia cava, que é a maior e mais importante veia do organismo, por onde todo o sangue de uma pessoa retorna ao coração antes de ser bombeado aos pulmões em menos de um minuto. Retira-se o trombo tumoral que se insinua para dentro

---

[17] Câmara coletora de sangue que compreende uma das quatro câmaras do coração (dois átrios e dois ventrículos: direito e esquerdo).

do coração e faz-se a sutura da veia cava com posterior restabelecimento do fluxo sanguíneo.

Após a cirurgia, houve um resultado fantástico com relação às metástases pulmonares. Por este tumor obedecer um caráter imunológico dos mais marcantes na medicina, culmina com regressão das metástases "apenas" com a retirada do tumor principal. Foi o que aconteceu, o organismo fortaleceu o sistema imune e as lesões metastáticas do pulmão regrediram consideravelmente, com melhora da falta de ar e restabelecimento físico precoce.

Devido à base de minha experiência em cirurgia geral e depois de muitos anos realizando esse tipo de cirurgia dentro da rotina urológica, sou procurado com frequência para realizar operações extremamente delicadas.

Foi outra vitória marcante, o paciente voltou para casa e pôde comemorar a mudança de ano junto de sua família, o que continuou ocorrendo por muitos anos ainda. Ele sempre lembrava de me mandar notícias sobre seu estado de saúde, às vésperas do Natal seguinte.

O fantasma do câncer de próstata

Sabe-se que apenas 3% das pessoas que desenvolvem câncer de próstata morrerão por causa da doença; entretanto, por ser o mais frequente em todo mundo, acredita-se que um em cada seis homens desenvolverá esse tipo de câncer, cuja mortalidade ocupa o primeiro lugar no planeta. Vale ressaltar, porém, que em aproximadamente 30% dos homens com diagnóstico de enfermidade de baixo risco[18] realiza-se apenas acompanhamento "expectante" da doença, sem precisar de qualquer tratamento. Como a glândula prostática também costuma apresentar um aumento benigno de tamanho a partir dos 40 anos, a maioria dos homens acompanha a saúde da sua próstata com seus respectivos urologistas.

---

[18] Escore de Gleason 3+3 (excepcionalmente 3+4), PSA < 10 e no máximo três fragmentos de biópsia comprometidos.

Nos casos de tumores de risco intermediário e alto, o passo seguinte é buscar o tratamento mais eficaz e que ofereça menos efeitos colaterais. Devido ao tabu de que qualquer cirurgia sobre a próstata pode gerar incontinência urinária e disfunção sexual, muitos homens não querem enfrentar os riscos de um tratamento. Felizmente, nos dias atuais esses efeitos colaterais foram minimizados com avanços tecnológicos como a cirurgia robótica que utilizamos rotineiramente. Desde o ano de 2009, com a chegada do robô no Brasil, passei a realizar esta cirurgia (prostatectomia radical robótica), usando esta nova tecnologia em benefício dos pacientes, obtendo resultados fantásticos.

Nos diferentes comportamentos biológicos do câncer geniturinário, existe um conjunto de fatores relacionados ao tumor especificamente que deverá ser confrontado com desejos e anseios do paciente para a melhor escolha e sucesso do tratamento daquele indivíduo em especial. Precisamos sempre voltar os olhos ao nosso conhecimento munidos de sensibilidade e compaixão para tratar o paciente por completo e não somente a "sua doença".

A medicina brasileira na UTI

Todos os médicos atuantes de nosso país sabem muito bem o quanto é sacrificado desempenhar a medicina num país como o Brasil. Nos incontáveis plantões que fiz em hospitais da periferia de São Paulo, como os muitos onde eu e a Giovana trabalhávamos freneticamente por 24 horas, tínhamos como medicamentos apenas Novalgina para usar como antitérmico e analgésico e benzetacil[19] como antibiótico, nada mais. Tínhamos também soro fisiológico para usar com moderação. Nossos almoços dominicais naqueles plantões serão sempre inesquecíveis, era uma marmita com arroz e repolho, às vezes com um ovo cozido.

---

[19] Nome popular da benzilpenicilina benzatina, utilizada para tratar infecções bacterianas.

Algumas estatísticas ajudam a compreender melhor o complexo quadro atual da medicina no Brasil. No ano 2000 havia apenas 107 escolas médicas em nosso país. No final de 2016 esse número saltou para 268. Em julho de 2020, o país dispunha de 342 escolas médicas com 35.388 vagas para o primeiro ano da faculdade.

Dessas universidades, 202 são privadas (59%), 77 federais (22,5%), 35 estaduais (10%), 20 municipais (6%) e oito públicas (2,5%). Entretanto, existem escolas médicas que não dispõem sequer de hospitais para seus estudantes exercerem a prática. Atualmente, um dos principais desafios enfrentados é a acreditação das escolas médicas e desenvolvimento de docentes, conforme análise do Dr. Aécio Gois em artigo na revista *Ser médico*, publicação do Conselho Regional de Medicina do Estado de São Paulo (Cremesp). Devemos ficar atentos, pois esse fator poderá ser um elemento limitante na formação de um médico completo.

O número pode sugerir uma evolução, mas infelizmente não é o que acontece. Quantidade e qualidade são dois conceitos que nem sempre se endossam reciprocamente.

Outros números ajudam a esclarecer esse aparente paradoxo. O Brasil, hoje, tem cerca de 200 milhões de habitantes. A China, com 1,3 bilhão de cidadãos, possui apenas 150 escolas médicas. Nos Estados Unidos, a relação população/escolas médicas também é bem diversa: 300 milhões de habitantes e apenas 131 faculdades de medicina. Apenas a Índia possui mais escolas que o Brasil, lá existem 400, contudo sua população é seis vezes maior que a brasileira.

Vários fatores contribuem para a incongruência desse quadro em nosso país. O primeiro é a mercantilização da Medicina, num intricado, extremamente burocrático e mal gerido sistema de saúde e na ausência de políticas públicas adequadas às necessidades da área. As novas faculdades são sempre abertas nas regiões Sul e Sudeste, áreas já extremamente bem servidas pelas escolas médicas. Negócio rentável, pois os alunos pagam entre cinco e 16 mil reais mensais, gerando um movimento de nove bilhões de reais por ano. Nos últimos cinco anos, o valor da mensalidade da escola médica no Brasil aumentou 29% contra 8% da média geral.

Outros números tornam a situação ainda mais preocupante. Em 2016, 24.400 médicos se formaram no Brasil. Nesse mesmo ano, as vagas para residências médicas disponíveis eram somente 19.142 – um déficit, portanto, de mais de cinco mil vagas. Isso quer dizer que as pessoas vão se formando e não têm onde fazer suas residências médicas, que são fundamentais – tendo, por isso, de aceitar condições precárias para trabalhar. As áreas específicas são disputadíssimas, deixando muitos profissionais sem especialização.

Já ouvi críticas de que os profissionais brasileiros não se interessavam por trabalhar em localidades afastadas. Ora, médico, em sã consciência, quer exercer sua profissão em um lugar em que não há o mínimo de condições disponíveis para exercer a medicina com dignidade e poder ajudar as pessoas oferecendo apenas o suficiente e necessário?

Além disso, há a questão da má consciência. Ronaldo Nazário, um dos maiores ídolos da história do futebol brasileiro, declarou textualmente, com conhecimento de causa, antes da Copa do Mundo de 2014 em nosso país: *"Uma Copa do Mundo se faz com estádios e não com hospitais"*. Gostaria de ajudar o também meu ídolo "Fenômeno" a compreender alguns fatores extracampo.

De acordo com a Transparência Internacional, organização reconhecida globalmente, o índice de percepção de corrupção no país tem piorado dramaticamente. De 180 países, em 2016 estávamos na 79ª posição, em 2017 fomos para 96ª e em 2018 fomos para 105ª posição, na percepção de corrupção por parte da população.

Segundo dados do Ministério Público Federal, numa estimativa algo conservadora, 200 bilhões de reais vêm sendo desviados dos cofres públicos a cada ano, número difícil de quantificar sem a ajuda de uma calculadora.

Se usada nas políticas públicas de saúde, essa cifra bastaria para construir e manter mais de 300 hospitais de porte, com 160 leitos, equipamentos de ponta e que atenderiam, cada um, cerca de 600 pacientes diariamente. Por outro lado, de acordo com levantamento feito pela Pluri Consultoria, o Estádio Mané Garrincha, do Distrito Federal, custou aos cofres públicos 11,4 mil dólares por assento, o que o torna o terceiro estádio mais caro construído no mundo nos últimos 10 anos, perdendo apenas para o novo Estádio de Wembley (Londres, Inglaterra) e Estade de Suisse (Berna, Suíça).

Outros cinco estádios construídos para a Copa 2014 aparecem entre os mais caros do mundo: Arena Corinthians (10° lugar), Arena Amazônia em Manaus (19°), Arena Pantanal em Cuiabá (24°), Arena Pernambuco em Recife (25°) e Arena das Dunas em Natal (35°). No total, foram avaliados 66 estádios inaugurados a partir de 2004. Considerados todos eles, a média de custo por assento foi de US$ 5.841, metade do custo do Mané Garrincha. Note-se, ainda, que esse mesmo investimento feito em "circo", em vez de saúde e educação, repetiu-se nos Jogos Olímpicos de 2016 no Rio de Janeiro.

Quero ressaltar as palavras do tricampeão Rivelino, com as quais concordo plenamente: *o futebol não tem nada com isso*. Mas quem dirige o país tem e muito! Justifico baseado nos seguintes dados: segundo matéria no site da revista Exame, a reforma do Maracanã para a Copa do Mundo de 2014 custou R$ 1,2 bilhão, e o Tribunal de Contas do Estado do Rio chegou à conclusão que a obra teve superfaturamento de R$ 211 milhões.

O incêndio do Museu Nacional, no Rio de Janeiro, devido à má conservação, ocorreu porque nos últimos três anos que antecederam sua destruição não foram recebidos os R$ 500 mil anuais para manutenção. A reforma do Maracanã bancaria a manutenção do Museu Nacional por 2.400 anos. O Estádio Mané Garrincha, segundo o Tribunal de Contas do Distrito Federal, gastou R$ 1,9 bilhão para ser construído.

Quando eu trabalhava no Icesp, aproximadamente 30% dos pacientes lá internados possuíam planos de saúde suplementar, que não cobriam despesas com tratamento de câncer. Outros pacientes também detentores de algum convênio médico, às vezes moribundos, eram encaminhados para lá porque no seu "staff" não dispunha de médicos treinados e também por economia.

As restrições e a voracidade dos convênios médicos são outro fator de grande repercussão no quadro degradante que a saúde brasileira vive atualmente.

Como disse o famoso oncologista e cirurgião neozelandês Dr. Murray F. Brennan, que chefiou por 21 anos o departamento de cirurgia do Memorial Sloan Kettering Cancer Center em Nova York (EUA), certa vez: *"O paciente possui expectativas irreais, os médicos muitas vezes pedem testes e exames em demasia e tratam em excesso, sem qualquer impacto positivo sobre o paciente. Com retorno muito baixo e sem prestar atenção nos efeitos colaterais. As companhias farmacêuticas só querem ganhar dinheiro, o que é normal. Os planos de saúde querem cobrir pessoas saudáveis. Ou seja, só temos vilões".*

Outra importante questão relacionada à saúde brasileira sempre foi a falta de regionalização da rede hospitalar. Este problema crônico conduz ao que chamamos de ambulancioterapia. O paciente é colocado na ambulância e conduzido a outro hospital. O Brasil precisa, urgentemente, de muitos hospitais regionais fortes, que cubram um raio significativo em regiões necessitadas, onde se encontre um corpo clínico treinado para atendimento igualitário. E não como ocorre hoje, parcos centros isolados para onde se dirige uma romaria de pacientes, como representado pelo exemplar Hospital do mor, localizado na cidade de Barretos, interior de São Paulo, por exemplo.

Com todos os avanços em tecnologia digital disponíveis atualmente, deveria haver uma conexão entre prontuários eletrônicos dos usuários do SUS em vários níveis. As políticas de saúde poderiam facilmente encontrar conexões nos três níveis: primeiramente com abrangência municipal, que após sua implementação expandiria ao nível estadual, e finalmente uma conexão de âmbito federal. Não é razoável para o médico e muito menos para o paciente ele ser atendido em qualquer posto de saúde ou pronto atendimento onde é feito o atendimento apenas baseado no sintomas dor ou febre!? Sendo medicado empiricamente, é protelado o diagnóstico, que seria o passo fundamental a ser dado na sequência.

Enquanto o Brasil não investir de verdade primeiro em educação e, quase tanto quanto nela, em saúde, grande parte da população brasileira ficará à míngua. É difícil imaginar que uma pessoa sem saúde se considere um ser humano plenamente livre. O sistema de saúde, como está hoje, permite que a exclusão dos mais vulneráveis e os sistemas de atendimentos incompletos e pouco eficientes proliferem, pois você não consegue tratar a essência do problema para enfrentá-lo. Dessa maneira surgem mecanismos oportunistas, onde clínicas privadas que se intitulam de baixo custo não são resolutivas e se beneficiam às custas dos mais humildes.

Com tanta injustiça social, o que você quer que um sujeito desempregado e com seu filho doente faça?

A má gestão é outro ponto focal para que importantes hospitais de grande tradição estejam claudicando já há muito tempo. Do lado do paciente, dispomos de dados assustadores, haja vista muitas doenças surgirem pelo simples fato de as famílias sequer disporem de saneamento básico em seus lares. São questões que poderiam ser enfrentadas com êxito. Mas prolifera uma cultura de falta de ética em muitos estados e municípios da União, tornando-se, infelizmente, no Brasil, quase um comportamento generalizado. Nesse quadro tenebroso, é urgente sair da teoria para a prática.

Precisamos de medidas efetivas, como a atenção primária à mãe durante a gestação. Para que as crianças não corram mais o risco de morrer de doenças plenamente tratáveis, como desidratação, diarreia, sarampo ou rubéola. É preciso, também, de uma política que consiga associar o saneamento a mudança nas condições de higiene e saúde.

Quantos adultos, então, têm doenças preexistentes não diagnosticadas e tratadas? Para que isso aconteça, é preciso que eles possam ter acesso a postos de saúde e ser encaminhados, quando necessário, a hospitais de verdade e com recursos.

Nos países que se preocupam com a longevidade, o respeito e a educação dos mais jovens pelos idosos são uma tradição. Uma das tantas leis da vida é que junto ao envelhecimento se adicionem doenças crônicas, como diabetes, aterosclerose, Alzheimer, osteoporose, doenças pulmonares e cardiovasculares e o próprio câncer. Em determinadas situações, os idosos geralmente são tratados, principalmente por seus familiares, como um inconveniente ou estorvo.

A partir de 2030, uma em cada cinco pessoas no planeta terá mais de 65 anos. Imagine a importância dessa cifra, pois será um grande desafio dar dignidade para as pessoas envelhecerem sem ser reclusas ou restritas a um leito.

O médico no divã

Entre os anos de 2010 a 2017 houve um aumento de 23% no número de médicos no Brasil, saltando de 364.755 para 451.777 em apenas sete anos.

Podemos atribuir esse aumento exponencial da população médica à abertura desenfreada de faculdades de medicina. Isso acarreta maior dificuldade de os profissionais se colocarem no mercado de trabalho, contribuindo para a precarização das relações trabalhistas da classe, seja nos setores público ou privado. Esse cenário é acompanhado de um distanciamento na relação médico-paciente, embora haja um aumento da expectativa, pela população, de sucesso com relação à atuação do médico. Essas mudanças pelas quais passa a medicina brasileira são acompanhadas de prejuízos na qualidade de vida dos médicos.

Uma meta-análise brasileira apresentou um panorama sobre a saúde mental dos estudantes de medicina. Esta população apresentou 30% de sintomas compatíveis com depressão e 33% com transtornos de ansiedade. Também foi evidenciado 50% de estresse patológico, 51% de qualidade do sono ruim, 46% de sonolência diurna e 13% com sintomas de "burnout". Os estudantes também manifestaram prejuízos sociais causados pelo álcool em 33% deles, bem como transtornos alimentares em 17% e 2,5% para estudantes do sexo feminino e masculino, respectivamente. A estimativa é que a depressão afeta 12% dos médicos e 19% das médicas. Entretanto, o médico tende a evitar procurar ajuda, talvez por uma necessidade de parecer saudável perante a sociedade e colegas, visto que existe o conceito de que o médico é quem trata os outros e não quem fica doente.

A síndrome de "burnout" é caracterizada por um estado físico, mental e emocional de exaustão extrema e tem como principais consequências o esgotamento mental do próprio trabalho e a redução da eficácia profissional. O portal *Medscape* realizou pesquisa com 1.838 médicos de 38 especialidades, analisando a síndrome de *burnout*, onde 85% dos profissionais trabalham em metrópoles ou grandes centros urbanos. Destes médicos, 11% relataram sofrer de depressão e 26% *burnout*. Trabalhar em hospital também pareceu aumentar a incidência dessas duas síndromes.

Os cinco fatores que mais contribuem para esta situação relacionam-se com a baixa remuneração (50%), carga horária excessiva (46%), desrespeito por parte de chefes (44%), desrespeito por parte dos pacientes (33%), excesso de tarefas burocráticas (31%).

A profissão médica é uma das que possuem alguns dos aspectos mais desgastantes, como a exigência de grande dedicação de tempo, o envolvimento de muita responsabilidade pessoal e o constante contato com o sofrimento de pacientes e familiares. Tais aspectos, somados ao acúmulo de vínculos e longa jornada de serviço, além de condições insatisfatórias de trabalho, podem ser determinantes ao afetar a qualidade de vida do profissional. O portal *Medscape* realizou pesquisa anônima no ano de 2019 com 1.599 participantes sobre remuneração e satisfação com o trabalho. Os resultados foram os seguintes: média de trabalho semanal foi de 48 horas, com o perfil de atuação hospitalar (41%), consultório privado (15%), unidades de saúde (13%), clínica compartilhada de mesma especialidade (8%), clínica de múltiplas especialidades (7%). A remuneração anual foi de 175 mil reais para generalistas e 230 mil reais para especialistas, sendo 253 mil reais para os homens e 192 mil reais para mulheres. Apenas 39% dos entrevistados acham sua remuneração justa, sendo a satisfação com o próprio desempenho médico avaliada em 19% muito satisfeitos e 61% satisfeitos. Quanto aos aspectos mais difíceis do trabalho médico, 36% acham que trabalham demais, 21% apresentam dificuldades em obter um reembolso justo ou de negociar com as seguradoras e planos de saúde, 17% dizem lidar com pacientes difíceis, 9% reclamam de regras e regulamentações. Os aspectos mais gratificantes do trabalho destes médicos que responderam à pesquisa foram: ser competente em sua área (25%), ganhar bem e fazer o que gosta (22%), ter a gratidão dos pacientes (21%), julgar que está tornando o mundo um lugar melhor ao ajudar o próximo (16%). Ao responderem se optariam pela medicina novamente como carreira, 76% responderam que sim e 70% na mesma especialidade.

Dados do portal do Conselho Federal de Medicina (CFM) de julho de 2020 confirmam que o total de médicos em atividade no país é de 496.727, que estão distribuídos percentualmente da seguinte maneira conforme os estados da União: 30% em São Paulo, 13% no Rio de Janeiro, 11,5 % em Minas Gerais, 6,6% no Rio Grande do Sul, 5,8% no Paraná, 5% na Bahia e 4% em Pernambuco. Apenas 1% nos estados do Acre, Amapá e Roraima. A taxa de 2,1 médicos por mil habitantes seria o número recomendado segundo a Organização Mundial de Saúde (OMS), entretanto, como observamos pelos números, no país os profissionais estão distribuídos de maneira desigual, principalmente pela aglomeração em grandes centros e, naturalmente, pela falta de política de carreira.

Carta a um jovem médico

Por mais que o tempo passe, tenho como um de meu mantras profissionais uma frase do consultor Antonhy "Lee" Iacocca, ex-CEO que reergueu a Chrysler na década de 1980. Ela diz, sucintamente, o seguinte:

"Estude muito, prepare-se e depois faça acontecer!"

A faculdade de medicina dura seis anos, a residência médica entre dois e seis anos, além de pós-graduação, mestrado e doutorado, se for o caso. Se pensarmos muito nisso, talvez possamos hesitar, titubear e abandonar a caminhada sem sequer termos dado o primeiro passo. Não podemos, por essa razão, pensar muito, a não ser no amor pela futura profissão e no quanto poderemos ajudar os outros. A medicina é uma das mais belas profissões exatamente por isso. Ela nos dá a maravilhosa oportunidade de, em muitos momentos de nossas vidas, estendermos a mão aos outros, conseguindo ajudar as pessoas a se levantarem, ajudando-as a "renascer" para a própria existência.

Considero muito pretensioso dizer que curamos ou que salvamos aquelas determinadas pessoas. Somos, contudo, um instrumento longamente lapidado para alcançar o êxito, se nos prepararmos dedicadamente durante o longo caminho de nosso árduo e incessante aprendizado. Ademais, a medicina, que já nos deu longevidade, pretende, com o investimento de bilhões de dólares em bioengenharia, nanotecnologia e genética, vencer a morte no ano de 2200, como profetizou o aclamado escritor Yuval Noah Harari !?!?

Todas as profissões são belas, e, quase sempre, os grandes profissionais se regozijam de suas escolhas. Eles desfrutam do próprio sucesso que atingem, mas os sacrifícios, as superações e a insana perseverança em estudar, aprender na prática, convivendo com aqueles que sofrem numa maca de pronto-socorro, num leito de hospital ou num ambulatório qualquer, são imensos. O médico americano Dr. Mark Hyman sintetizou qual era o sentimento de atender as vítimas do terremoto no Haiti: *"O ato de servir nos dá a capacidade de transcender a dor que nos cerca".*

Depois, quando nos dedicamos a ensinar outros jovens médicos, temos a chance de dar o exemplo a ser seguido, com ética, honestidade e compaixão. Nossa missão é contaminá-los com a virtude através do nosso exemplo.

Não podemos desperdiçar nossas angústias e aflições com o amanhã, pois ele pode não chegar para muitos de nossos pacientes que esperavam ganhar um tempo qualquer de sobrevida, mas não conseguiram, pois a doença os fulminou.

Não adianta estudarmos apenas biologia, anatomia, clínica médica e cirurgia. Precisamos entender também de psicologia e psiquiatria, da mente daqueles que sofrem, seja por doenças físicas, seja pelas psíquicas, que muitas vezes, como nos casos que levam aos suicídios, são igualmente letais.

A medicina exige um constante envolvimento com a prática, mas o paciente carece de muito mais que isso. Precisamos conhecê--los e fazê-los compreender como fizemos o diagnóstico, como poderemos tratá-lo e como ele, paciente, participará dessa decisão.

Não tenho a pretensão de saber qual a fórmula ideal para encontrarmos sucesso, realização pessoal e felicidade na medicina, até porque é algo muito amplo e às vezes subjetivo e individual. Por isso mesmo, costumo recomendar insistentemente aos jovens médicos a leitura de alguns livros não técnicos que considero importantes e que poderão acrescentar uma interpretação original aos futuros profissionais.

Um livro maravilhoso que recomendo é *A Arte Perdida de Curar*, de Bernard Lown, médico lituano radicado nos EUA, o criador do desfibrilador cardíaco. Lown, um humanista ferrenho, defendia uma cumplicidade inédita na relação médico-pacientes. Um médico genial, movido a muito conhecimento e altíssimas doses de compaixão e generosidade. Julgo que, para um médico, não basta ser um bom clínico ou cirurgião, mas sim, acima de tudo, alguém dotado de amor, compaixão e profundo desejo de ajudar seus pacientes.

Outro escritor que acho fantástico é o doutor Abraham Verghese, um médico etíope de origem indiana, hoje professor da Faculdade de Medicina na Universidade de Stanford, nos Estados Unidos, é um exemplo que busco seguir. Ele é revolucionário na abordagem da relação médico-paciente, a fim de dotá-la de um caráter mais solidário e humanista. Em seu livro *The Tennis Partner: A Story de Friendship and Lost* (O parceiro de tênis: uma história de amizade e perda), ele deixa muito clara a importância de uma relação de estreita colaboração, quase uma cumplicidade entre os médicos e seus pacientes. Mais importante ainda, nessa mesma obra ele alerta contra a prepotência médica de achar que tudo está ao seu alcance. Defende que o médico deve conhecer com precisão seus limites.

O médico, em especial, luta de todas as formas para salvar vidas e, na maioria dos casos, alcançar a cura de seus pacientes. Mas há situações bastante complicadas, envolvendo enfermos cuja doença já se encontra muito avançada. Em casos dessa natureza, o mais difícil é não ultrapassar nem os seus limites e muito menos os do paciente.

Tenho como um de meus mantras uma afirmação de Verghese, dirigida aos médicos em seu outro romance intitulado *11º manda-*

mento, onde narra uma história comovente sobre amor, sacrifício e superação dentro de uma vida dedicada à medicina.

É um romance épico sobre a medicina e como exercê-la da maneira mais benéfica para os que sofrem. Um clássico instantâneo da área. O *11° mandamento* revela aspectos da relação entre médico e pacientes e do exercício da profissão em condições precárias, em meio à miséria e à doença. Escancara a problemática da assistência hospitalar em um país pobre como a Etiópia. Entretanto, veremos nuances que também são vistas aqui em nosso país. É a visão do médico como ser humano, aquele que se doa ao próximo. Em nossa rotina médica, podemos enxergar Deus, este livro também nos ensina que existe um momento em que devemos parar e aceitar a finitude da vida... ao descrever objetiva e metaforicamente para "não operar alguém no dia de sua morte", ou seja, quando não há mais nada a ser feito, nada deve ser feito, além de cuidados que amenizem o seu sofrimento e tragam paz a sua alma.

Finalmente, outro livro que gosto de recomendar chama-se *Médico de homens e de almas*, da escritora britânica Taylor Caldwell, que pesquisou profundamente a vida e as obras do bem instruído apóstolo Lucas, como médico de coração generoso, ao preocupar-se com os enfermos, oprimidos e pobres.

Vemos grandes professores e até catedráticos, não aqueles que aparecem na TV ou nos jornais. Grandes são aqueles que nos contagiam com a sua aura ao operar, cuidar do paciente e falar conosco, transmitindo a sua experiência e entusiasmo em diferentes momentos e jornadas. Aí sim, só nós sabemos quão grandes são eles e o nosso desejo de segui-los e imitá-los dali em diante.

A ciência avança a passos largos. Hoje há inúmeras máquinas que fazem o diagnóstico por imagens, os robôs que nos ajudam a operar, os exames de DNA na previsão de doenças que poderão surgir no futuro. Entretanto, todos eles são frios como o gelo e podem ser agudos como uma espada se não os utilizarmos para o bem do homem.

O médico sempre estará à frente de todas as técnicas e instrumentos disponíveis. Como me ensinou uma paciente certa vez, ao contar que foi a um médico muito famoso e indagou o porquê daquele determinado exame e do tratamento recomendado. O médico-professor respondeu: *"Bem simples... É porque ele está indicado em todos os livros"*.

Ao que a humilde e astuta paciente retrucou imediatamente: *"Bem... Se está em todos os livros, eu não preciso me consultar com Vossa Senhoria, posso ir a qualquer profissional"*. Foi o que fez, mudou de médico.

Os pacientes nos ensinam muito. Eles nos dão pistas e nos oferecem relações com os seus passados, relatando-nos experiências pregressas que podem interferir muito no diagnóstico e no tratamento. Sempre devemos confiar no que eles dizem e, então, fazer uso de nosso conhecimento mas também da intuição. De toda maneira, o caminho é muito longo e nossa busca, incessante. Mas a inquietude, a curiosidade, os desafios e sua superação podem nos tornar ótimos médicos, úteis à sociedade e também ao nosso país. Porém, é fundamental que nos tornemos também, acima de tudo, pessoas melhores. Sem isso, nada terá valido a pena.

Milan Kundera ao falar sobre o sofrimento no premiado livro *A insustentável leveza do ser* aprofunda com sublime clareza o sentimento humano: *"Não há nada mais pesado que a compaixão. Nem sequer a própria dor é tão pesada quanto a dor sentida com alguém, por alguém, para alguém."*

Quando o médico é o paciente

Na formação médica, aprendemos e estudamos o comportamento psíquico e reações frente a diferentes condições de saúde. Como ninguém está imune a nada, também tive problemas de saúde, alguns de maior impacto em minha vida. Alguns destes episódios talvez tenham sido mais assustadores, contudo provavelmente tenham me ajudado a compreender melhor o sofrimento e a angústia de quem está enfermo. Este é um dos motivos por que ao ficar doente não me pergunto como é ocupar a cadeira do outro lado da mesa.

As experiências iniciais foram fraturas nos braços, naquela época, a "redução" da fratura, ou seja, colocar o osso no lugar certo, era muitas vezes tratada pelo "arrumador de osso", um "prático" que alinhava a fratura para o osso soldar novamente. Sempre encontrávamos alguém próximo de casa.

Aos dez anos, eu estava jogando com meus primos e uma gurizada um pouco mais velha e maior que eu em um daqueles tantos campos que existiam em um terreno qualquer. As traves eram duas estacas compridas fincadas no chão e escoradas por uns tijolos. O jogo estava parelho, driblei um adversário e, na tentativa de driblar o segundo, ele me deu um trança-perna, fui ao solo naquele campo inclinado com mechas de grama e muita terra batida. Ao levantar do tombo, vi meu braço deformado. Sem entender aquilo e apavorado com o ineditismo, instintivamente pedi para meu primo César puxá-lo. O antebraço se endireitou e, ao soltar a tração, voltou a ficar disforme. Saí correndo para casa, segurando o peso com minha mão direita.

Fui levado ao ortopedista, que, após a radiografia, identificou a fratura dos dois ossos do antebraço (o rádio e o cúbito ou ulna), indicou cirurgia sem vacilar e ainda apontou em meu antebraço de dez anos, para a minha mãe ver: *Com um corte daqui até aqui*. Minha mãe saiu comigo voando dali, sem olhar para trás, como se tivesse visto uma assombração: *Onde já se viu falar uma coisa dessas e de que maneira, o que ele está pensando?*

Voltando no tempo, o médico falou de uma maneira agressiva e como se fosse algo banal, com certeza somente para ele! Não para uma mãe conduzindo seu filho com o braço já deformado pela fratura. Resolvido, iria para o "arrumador de osso". Era sábado à noite, já fazia umas 12 horas que eu andava para lá e para cá, com o braço em uma tipoia, com muito medo do que iria acontecer. A dor, com todo respeito, era doída, porque descobri, por conta própria, que osso dói, mas dava para aguentar. No clarear do dia de um domingo qualquer, fui levado por meus pais para uma interessante jornada. Fomos ao encontro do sr. Brisola, "arrumador de osso" muito conhecido em toda região. Ele, que morava na zona rural, entre Passo Fundo e Getúlio Vargas, me recebeu com carinho e muito afeto, apesar de não haver marcado consulta, apenas apareci trazido pelos meus pais. O Seu Brisola tinha uns setenta anos, fala mansa, cabelos grisalhos, olhos claros, parecia que estava me esperando desde cedo, pois estava na área de sua casa tomando chimarrão. Cuidadosamente pediu para ver meu braço torto, que parecia um "S", bem inchado e com áreas arroxeadas. Ele me explicou que deixaria meu braço por um tempo tomando vapor. Para isso, encheu uma tina com água quente, deixou meu braço apoiado sobre duas madeiras e cobriu com plástico, o vapor ia subindo e relaxando aquela musculatura contraída e machucada. Quando a água amornava, com cuidado ele colocava outra chaleirada de água quente e vá conversa com meu pai. Eu mais assustado que "cusco" no foguetório nem piscava, ainda sentia umas contrações musculares dolorosas. Confiava em meus pais, isso me bastava. O "Seu Brisola" esperou a chegada de seu filho ajudante, que assumiria o ofício no futuro. Nesse ínterim, o mais curioso, aquele querido senhor que poderia ser meu avô trouxe uma taquara e mediu no meu braço. Falquejou como um artesão com uma faca bem afiada em quatro pedaços. Depois, cuidadosamente, enrolou uma atadura de gaze branca como a neve em volta das taquaras. Com curiosidade, eu apenas observava sem perguntar nada. Aliás, eu não falava, apenas aguardava o final feliz, mas aquilo não terminava nunca...

Eu, sentado por umas três horas curtindo aquela sauna em meu braço, o remédio era a paciência. Finalmente chegou a hora da onça beber água, me deu aquele frio na barriga quando o Sr. Brisola falou:

"Guri, agarra com o braço na cintura do teu pai!" – que estava em pé ao meu lado. Minha mãe se mandou para fora do recinto, nenhuma mãe precisa aguentar aquilo; para piorar, alguém da casa resmungou por perto: "Este piá vai desmaiar!" O Seu Brisola começou a lavar meu braço com tanto cuidado que quase nem doía; ao terminar, anunciou o início dos trabalhos. Seu filho ajudante, de uns trinta e poucos anos, segurou meu braço vigorosamente, um pouco acima do cotovelo, enquanto o seu Brisola puxou progressivamente meu punho e depois minha mão, com vigor e tração contínua até o antebraço endireitar, como era antes. Com a ajuda de uma toalha para não escorregar, estralou um dedo após o outro. Eu? Gritando muito – de peito aberto como diria o hoje jornalista Carlos Simon –, pois é muito dolorido quebrar um osso, mais ainda colocá-lo no lugar. Tudo alinhado, ele enfaixou com atadura de gaze, depois foi colocando uma a uma as quatro taquaras, com a parte côncava em contato com meu antebraço. Quando percebi, estava terminado, eu, encharcado de suor, dei graças a Deus: *"Terminou?"* Que alívio, acho que foram uns dez minutos, mas parecia muito mais. Refeito da epopeia, pedi um copo d'água, tudo terminado, já era quase meio dia.

"Quanto custa", perguntou meu pai agradecendo todo profissionalismo, eficiência e hospitalidade. *"O senhor paga o quanto quiser"*, respondeu com toda humildade aquele descendente de italianos que eu nunca mais esqueceria. Depois de trinta dias, com aquelas ataduras de gaze encardidas e sujas de terra, retirei-as cuidadosamente com a ajuda e a delicadeza da minha querida mãe. O braço estava fino, atrofiado, feio de olhar, por isso desviei os olhos e pensei que logo estaria jogando bola novamente. Dali alguns dias não perceberia mais nada, ficaria na lembrança. Vida que segue.

Um guri ativo como eu, que vivia jogando, saltando e aprontando, certo dia, ao executar um salto em altura, sem colchão embaixo, e cair de mau jeito, percebi o estrago.... *"Quebrei o braço de novo!"* Eu mesmo fiz o diagnóstico, só que agora o braço direito, que "m". Como da outra vez, era sábado, cheguei em casa com o braço daquele jeito, a mãe não acreditou. Imaginei aquela via sacra novamente. Foi exatamente o que aconteceu, esperamos o pai chegar em casa, pois ele trabalhava fora, dormimos e no dia seguinte, bem cedinho, rumamos para nosso conhecido Brisola. Agora eu estava com 14 anos, fomos recebidos com a pergunta: *"Tu não esteve aqui um tempo atrás?"* Aconteceu tudo igualzinho à outra vez, entretanto o "Seu Brisola", que estava mais velhinho, segurou meu braço e, agora, seu filho fez as honras da casa. Naquele período de trinta dias, estava no primeiro ano científico do segundo grau, o Irmão Reimídio, que era professor de Moral e Cívica e diretor do Colégio Conceição, ficou impressionado porque aprendi a escrever com o braço esquerdo;

não tinha escolha, quem faria as provas no meu lugar? Prometi para mim mesmo que não me quebraria nunca mais...!

Round 1

No ano de 1990, eu estava jogando no E.C. São José de Porto Alegre, pela segunda divisão do campeonato gaúcho, e cursava a faculdade. Fiz uma artroscopia no joelho esquerdo. Ainda morava sozinho na capital gaúcha. Quando me dei conta, estava engessado e de muletas. Eu me senti alguém incapaz. Tinha de ir ao ponto de ônibus e levava meia hora para chegar, embora ele fosse bem próximo de casa. Tive trombose venosa profunda e depois surgiram varizes na perna esquerda, pelo tempo que fiquei imobilizado e sem prevenção para aquela temida e perigosa complicação. Foi um período muito penoso e desgastante, me senti muito frágil fisicamente, contudo precisava resistir com a ajuda de um amigo inseparável, meu cérebro!.

Round 2

Certa vez, acho que no distante ano de 2002, fomos a um congresso da Giovana em Florianópolis, ficamos em um hotel na Praia dos Ingleses, as gurias eram pequenas, só fui para curtir com elas aquele final de semana prolongado.

Determinada manhã, tinha um professor cuidando de um "rapel", pois é, eu também não conhecia o que era aquilo, nos fundos do hotel. Várias pessoas já tinham subido e descido o paredão, inclusive a Giovana e as meninas. Após insistentes convites do animador do hotel, sem muito entusiasmo, pois não via graça naquele esporte, aceitei o desafio de fazer o mesmo e subi até a altura de seis metros, no final do paredão construído artificialmente. Naquele momento, o instrutor pediu para eu soltar da parede e ficar suspenso pela corda que estava presa no colete. Foi o que fiz, nisto ele deu um tranco na corda para me assustar, uma espécie de brincadeira, deve ter pensado com toda inocência, mas a corda arrebentou, isso mesmo, se rompeu! Eu fiquei no espaço vazio, senti a ausência de resistência a sustentar meu peso, agora só a sorte e meu anjo da guarda poderiam me ajudar. Foi um barulho como um saco de batatas caindo no chão....

Como a vida pode se transformar rapidamente, lembrei do escritor e jornalista Marcelo Rubens Paiva, que descreveu o momento em que ficou tetraplégico após fraturar o pescoço num mergulho em um lago. Ele ouviu soar uma campainha como descreve no livro *Feliz Ano Velho*, que li ainda na adolescência.

Atordoado e com uma dor lancinante e contínua nas costas, dificuldade para respirar, tudo girava à minha volta, estava muito tonto por também ter batido com a cabeça no chão, o equipamento que seria de segurança não fornecia nem capacete. A primeira coisa que eu fiz, buscando o ar, mas consciente, achei que havia quebrado a coluna, movi ligeiramente as pernas e berrei: *"Ninguém mexe em mim!"* Repeti um pequeno movimento com a perna direita, depois com a esquerda, elas me obedeceram. Eu não estava paraplégico, ufa. Aprendemos nos primeiros socorros que muitas pessoas que têm lesão medular neurológica agravam a situação ao serem atendidas e manipuladas no momento do socorro. "Agora calma, o pior não aconteceu", pensei em voz alta. Ouvia o choro forte da Rafaela, provocado por aquele súbito e imprevisível acidente, e também via o pânico estampado na cara da Isabela, com seus olhos arregalados.

O primeiro xixi que fiz foi em um saco transparente para ter certeza de que não tinha machucado os rins, urina clarinha, sem traços de sangue, mais um pouco de alívio. O exame de tomografia mostrou fratura de duas vértebras lombares sem risco de compressão medular. Fiquei uma semana imobilizado na cama do hospital, fazendo as necessidades na fralda, consegues imaginar isto? Depois "alguém" que eu lembro bem, os auxiliares de enfermagem, a dupla Winnie e Willian, vinha me dar banho, deitado no leito, pois não podia me mexer, situação impensável até aquele momento. Como somos frágeis e vulneráveis, basta apenas um balanço para tudo se modificar. A recuperação foi lenta, só consegui tomar banho sozinho após um mês, precisei usar um colete por quatro meses. Posteriormente, comecei intensa atividade de hidroterapia, que acelerou minha recuperação.

Round 3

Outro grande susto que recebi foi na ocasião em que descobri uma lesão na boca, parecia um dente inflamado, gengiva abaloada e dolorida, algo esquisito e claramente anormal. Consultei o dentista que sugeriu uma radiografia, depois tomografia. Quando vi as imagens da tomografia tomei um susto tremendo, uma grande lesão ocupando todo o seio maxilar[20] esquerdo, onde é a chamada maçã do rosto, preferi não pensar em nada, pois já estava suficientemente apavorado, fui ouvir quem entendia do assunto!

Após a retirada do tumor aguardávamos o resultado anatomopatológico, que recebi por telefone. Outra coisa que aprendi no "próprio osso". Quando preciso falar desses resultados de biópsias, prefiro explicar pessoalmente. Meu cirurgião falou: *"Foi detectado um tumor ósseo benigno, mas, com características de agressividade, precisa ser removido novamente para ampliar as margens cirúrgicas, pois vai continuar avançando sobre outros tecidos saudáveis"*. Portanto, precisaria de uma segunda cirurgia e esta, provavelmente, com algumas sequelas. Precisaria enfrentar uma cirurgia ainda mais delicada, pois, além da remoção de osso, dentes molares e tecidos moles, a tarefa de reconstrução para fechar o defeito (buraco no céu da boca) também não seria tarefa muito simples. Que sensação indescritível. Fiquei desorientado, muito mal-humorado, minha capacidade de concentração foi a zero. Dali para frente, eu simplesmente não conseguia ler e captar sequer a mensagem de uma manchete de jornal, impossível pegar um livro ou estudar, a cabeça, ou melhor, o cérebro não permitia. Saber que temos um problema de saúde é ainda pior quando os filhos são pequenos, e se eu faltasse? Impossível não pensar nisso. Passei por uma nova cirurgia, acordei com o rosto muito inchado... com uma prótese removível cobrindo um defeito e com dentes artificiais. Vamos em frente, estava tratado. Fiz um acompanhamento muito cuidadoso, mas, após dois anos, tive um sangramento na boca. Presença de sangue é sinal assustador para

---

[20] Espaço pneumático contido no interior do osso maxilar.

a maioria das pessoas, não seria diferente comigo, voltei a conviver com dúvidas e incertezas. Poderia atribuir esta volta da doença aos momentos desgastantes que enfrentei em determinado período de minha vida, mas "eles" não merecem este crédito. Foi feita biópsia local que revelou a recidiva. *O tumor voltou*", sentenciou meu médico, explicando que precisaríamos operar novamente.

Nesse momento, procurei novas opiniões médicas e tive duas consultas marcantes, que provavelmente me ajudaram a melhorar como médico dali para frente, pois tentarei não repetir aos meus pacientes. A primeira foi quando alguém me falou, é simples, eu faço um corte aqui neste local e descreveu a técnica cirúrgica com detalhes .... *"Simples, só fazer um corte no meu rosto?"*, perguntei sem esconder o constrangimento... Outro colega que fui ouvir me olhou e falou da cirurgia, que eu perderia parte do osso maxilar, perderia mais alguns dentes superiores, entre outras coisas, blá, blá... Meus pensamentos não eram meus.... Acho que para me consolar ele falou o seguinte: *"Recentemente, de férias com minha família lá no litoral do Nordeste, quebrei o braço, sei o que você está sentindo". "O quê?"*, retruquei, sem dar voz ao meu sofrimento mental que divagou: "Terei que passar por uma cirurgia que poderá modificar alguns aspectos corporais, nem sei se vou voltar a falar normalmente, se meu rosto terá alguma paralisia e tu me fala isso? Desta maneira?" Agradeci e me retirei, até nunca mais, prezado colega!

Teria que me submeter a uma terceira intervenção cirúrgica, que removeria um pedaço considerável de meu palato (céu da boca) e mais alguns dentes, que coisa chata, quando conseguiria me livrar deste problema definitivamente? Não tenho outra alternativa, vamos em frente, nova cirurgia, pode marcar. Confesso que novamente tive um medinho de morrer, uma reintervenção cirúrgica, tumor era muito próximo da base do olho, perto de grandes vasos sanguíneos, cirurgia grande e demorada...

Mudei de médico, conversei com o Dr. Luís Paulo Kowalski, me explicou sobre a abordagem e retirada da lesão com margens cirúrgicas amplas. Para reconstrução do defeito, o cirurgião plástico Dr. José Carlos retiraria um retalho de pele de um dos braços ou coxas, pois precisaria de uma anastomose arterial para irrigação junto com a artéria facial[21]. Como ex-atleta e atual cirurgião optei por não mexer nos braços, sugeri a perna direita para ceder este retalho que passaria a habitar minha cavidade oral. Ademais, raciocinei que esta parte do meu corpo, perna, era bem vascularizada pelos anos ininterruptos de atividades físicas e com artéria potente que forneceria sangue e vitalidade ao transplante.

Curiosamente, a cirurgia foi agendada para um dia 29 de fevereiro, nem lembro de que ano, achei um bom presságio. Acordei daquele jeito... como um bêbado que estava no trilho do trem e, ao vê-lo aproximar-se sem poder se safar, cheio de coragem estufa o peito e diz: *"Pode vir lata velha, um de nós vai se dar mal...!"*

Foi exatamente o que aconteceu..., muitas horas de cirurgia, sangramento, acordei com um tubo de respiração na garganta, em um leito de UTI, aguentei até a manhã seguinte para me livrar do tubo, diferente do personagem criado pelo humorista Jô Soares que, em situações desesperadoras, repetia: *"Tira o tubo!"*

Fiquei sem alguns dentes superiores, não seria o problema, mastigaria só do lado direito, depois pensaria nisso, agora era sarar. Durante o pós-operatório, abriu parcialmente o céu da boca, fiquei falando fanho; devido à comunicação entre cavidade nasal e oral, os alimentos saíam pelo nariz, que tragédia. Eu me lembrei das crianças indefesas que atendi durante o curso médico que nasceram com lábio leporino e fissura no osso do céu da boca. Enfrentavam dezenas de cirurgias. Tive que permanecer com uma sonda "naso-enteral" para alimentação, pois não poderia ingerir pela boca para cicatrizar o defeito que teimava em ficar aberto. Portanto, o alimento era aplicado na sonda que levava o conteúdo alimentar líquido até o duodeno. Após duas semanas, tive sintomas conhecidos como "dumping", que provocam taquicardia, sudorese, mal-estar. Num ímpeto de raiva e esgotamento, arranquei a sonda e joguei-a fora, rezei

---

[21] Artéria da cabeça, originada da artéria carótida externa, encontrada em posição submandibular.

para estar tudo cicatrizado, e estava, que alívio, pude voltar a me alimentar e também falar normalmente, sem a voz "fanha"!

É uma enorme bobagem um médico se surpreender quando ocupa um leito de hospital, por acaso somos diferentes das outras pessoas? Alguém me falou, pelo menos vai servir como um novo aprendizado! "Sem dúvida", raciocinei taciturno, "como não seria?"

"E o meu futuro?" Muitas vezes queremos que nosso médico responda sobre nosso prognóstico, tampouco sei responder aos meus pacientes! Conforme respondeu o Dr. Lown no livro *A arte perdida de curar: "O prognóstico está nas mãos de Deus! Os gregos já compreendiam que a profecia exigia o conhecimento completo de tudo o que existe no universo. Não sabemos nem prever o tempo que vai fazer daqui uma semana e o senhor(a) me pede que leia o seu futuro inteiro?*

Do "Marquinhos" ao Dr. Marcos

(Porto Alegre, inverno de 2020, por Maurício Estrougo)

"Em meados de 2006, fui ao consultório do renomado médico urologista Dr. Miguel Srougi, em São Paulo, para uma consulta e, aguardando na sala de espera, fui abordado por um jovem médico que me perguntou: 'Maurício Estrougo?' Fitei aquele rosto por um momento e qual não foi minha surpresa ao ver que o jovem era um médico da equipe do Dr. Miguel, mas ao mesmo tempo não era dali que o reconhecia. 'Sou o Dr. Marcos', registrou. E emendou: 'mas também o Marquinhos, do Inter'. Surpreso, de imediato passou a rodar um filme em minha cabeça. Recordações que tive com o então 'Marquinhos'!

Nasci em berço colorado, pois meu pai, Raphael Estrougo, foi conselheiro e vice-presidente do Sport Club Internacional de Porto Alegre nos anos 60 e 70, inclusive na época em que houve a mudança de estádio para o Beira-Rio. Após seu falecimento, fui levado ao Inter por seus colegas e tornei-me conselheiro. Depois atuei em cargos como vice-presidente de finanças, de marketing e, inclusive, de futebol. Naquela época os jogadores, diferentemente do que vemos hoje, tinham no máximo algum famíliar cuidando de seus contratos e finanças, o que nos remete a um período que mesclava profissionalismo com amadorismo. Época mais romântica, haja vista que existia, sim, em primeiro plano, admiração e respeito pelo clube.

Nos anos 80 surgiram diversos jogadores famosos, dentre eles Taffarel, que era colega de quarto do Marquinhos quando o Clube viajava e nas concentrações dos jogos. Foi nessa época que ele surge na minha vida: centro-médio magro, que jogava com classe e que se mostrava diferenciado, dispunha de elegância e visão do jogo.

Pessoalmente, contudo, usava o tempo livre para ler e estudar e não era muito dado às diversões e entretenimentos comuns a outros jogadores. Não que não estivesse integrado a equipe, mas por característica pessoal preferia os livros aos passatempos das concentrações. Aproveitava o tempo de relaxamento para se aperfeiçoar culturalmente.

Veio de Passo Fundo e transferira seu curso de medicina para Porto Alegre, porém seu objetivo, como se pode perceber já na chegada, não estava só no futebol, ainda que fosse atleta dedicado e responsável. O esporte era meio para o fim maior: ser médico! Aspiração, convenhamos, bastante ousada. Porém, "Marquinhos" trazia dentro de si a determinação, pressuposto do sucesso.

Assim, como disse, na concentração, nas viagens de ônibus, em qualquer tempo livre, estudava. Sempre concentrado, determinado e com foco no seu maior projeto. Desse modo, lá pelas tantas, como natural na sua condição de estudante de medicina, comunicou à diretoria do Clube sua opção definitiva de trocar as chuteiras pelo bisturi, e se dedicar integralmente à medicina. Para tanto saiu do Internacional com os direitos do seu próprio passe e assim pode gerar recursos para prosseguir na faculdade de medicina.

Na época, cheguei até a comentar com alguns colegas da diretoria que ele estaria largando algo certo pelo duvidoso, pois era um bom jogador, e que a medicina seria algo quase inatingível. Não levei muita fé na escolha. Mas naquele momento, naquela sala de espera, ao reconhecer o Dr. Marcos Dall'Oglio dentro daquele jaleco, pensei: 'estava redondamente enganado!'

Sua determinação, ficou evidente, foi maior do que qualquer obstáculo que a vida pudesse ter lhe apresentado. Quando me contou sobre a sua trajetória desde então, dos seus objetivos alcançados e do futuro que almejava, fiquei muito orgulhoso da oportunidade que a vida me oferecera de ter convivido com um homem exemplar e não apenas com o 'Marquinhos'.

De 1985 a 2005 vinte anos se passaram e eu sem ter nenhuma notícia do que ocorrera com aquele centro-médio de futebol elegante, passe preciso e que desfrutava de talento suficiente para não maltratar a bola. Até aquele momento surpreendente e mágico na sala de espera do consultório nada sabia sobre seu caminho. Porém, desde então, tenho acompanhado sua bem-sucedida e exemplar carreira médica. Hoje o 'Marquinhos' está no seu passado e o Dr. Marcos, com D maiúsculo, no seu presente, em face de sua notável capacidade como profissional da medicina. Se relacionando com a arte médica com o mesmo talento e precisão que se relacionava com a bola.

Não me canso de indicá-lo como ótimo e competente profissional. Não bastasse sua reconhecida capacidade profissional, o que o faz admirado por seus colegas médicos, também é um ser humano ímpar, pois não perdeu, embora o seu marcante sucesso profissional, sua capacidade de humanizar a relação médico-paciente, gerando conforto e ambiente de agradável convivência em área árida da medicina. Isso porque é, antes de profissional competente, um ser humano admirável, de bom trato, acessível e acolhedor.

Ainda hoje me pergunto como ele conseguiu a façanha de chegar à medicina de excelência, pois é muito raro ver um jogador trocar as chuteiras pelo bisturi e ter o sucesso de craque! Mas eu mesmo me respondo e sei que foi por sua perseverança, dedicação, por acreditar em si mesmo e nos seus próprios sonhos e também por ser uma pessoa tão fora de série com a qual tenho o privilégio, hoje, de conviver, trocar ideias, admirar e de chamar de Amigo!"

Carta a um jovem bom de bola

O que estaria pensando Ronaldo Gaúcho ao encontrar seu apogeu no Barcelona e ganhar a Bola de Ouro nos anos de 2004 e 2005?, me atrevo sem querer ofender: "No fundo eu me sinto senhor do uni-

verso e experimento uma leveza infinita ao me deparar com a minha saudável rebeldia, trejeitos e várias criações pessoais que conferem um certo sentido mágico às nossas vidas"!

Esses momentos me levam de volta à infância e à adolescência – e chego a ver em minha retina as personalidades fortes e fracas que conheci no futebol. Lembro-me, então, da capacidade de muitos e de sua coragem para tomar decisões. Da humildade de primeiro admitir o erro para depois corrigi-lo. Muitas alcançaram seu intento porque persistiram, não se omitiram nem se intimidaram diante do desejo irrefreável de vencer. Esse desejo, maior que tudo, permitiu que superassem suas limitações.

É exatamente essa ousadia e alegria ao desfrutar do futebol que você tem de levar a cada treino, concentração ou jogo, a fim de fortalecer a sua confiança e sua capacidade mental. Veja, assista, leia e preste muita atenção nos grandes jogadores de futebol, tênis, vôlei, basquete, etc. Aqueles que venceram e permaneceram no topo por bastante tempo e também aqueles que chegaram lá, mas não quiseram ou, por alguma razão, não puderam perseverar. Parece-me muito importante conhecer e estudar a história daquele clube que representam, bem como as características dos atletas que fizeram sucesso por lá.

Faltou-lhes coragem? Sentiram-se saciados por haver chegado ao cume? Acabou-se a alegria de criança que lhes corria no sangue? Como disse certa vez Larry Bird, herói do Boston Celtics, da NBA e da história do basquete americano, *"Faço o que amo e ainda me pagam para isso!"*

Quero com isso dizer que o dinheiro será sempre uma consequência, quanto menos o perseguirmos, mais naturalmente ele virá.

Pense por outro prisma. O que fazem aqueles que se erguem das cinzas, astros como Agassi no esporte individual e tantos mais jogadores de futebol? Edson Arantes do Nascimento é um exemplo, muitos acreditavam que a fase de ouro de Pelé estava encerrada após o fracasso da Seleção Brasileira na Copa do Mundo de 1966, na Inglaterra. O Rei lhes respondeu direto do México na Copa seguinte.

Importante lembrar também dos milhares de atletas que se lesionaram e, contra todos os prognósticos alheios, deram a volta por cima, depois de muito sacrifício e dedicação, como Ronaldo Fenômeno, por exemplo. A razão é que essa grandeza é individual e reservada aos campeões mais genuínos, que serão lembrados por muitas gerações.

Acho que são muitas as características que podem ser adquiridas e aperfeiçoadas. É incomum que um único atleta as reúna todas em si mesmo. Penso que nós temos de buscar o autoconhecimento e, depois, abrir a mente para perceber o que os outros nos acrescentarão. É esse o traço comum entre grandes campeões e personalidades imortais do esporte que têm muito a ensinar, como o fantástico corredor checo Emil Zátopek, conhecido como a locomotiva humana, após ganhar as provas de cinco e dez mil metros e a maratona na Olimpíada de Helsinque-52: *"Um atleta não pode competir com dinheiro nos bolsos. Compete com esperança no coração e sonhos na cabeça!"*

É fundamental que possamos e saibamos aprender com os nossos próprios fracassos – e também com os dos outros. O esporte, como a própria vida, é uma escola. Como e onde, em que exato momento, um grande time, favoritíssimo, termina perdendo? Simplesmente porque todos os avaliadores esperavam que eles vencessem o torneio? Subestimaram o fracasso? Pergunto: será que na cabeça deles já haviam vencido? Realmente a vida, assim como a fé, é um grande mistério. Nela é fundamental compreendermos o quanto nós contribuímos para um determinado resultado e quanto o meio contribuiu para o nosso sucesso ou o nosso fracasso. Essa, sim, é uma visão ampla e acertada.

Segundo Arce, ex-lateral direito da seleção paraguaia, Grêmio e Palmeiras, *"Antigamente tínhamos jogadores que aliavam caráter e personalidade muito fortes. As gerações eram forjadas com espírito, garra, superação de dificuldades para alcançar seus objetivos. Hoje tem muita exposição da vida privada, buscam aceitação social, não concentram toda sua energia na profissão. A ideia de atingir os objetivos muito rapidamente tem fragilizado os jovens".*

Gostaria de finalizar esta carta aos futuros atletas, em especial os futebolistas, com uma lembrança: a de que as coisas no futebol (e nos outros esportes) terão maior chance de dar certo se não nos lesionarmos. Mas, para que isso não aconteça, precisamos de boa alimentação, treinar como se fosse o último dia de nossas vidas e descansar com qualidade, a fim de tornar o amanhã um dia melhor que hoje.

Ao observar grandes atletas de sucesso com os convivi e que admiro até hoje, percebi que tinham alguns hábitos marcantes:

Obstinação: Lembro certa vez que o Taffarel me falou, ao terminar seus estudos: *"Vou jogar futebol é só isso que quero, não farei outra coisa"*.

Força de vontade e resiliência: Dunga, por exemplo, ao retornar e erguer a taça de campeão do mundo em 1994, após ser achincalhado na Copa de 90.

Confiança nos seus talentos, sabem o que e quem são; autoconhecimento, entendem sua vocação: Taffarel me resumiu sua visão: *"No futebol, do início ao final da minha carreira, fiz sempre tudo com o coração, esse é o principal motivo de olhar para trás e ter um sentimento de dever cumprido"*. Outro exemplo de atleta que confiava muito em seu talento era o Tita.

Gosto pelo treino, tornam-se especialistas em suas posições e funções: Certa vez, lá no Inter, terminamos o treino de chutes e finalizações em uma tarde qualquer abaixo de muita chuva e frio, todos saímos exaustos do campo. Já no vestiário, com o banho tomado, o atacante Leocir, que chutava muito bem, brincou com o goleiro Gilmar Rinaldi que este não havia defendido seus petardos. *"De jeito nenhum, discordo!"* – prontamente Gilmar o desafiou para voltarem ao campo para resolverem aquela pendenga. O roupeiro "Seu Rosa" permitiu com uma condição: *"Voltem lá com o material encharcado que vocês usaram há pouco!"* Sem pestanejar, antes que escurecesse, ambos voltaram para duelarem no campo suplementar até alguém se dar por vencido.

Os grandes atletas são blindados emocionalmente, tem convicção dos seus talentos. Taffarel definiu quando lhe perguntei sobre os clássicos: *"Os Gre-Nais para mim eram como os outros jogos, a diferença era sempre na segunda-feira de acordo com o resultado: feliz eu continuava o trabalho ou caído pronto para recomeçar".* Lembro outra máxima deste que é considerado por alguns especialistas o maior goleiro que o Brasil já teve. Certa vez, após tomar um gol cuja imprensa julgou plenamente defensável em determinado Gre-Nal, lhe perguntei no dia seguinte: *"Queres conversar, talvez estejas triste!"* A resposta: *"Triste com quê?"* Nada o abalava emocionalmente.

Outras qualidades ou características

Desenvolvimento mental e autoconfiança: Sempre enxerguei estas características nos zagueiros Aloisio e Mauro Galvão, nos craques Tita, Rubén Paz e Ademir Alcântara.

O Rubén Paz e o Milton Cruz eram "irritantemente" sempre bem-humorados, exalavam paz de espírito e carinho com os demais, sempre de bem com a vida, o mau humor nunca os encontrava. Externavam uma alegria contagiante de estar ali e viver intensamente com seus pares. O clima do vestiário ao lado deles era sempre leve e alegre.

O inventor do saque mais utilizado no mundo do vôlei, o grande atleta olímpico conhecido como a Geração de Prata e hoje treinador da seleção de vôlei Renan Dal Zotto apresenta algumas regras em seu livro *Ninguém é campeão por acaso*, os seis princípios inegociáveis para o alto rendimento: paixão, treinamento, renúncia, ousadia, resiliência e planejamento.

Como me confidenciou o Taffarel durante as eliminatórias da Copa de 2018, quando fui levar meus filhos para verem aquela seleção treinar no CT do Palmeiras, *"Esquece tudo aquilo que vivemos, hoje é tudo diferente, o futebol mudou muito!!"*

A seguir farei um breve resumo do salário dos jogadores brasileiros para saberes que o caminho para o sucesso no futebol e a sonhada independência financeira é árduo, distante e reservado a poucos. Pesquisa realizada pela consultoria Esporte Executivo em parceria com a Federação Nacional dos Atletas Profissionais de Futebol (Fenapaf), aponta que 45% recebem um salário mínimo, 42% entre um e dois, 9% entre dois e vinte e apenas 4% ganham mais de 20 salários mínimos mensais.

16. MÉDICOS E CRAQUES

Certa vez o craque Ademir Alcântara me falou que as três profissões mais bonitas são cantor, jogador e médico: as duas primeiras trazem alegria as pessoas e a terceira pode curar as enfermidades.

Quero homenagear os gênios que uniram estas duas profissões mágicas, o futebol e a medicina. Afonsinho, Tostão e Sócrates. Não tenho nenhuma pretensão de me colocar ao lado deles, apenas faço questão de reverenciá-los porque fizeram a diferença dentro e fora das quatro linhas, com inteligência, habilidade, irreverência e muito mais.

Tostão

Eduardo Gonçalves de Andrade, o Tostão, nascido em 25 de janeiro de 1947, em Belo Horizonte. Jogou de 1962 a 1973 pelo América Mineiro, Cruzeiro, onde foi o maior artilheiro da história do clube com 249 gols. No Vasco da Gama atuou em 1972 e 1973, quando, aos 26 anos, encerrou a carreira futebolística devido a uma lesão na retina, pois corria o risco de perder a visão. A primeira lesão no olho esquerdo ocorreu após um choque contra o adversário em 1/8/69. Depois, em 24/9/69, recebe uma bolada no olho esquerdo e sofre descolamento de retina, sendo operado em Houston em 2/10/69. Provavelmente com um instinto de superação hercúleo, voltou três meses antes da Copa de 70, sendo campeão do mundo naquela que é considerada por muitos, inclusive eu, como a melhor seleção de todos os tempos. Na Seleção de 70, o hábil Tostão foi treinado inicialmente pelo icônico gaúcho João Saldanha e depois por Zagallo, qualificou o primeiro como humanista e o segundo como estrategista. Devo ressaltar que o inteligente Tostão, pouco antes do Mundial, concedeu entrevista ao polêmico jornal *O Pasquim*, em um período exaltado pela história como anos de chumbo. Diplomático, saiu ileso, pelo menos nunca li nada a respeito. No Mundial de 70, marcou seus dois gols contra o Peru, na vitória de 4x2. Entretanto, fez mais do que marcar, inicialmente contra a forte Inglaterra, campeã de 66, quando Tostão deu uma "caneta" em Bobby Moore, um dos maiores zagueiros de todos os tempos, e após desarrumar toda a defesa, ainda dentro da grande área, virou o jogo de pé direito, para o Rei dominar e rolar para o furacão da Copa, Jairzinho, e este destronar os resistentes ingleses. Também foi melhor que um gol, o passe de Tostão para Clodoaldo empatar contra os indigestos uruguaios que venciam o jogo ao deixar o elemento surpresa Clodoaldo em condições de igualar as coisas ainda no primeiro tempo, de um jogo potencialmente nervoso por toda sua história.

O futuro Dr. Eduardo Gonçalves de Andrade ingressou na Universidade Federal de Minas Gerais (UFMG) em 1975, se formando médico em 1981. Fez especialização em oftalmologia.

Escreveu o livro *Lembranças, opiniões e reflexões sobre futebol*, publicado pela editora DBA em 1997. *"A diferença de um grande jogador para o outro é a capacidade de inventar o momento. De repente, sai uma jogada que não estava prevista"*, resume Tostão.

Atualmente é colunista esportivo do jornal *Folha de São Paulo*, onde escreve com muita propriedade sobre o futebol atual. Particularmente o considero o maior analista de futebol do Brasil, anos-luz de distância aos demais escribas nesta ilimitada área do conhecimento.

Afonsinho

Afonso Celso Garcia Reis, o ex-jogador Afonsinho, é paulista de Marília, nascido em 3/9/1947, jogou como meia-armador no XV de Jaú, Botafogo, Olaria, Vasco, Santos, Flamengo, América Mineiro e Fluminense de 1963 a 1981, encerrando a carreira aos 34 anos. Com vários títulos, inclusive o Brasileiro de 68 pelo Botafogo, jogou ao lado de Manga, Garrincha, Zagallo, Jairzinho. Para Afonsinho, que via o futebol como uma forma de expressão, o futebol brasileiro precisa ser "refundado".

Considerado rebelde no visual e nas atitudes por defender seus direitos e enfrentar as relações de trabalho no futebol, Afonsinho tornou-se o primeiro atleta do Brasil a ganhar o direito ao passe livre na justiça, em março de 1971. Esse direito só seria instituído exatamente 27 anos depois, pela Lei n⁰ 9.615, de março de 1998. Podemos dizer que o admirável Afonsinho foi o único homem livre no futebol, até a criação da Lei Pelé.

Formou-se em medicina pela Faculdade de Ciências Médicas da Universidade do Estado do Rio de Janeiro (UERJ), trabalhou no Instituto Pinel durante cerca de 10 anos, onde utilizou o esporte como complemento ao tratamento psiquiátrico. Entretanto, sua paixão e dedicação eram nas áreas de fisiatria, pediatria e medicina de família. Apesar de aposentado, continua a trabalhar como médico do Programa Saúde da Família, na ilha de Paquetá. Foi lá na ilha que fundou o time "trem da alegria" em 1/5/76, na verdade um projeto em momento circunstancial, sendo formado um time de pelada itinerante com o objetivo de manter em atividade jogadores profissionais que estavam momentaneamente sem contrato. Seu amplo reconhecimento é expressado também por Gilberto Gil, que compôs a música *Meio de Campo* em sua homenagem. Seu jeito simples e autenticidade podem ser comprovados e sentidos até hoje ao vermos suas entrevistas ou em uma agradável conversa ao telefone, como quando recebeu minha ligação. Ídolos são assim, simples e completos.

Sócrates

Sócrates Brasileiro Sampaio de Souza Vieira de Oliveira, nascido em 19 de fevereiro de 1954 em Belém do Pará, se formou médico no ano de 1977 na Faculdade de Medicina de Ribeirão Preto.

Jogando pelo Botafogo de Ribeirão Preto foi artilheiro do Campeonato Paulista de 76 com 27 gols. Depois se transferiu para o Corinthians, sendo campeão paulista de 79, 82 e 83. Jogou na italiana Fiorentina na temporada 1984-85, de onde retornou para jogar pelo Flamengo, sagrando-se campeão carioca em 86, e ainda teve uma breve passagem pelo Santos. Pela Seleção Brasileira, jogou as Copas de 1982 e 1986.

Em fevereiro de 2015, o jornal britânico *The Guardian* elegeu Sócrates como um dos seis esportistas mais inteligentes da história (ele é o único futebolista da lista). O carismático e irreverente líder da Democracia Corintiana, morreu aos 57 anos, deixando uma lacuna imensa em nosso imenso cenário futebolístico.

O ilustre Dr. Osvaldo Hideo Sakamoto, oftalmologista radicado na cidade de Vargem Grande do Sul, meu companheiro na seleção master de médicos estudou na USP de Ribeirão Preto e jogou muita bola com o estudante Sócrates, ele traz revelações e histórias inéditas.

"O Magrão era meu amigo desde antes da faculdade, jogávamos lá na Sociedade Recreativa e de Esportes onde fomos criados, nosso primeiro time de futebol de campo foi o Raio de Ouro e jogávamos no campo da Portuguesa quando tínhamos 12 ou 13 anos, inclusive nesta época ele era torcedor do Santos", revela o "Saka."

"Seu QI era superior, suas notas na faculdade eram da média para cima, mesmo já se profissionalizando no futebol e dividindo entre as duas atividades, sua inteligência era marcante. Isto nunca o tornou presunçoso, muito pelo contrário, extremamente simples, gostava de se divertir e desfrutar da amizade dos colegas da faculdade, era um parceiraço", relembra Sakamoto. *"Apesar de toda sua categoria e perfil diferenciado, Sócrates gostava de dizer que seu irmão mais velho Sóstenes era melhor que ele. Não dá para duvidar, pois o jogador Raí, bicampeão do mundo pelo São Paulo do Morumbi, saiu do mesmo lar".*

Além do Osvaldo Sakamoto, o também oftalmologista Dr. Carlos Gabriel de Figueiredo (Carlitos), com muito destaque em São José do Rio Preto, que também é da seleção médica master, desfrutava do futebol durante a faculdade de medicina em Ribeirão Preto, onde formavam um time imbatível: *"Jogávamos juntos futebol de salão pelo time da faculdade, nesta época por volta dos 18 anos, treinávamos três vezes por semana das 18 às 21 h".*

Sakamoto divaga novamente: *"Foi um período sensacional de nossas vidas, adorávamos treinar. Desta maneira, o Sócrates treinava mais conosco do que no Botafogo, sendo que naquela época ele praticamente só participava dos jogos, os diretores o levavam de avião ou de carro para os compromissos pelo Campeonato Paulista, o restante do tempo* era dedicado à faculdade. Lógico que o "Magrão" tinha muita categoria, muito acima dos demais jogadores do Botafogo, entretanto tinha o ponta-direita Zé Mário, um fora de série que foi convocado pela Seleção Brasileira em 77, mesmo jogando por um time do interior, formavam uma dupla afinada. Coube ao destino que o habilidoso e "imarcável" Zé Mário, como diria Luis F. Verissimo, tivesse uma morte prematura aos 21 anos por leucemia. O centroavante do Botafogo que também se destacou ao lado de Sócrates foi o Geraldão, sendo goleador do Campeonato Paulista de 1974 com 23 gols; depois faria sucesso pelo Corinthians e Internacional", relembra a infalível memória do Sakamoto.

Sakamoto foi campeão mundial master de seleções em 2019, demonstrando toda sua intimidade com a bola, marcando três gols em nossa campanha vitoriosa. Não à toa, o craque na medicina e no futebol traz em seu currículo vestir a camiseta ao lado de outros grandes jogadores que iniciaram em Ribeirão Preto. Além do Dr. Sócrates, também jogou com o meia Tadeu Ricci e o lateral direito Eurico, ambos com ótima passagem pelo Grêmio Foot-Ball Porto Alegrense, ganhando o Campeonato Gaúcho de 1977 e acabando com a hegemonia colorada que já durava oito anos.

Até hoje o Sakamoto gosta de contar essas histórias em que ele foi protagonista ao lado de célebres atletas, pude perceber que o nipo-brasileiro não jogou profissionalmente porque não quis, sorte da medicina e da oftalmologia!

Seleção Médica de Futebol

Parte I

Por sorte ou boa constituição física, até os 24 anos eu era saudável e nunca havia me machucado. Foi quando decidi colocar o futebol para escanteio e voltar a me dedicar à medicina. Não foi, no entanto, um desligamento pleno.

Como disse o poeta gaúcho Mário Quintana: *"O passado não reconhece seu lugar, está sempre presente."*

Depois que cheguei a São Paulo, em 1996, nunca mais joguei bola por um longo período. Exceção para o campeonato do Hospital das Clínicas SP, do qual fomos campeões em 2013 jogando pela urologia.

O ano de 2017, contudo, trouxe novidades no território da bola. Os amigos urologistas doutores Eliney Faria, atualmente em Belo Horizonte, e Geovanne Furtado, de São José do Rio Preto, me convidaram para integrar a Seleção Médica Brasileira, composta por médicos do país inteiro, mas concentrada na região de São José do Rio Preto, pujante cidade do interior de São Paulo.

Eu já havia sido convidado outras vezes, mas estava então muito focado em meu trabalho e na criação de meus filhos, ainda pequenos. Contudo, neste momento foram exatamente minhas filhas Isabela e Rafaela, junto da Giovana, que me incentivaram a aceitar o convite.

Como sabemos, o futebol para profissionais liberais com mais de 30 anos é um esporte de alto risco, muitos boleiros costumam se machucar sozinhos, exatamente pela ausência de um bom preparo físico. Contabilizo quatro perdas de ex-jogadores com os quais joguei junto, que morreram dentro do campo após aposentados: o ótimo zagueiro Laércio e o grande centroavante Sabará, ambos colegas do Internacional; o ponta-esquerda Marcelo, surgido na base do Grêmio, que jogou no Pelotas em 89; e o "Gera", com quem joguei no Zequinha. Todos eles de ataque cardíaco. Por esse motivo realizei uma cuidadosa avaliação cardiológica com o Roberto Kalil Filho e, após seu sinal verde, contratei um *personal trainer* com objetivo de me preparar para a maratona de seis jogos em sete dias. O campeonato seria em julho de 2017 na Áustria, região dos Alpes. Eu treinava com o "personal" Rodrigo Carvalho três vezes por semana, "nada mal", pensei. Melhorei muito fisicamente e baixei meu peso de 78kg para 76kg. Para efeito de comparação, quando eu jogava profissionalmente, com 20 anos, eu pesava 72kg. Só que agora, aos 51 anos, eu sonhava jogar futebol por puro prazer, sem nenhum compromisso. Ademais teria a companhia dos meus filhos – "vai ser demais", imaginei.

Portanto, eu precisava jogar bem. Não ser expulso nem me mostrar indisciplinado. Segui treinando forte e fui melhorando, o professor Rodrigo, um ótimo preparador físico, me deixou tinindo.

Nosso treinador, o Gilvan (ex-lateral do Corinthians), normalmente me escalava como segundo volante, mas, no último treino antes de viajarmos, joguei mais solto, como os meias mais antigos. Exatamente como eu havia jogado no Zequinha. Foi muito legal! No último treino fiz dois gols e corri sem parar por 90 minutos. Eu estava extremamente feliz, conseguindo uma válvula de escape numa vida cheia de responsabilidades e compromissos profissionais.

Chegamos a Munique no dia 7/7/2017, uma sexta-feira, e, no dia seguinte, viajamos para Leogang, na Áustria, a 150 quilômetros de distância. Era uma localidade para turismo de inverno nos Alpes austríacos, que, no verão, tinha um clima ameno e lindos cenários idílicos de paisagens montanhosas.

A estreia foi no domingo, justamente contra os donos da casa. A Áustria fez um a zero numa jogada ensaiada de escanteio. Lutamos todo o primeiro tempo, mas nada. Meus primeiro tempo foi razoável naquele gramado maravilhoso. Demos lugar aos outros companheiros na segunda etapa. Eles empataram, mas não conseguimos a virada. No outro jogo da chave, o Uzbequistão fez 4X1 nos Estados Unidos.

Na segunda partida jogaríamos contra os norte-americanos. Nesse dia comecei a me sentir bem melhor em campo. Novamente tomamos 1X0. Atacamos insistentemente, mas fomos para o intervalo com essa desvantagem. Também dessa vez joguei mais solto, junto a dois volantes de marcação. Chutei muito, fiz lançamentos, dei canetas, toquei muito a bola.

A conversa com o astuto Gilvan no vestiário foi muito motivadora e, sob uma forte chuva, voltamos para tentar virar o jogo. Eu usava a chuteira de travas que o Foguinho (jogador da várzea em SJ Rio Preto) me presenteara. Corria firme, sem escorregões, e sofri um pênalti que foi desperdiçado pelo Alex.

A idade dos jogadores participantes do torneio era livre, mas era preciso que houvesse ao menos dois jogadores com mais de 45 anos em campo, eu era um deles. Fomos para cima dos gringos e, com muita garra e tenacidade, conseguimos virar o jogo. Placar final: 2X1 para os médicos do Brasil.

Encerrado o jogo com os Estados Unidos, sob uma garoa fina, eu e meu filho Miguel, com sete anos, ficamos correndo pelo campo, batendo bola até escurecer. Olhando em retrospectiva, foi o melhor momento da viagem, algo repleto de sensações plenas e embriagantes. Após ele ter entrado em campo comigo e imortalizado imagens, eu estava extasiado de alegria. Era um sentimento pleno. Eu e meu guri interagindo no tapete verde.

Nessa noite tivemos um jantar de confraternização. Aproveitei a descontração e agradeci a todos pela oportunidade, convívio e, principalmente, pelo extremo prazer que aqueles momentos me proporcionavam.

No dia seguinte disputaríamos a classificação contra o Uzbequistão. Além disso, minhas filhas Isabela e Rafaela chegariam na noite de terça para acompanhar as partidas restantes. Fomos para o hotel. Como havia uma banheira no quarto, fiz aplicação de gelo nas pernas e tomei um anti-inflamatório. Eu estava decidido a voar no dia seguinte.

Com o campo úmido e escorregadio sob um sol fraquinho, escolhi a chuteira de travas, que me dava mais equilíbrio e aderência ao solo. Era um dia importante, pois precisávamos nos classificar. Eu queria demais vencer aquele jogo. O time deles, no entanto, era muito bom tecnicamente e forte fisicamente. Era, decerto, o jogo mais difícil do grupo.

Iniciei a partida confiante, acertando os passes e jogando rápido. No primeiro drible que dei já sofri uma falta. Foi uma pancada forte na coxa, um "tostão", cuja dor logo passou. Antes do jogo completar 15 minutos, contudo, ao dominar uma bola de costas para o marcador, senti uma pancada por trás e caí com a perna presa. Acho que foi um choque desproporcional, que beirou a deslealdade, numa competição como aquela.

O número 87 deles me deu uma tesoura por trás, nem tive chances de me defender ou sair da falta. Levantei-me rapidamente, incomodado com a traiçoeira pegada, mas ao ficar em pé percebi que havia acontecido algo mais sério, diferente, inédito. Foi algo que eu jamais sentira: meu joelho direito estava "bamba" e inchou imediatamente, não conseguia mais apoiar o pé no chão. Deitei-me no gramado e, com os olhos fechados, me dei conta de que os "Deuses do futebol" agora me negavam o direito de jogar o esporte que eu abandonara em 1990. Eles me rejeitavam definitivamente 27 anos depois.

A tristeza e a decepção tomaram conta de mim. Pedi ao Piuí (Dr. Márcio Carneiro), ortopedista de mão cheia, que me examinasse, e não restou nenhuma dúvida: lesão do cruzado anterior e do colateral medial. Diagnóstico confirmado, senti o sabor amargo de uma contusão séria.

Esse mundial mexeu muito comigo. Mesmo depois de dois meses após a lesão, estava extremamente chateado, pois a limitação para alguns movimentos me incomodava. Chateava-me mais ainda saber que, após a cirurgia, usaria por um tempo muletas e não poderia trabalhar normalmente. As consultas não seriam tão penosas. As cirurgias, como hoje em dia utilizam muito a robótica, vão ficar até menos trabalhosas. Entretanto, o período de recuperação deveria levar alguns meses, uma experiência pela qual eu, obviamente, preferiria não ter passado.

São situações muito diferentes. Minha contusão, porém, fez com que eu me lembrasse de diversos colegas que passaram por experiências semelhantes. Lembrei-me, por exemplo, do caso do Jussiê, ex-ponta-direita do Vasco, que lesionou seu joelho quando estava no auge no Inter. Era muito comovente acompanhar mesmo de longe seu período de reabilitação, totalmente solitário e introspectivo. Nós, os que não estavam contundidos, que treinávamos e jogávamos, raramente íamos olhá-lo, trocar uma palavra ou nos solidarizar. Até porque as atividades daqueles que estão em processo de reabilitação eram em locais e horários diferentes.

Invadiu-me os pensamentos também o Pinga, que levou três anos para voltar a jogar. Recordei-me do centroavante Marcelo, que também veio do Vasco, que torceu o joelho sozinho e nunca mais foi o craque goleador que resplandeceu outrora. Como hoje sou um médico, não tenho essa ansiedade cruel com relação ao futuro como quando era atleta. Sei que não terei dificuldades em exercer a profissão. Mas sei também que não voltarei a jogar futebol novamente, pois o futebol na minha idade, como já disse, é de alto risco.

Vou me recuperar apenas para treinar e bater bola com meu filho Miguel, o pequeno aprendiz de jogador que estou criando em casa, e desfrutar ao máximo desse contato, intimidade e amor.

Parte II

Existe dentro de cada um o desejo de superação, de dar a volta por cima, jamais se render. Após a cirurgia, em dezembro de 2017, passei todo o ano de 2018 trabalhando e fazendo a recuperação gradativa do joelho habilmente operado pelo Dr. Fábio Angelini, indicado pela competente ortopedista Dra. Flávia Prada, que cuida de toda nossa família. Fui convidado pela seleção médica para ir ao mundial na República Tcheca, desconsiderei. Estava longe de querer jogar bola.

No final do ano, através do presidente do Inter, Marcelo Medeiros, fui convidado a participar do jogo do D'Alessandro em Porto Alegre, evento chamado "Lance de Craque", de cunho assistencial e humano. O maior desejo era entrar no gramado do Beira-Rio com meu guri, foi sensacional. Eu com meu filho Miguel de mãos dadas pisando no gramado sagrado com o qual outrora vivi em simbiose. Foi emocionante porque tantas vezes entrei com alguma criança filha de um desconhecido em campo, agora era o meu filho, finalmente. Ademais, reencontrei o Mauro Galvão, Aloísio, Rubén Paz e o Dunga... ótimas recordações.

No ano de 2019 voltei a bater bola e me divertir com meu filho, sentindo-me seguro e sem limitações ou dores. Veio o convite para jogar novamente na seleção médica. Desta vez ouvi as sábias palavras da esposa Giovana: *Joga com os caras da tua idade!* Ou seja, no Master, idade a partir dos 45 anos, futebol society, desta vez concordei sem pestanejar, voltou a "fome". Fiquei animado novamente, comecei a treinar pensando no Mundial daquele ano, teria seis meses ainda para me condicionar. Fizemos treinos em Rio Preto, eu jogaria no meio, junto com o ótimo Liu. Meu objetivo não era só ganhar, era fazer gols também. Viajamos à paradisíaca Cancun, no México. Chegando lá, fiquei sabendo que não teríamos zagueiros, um não pode viajar, devido a ser concursado recentemente, o outro zagueiro, o Piuí, por ter infartado, não estava liberado pelo seu cardiologista e muito menos pela esposa. Quando os chefes da delegação Geovanne e Carlitos vieram conversar comigo, dizendo que tínhamos um problema, me antecipei a ambos: *"Vou jogar de zagueiro!"* Eles sorriram, estava resolvido nosso problema.

EPÍLOGO Por Dr. Antônio de Siqueira Campos Júnior (Psiquiatra – São José do Rio Preto)

Fizemos parte do World Medical Football Championship em Cancún. Uma competição de 25 anos de história, que reúne médicos do mundo todo. Competíamos na categoria Master (acima de 45 anos), futebol society, o goleiro e mais seis, muito popular na Europa. Nós e mais 15 seleções ao redor do mundo. Nossa equipe contava com 17 integrantes, todos com o futebol no sangue desde criancinhas. Uns mais envolvidos, com participação efetiva em eventos profissionais; e outros apenas como amadores, não menos passionais. Os treinos eram mensais e sempre contra times já montados e que nem sempre respeitavam a idade mínima (tive um marcador que me chamava ora de "tio", ora de "senhor"). Individualmente todos tínhamos familiaridade com a bola, mas como equipe ainda estávamos amadurecendo e, na maioria das vezes, perdíamos a partida no final. Nenhum demérito, posto que jogávamos contra "boleiros" que jogavam juntos havia anos. Às vésperas da viagem perdemos três atletas que, por motivos particulares, não puderam participar... Eram peças importantes na equipe. Eumildo, grande zagueiro, forte, raçudo, com bom domínio de bola. Hélder, um meia canhoto com estilo clássico, muito inteligente e com cheiro de gol. E Dane, veterano, tetracampeão na categoria principal, eterno camisa 10, vulgo "A Lenda". Com essa alcunha, dispensa comentários.

Chegamos ao México dois dias antes da estreia, duas horas a menos no fuso horário e um calor infernal. Havia um clima familiar entre a comitiva. Entre jogadores e acompanhantes da Seleção Principal e da Seleção Master éramos aproximadamente 100 pessoas. Era uma grande excursão em torno de uma mesma temática: o futebol.

O sorteio nos colocou perante a Argentina logo no primeiro jogo. Nem deu tempo de sentir a ansiedade da eterna rivalidade. O jogo era o primeiro da manhã seguinte, nos poupando um pouco do calor abafado que nos castigava. Os outros adversários do grupo eram os EUA e a Lituânia.

Uma chuva torrencial era o panorama da estreia. Um atraso inesperado da delegação dos "hermanos" nos possibilitou criar um vínculo interno muito forte para o embate. Era evidente o alto astral da equipe. Alteramos algumas posições devido aos desfalques de última hora e, imbuídos de um sentimento patriótico, nos enfileiramos para o Hino Nacional. Esse momento é ímpar, emocionante. É a hora em que você se sente uma pequena peça de uma grande engrenagem. Um dependendo do outro.

Foi um jogo "pegado". A gentileza entre nós e os adversários ficou restrita somente a momentos antes do jogo. Foi um embate digno da saudosa "Copa Roca". Individualmente éramos melhores e, ao abrirmos o placar, criamos confiança e dominamos o jogo. Vencemos por 5x2. Uma estreia impecável. Destaque para Marcos Dall'Oglio, que, como um xerife, comandou o time lá de trás, falando o jogo todo e nos assombrando com jogadas fantásticas, tais como uma "caneta" e um "chapéu" em plena pequena área e um gol colocado com direito a um abraço do filho.

Destaque também para Liu (Alexandre Coaraçari – otorrinolaringologista), que, além de gols e assistências, correu o jogo todo, e Metade (Euclides – anestesista), que jogava com o centroavante Luisão na adolescência e, com seu exímio domínio de bola e chutes potentes, desequilibrou a partida.

Nosso próximo adversário eram os EUA. Uma equipe já conhecida por nós de outras edições. Eram aplicados taticamente, fôlego de atletas, mas sem o cacoete de boleiros. Mais confiantes que na estreia, partimos para cima, obrigando o goleiro americano a fazer boas defesas e, num descuido, levamos um gol em contra-ataque. Não esmorecemos e continuamos a martelar a defesa adversária. Empatamos e viramos o jogo. Já tínhamos um bom toque de bola e dominamos o jogo todo, mas a bola não entrava. Por fim, quando já contávamos com a vitória apertada, num contra-ataque surpresa levamos o gol de empate: 2x2. Gosto de derrota. Jogamos muito mais que eles, mas o que vai para a súmula é bola na rede. Creio que esse tropeço tenha sido necessário para a união do grupo. Um fato curioso aconteceu após o jogo. O "anti-doping" do torneio consiste em escolher dois jogadores do time adversário prá responder perguntas pertinentes à área médica. Metade (anestesista) e Marcos (urologista) foram os escolhidos. Metade respondeu rápido a uma pergunta sobre um determinado anestésico e Marcos sobre câncer de próstata. Ao ter sua resposta aprovada, Marcos virou-se e saiu resmungando. Ao ser indagado sobre sua pergunta a eles, respondeu *"Vocês não têm esse futebol todo pra duvidarmos que não sejam médicos"*, e foi embora.

Contra a Lituânia, o último adversário da fase de grupos, estávamos muito concentrados. Logo na preleção era evidente o comprometimento no semblante de todos. A fala de João Leal (cirurgião cardiovascular em Rio Preto), acumulando função de treinador e jogador, parecia traduzir o nosso sentimento. O significado das palavras pouco importava. O que realçava era o sangue nos olhos dele, que parecia se projetar nos olhos de cada um. O sol que nos atingia de frente no momento do Hino Nacional nos obrigava a fechar os olhos e, com isso, incrementar o sentimento patriótico. O time deles era experiente, habilidoso, bom toque de bola com um estilo bem parecido com o nosso. Jogavam e deixavam jogar. Começamos como um furacão. Abrimos 2x0 logo no início, jogando em uma só sintonia. A defesa era segura, o meio criativo e o ataque certeiro. Fizemos 3x0 no primeiro tempo. No segundo tempo, todos jogamos. O revezamento se dava a cada cinco minutos sem perder a qualidade e a eficiência. Os lituanos pararam pra nos ver jogar. Os gols foram acontecendo naturalmente. Perdemos a conta: 8x0. O destaque foi o grupo como um todo. Seriam necessários 14 Motorádios. Um pra cada um.

Classificamos em primeiro no grupo. Nosso próximo adversário seriam os irlandeses. Atletas muito grandes e muito fortes. Num campeonato como esse, onde jogamos seis partidas num período de sete dias, o preparo físico é fundamental. Jurandir (ortopedista de Juiz de Fora), um dos integrantes do nosso elenco, jogador combativo, usava seus conhecimentos de ortopedista para cuidar de todos nós. Metade e Fernando Russo (ortopedista de Mogi das Cruzes) não entravam em campo sem a famosa "benzida do Jura" em seus joelhos. O cansaço muscular era geral e o calor estava implacável, mas o estado de ânimo do grupo era positivo. Como se o jogo passado não tivesse se encerrado. Sem comentários. Foi um massacre. 10x0. Teve até gol de letra. Eles não viram a cor da bola. Destaque para o Sakamoto, o mais veterano de nós, colega de faculdade e de gramados de Sócrates, autor de dois gols voluntariosos. Após o jogo, fomos assistir aos meninos da Seleção Principal no campo ao lado e, no intervalo, passamos a acompanhar a partida do próximo adversário, que seria o vencedor de EUA x México. Os americanos venciam por 1x0 num jogo chato, burocrático, sem grandes jogadas. Com o incentivo da torcida local, os mexicanos viraram o jogo em dois lances fortuitos de distração da zaga: 2x1. E seguraram o resultado até o fim favorecidos pelo cansaço que era evidente no semblante de todos. Até dos goleiros.

Semifinal contra o México, o time da casa. Estávamos mais "inteiros". Vindos de duas goleadas, pudemos ratear o esforço físico abusando dos revezamentos. O toque de bola fluía fácil. Terminamos o primeiro tempo com dois gols coletivos, 2x0. Voltaram para o segundo tempo para o "tudo ou nada", mas não tinham cacife para uma reação efetiva. Gérson (pediatra), incansável, cobria o campo todo. Guy (otorrinolaringologista de Rio Preto), de linhagem campeã, sobrinho do campeão mundial de 58 De Zorzi, sereno, porém firme na marcação. João Volpe, que jogou nas categorias de base do Santos, lenda viva em Rio Preto, no futsal e no campo, com seus passes e lançamentos perfeitos, ninguém tirava a bola dos pés dele. Fernando Russo, com o joelho dolorido, corria igual menino, e o Metade, também com o joelho comprometido, não parava de fazer gols. A elegância de Giacometti (Carlos Reis Giacometti – pediatra e intensivista) na condução da bola dava o tom da estética do jogo, e os berros com sotaque gaúcho de Marcos lá atrás eram rítmicos como a batuta de um maestro. Sem falar no Liu, que, com sua jovialidade, multiplicava as virtudes do grupo. Até o Piuí (Márcio Carneiro – ortopedista de Rio Preto), afastado por recomendações médicas, entrou em campo e funcionou como uma muralha para o nosso goleiro Kassey (oftalmologista de Rio Preto), 7x0. Nunca havia jogado num time assim.

Na manhã da partida final, eu madruguei... Levantei antes do sol nascer. Estava tenso e preocupado com o excesso de confiança que poderia nos contaminar. Afinal de contas tínhamos feito 32 gols e sofrido apenas quatro, 25x0 nos últimos três jogos. Pra aliviar a angústia, escrevi um texto no WhatsApp" do grupo. Mais numa intenção de desabafo do que motivacional. Realcei a coesão do time e o orgulho que sentia em fazer parte disso tudo. Creio que isso repercutiu num alerta de não perdermos o foco. Faltava só mais uma partida. Nosso adversário, a Colômbia, time mais jovem e com plantel extenso, vinha de uma partida duríssima contra a excelente Ucrânia (última campeã), decidida nos pênaltis. Teoricamente estávamos mais descansados. Não podíamos perder para nós mesmos. Me lembro que, momentos antes do início da partida, o astuto treinador João Leal profetizou: *Se levarmos um gol primeiro não podemos nos abalar... Marcos e João Volpe, os mais experientes, tem que assumir o comando e manter a tranquilidade".* Começamos perdendo num gol insólito, de um chute despretensioso com dois desvios, enganando a zaga e o goleiro. Os experientes Dall'Oglio e Volpe de fato assumiram o comando emocional e mantivemos o ritmo forte de jogo. A poucos minutos do final do primeiro tempo, Liu, que seria o melhor do campeonato, acertou um tiro rasteiro, bem no cantinho: 1x1. Entramos pro segundo tempo confiantes na vitória. Numa bonita troca de passes, Liu virou o jogo num chute da entrada da área e Fernando Russo num voleio certeiro de sem pulo, digno de um craque como ele, no ângulo do goleiro colombiano, ampliou: 3x1. Fui agraciado como assistente do nosso último gol. Me senti o Pelé servindo o Carlos Alberto na Copa de 70. Toquei uma bola para o Metade, deixando-o em condições de fazer o gol. Com um toque sutil, de quem sabe muito, por cima do goleiro, selou a nossa vitória. Ainda levamos mais um gol, mas não havia tempo suficiente para uma reação, 4x2. Indescritível a sensação da nossa torcida invadindo o campo, festejando conosco essa conquista. Somos campeões mundiais. De futebol. Nunca poderíamos imaginar, amadores que somos, que um dia pudéssemos ostentar esse título. Plagiando uma frase que coloquei no texto pré-final: "Seremos inesquecíveis para todos nós".

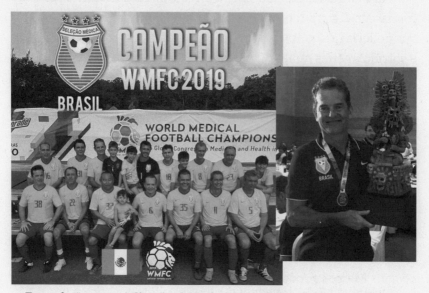

Foto seleção campeã Siqueira, Metade, Marcos (Miguel), (Yasmin), Kassey, Piuí, (Enrique), Giacometti, João Volpe, (Márcio).
Guy, Russo, Sakamoto (neto), Liu, Gerson, Jurandir, João Leal.
Detalhe: foto com troféu.

Os imprescindíveis

O poeta e dramaturgo alemão Bertolt Brecht, que estudou medicina e foi enfermeiro na Primeira Grande Guerra, consegue através de sua visão sensível do mundo retratar algumas personalidades que temos a oportunidade de conhecer e sorte de conviver. Conheci o sr. José Alencar muitos anos antes de ele ser político. De sua origem humilde, uma de suas histórias mais marcantes, me contou certa vez, foi ir morar com um tio, para poder trabalhar. Quando chegava à noite, cansado, estendia sua cama em baixo da escada e lá, na dureza do dia a dia, começou a forjar seu império. Em homenagem à memória deste grande brasileiro e sua família, destaco a seguinte citação de Brecht que se encaixa perfeitamente em pessoas como José Alencar:

"Há homens que lutam um dia e são bons, há outros que lutam um ano e são melhores, há os que lutam muitos anos e são muito bons. Mas há os que lutam toda vida e estes são imprescindíveis".

O volante que operou José Alencar

Fonte: Jornal *Zero Hora*, Sábado, 27 de fevereiro de 2010. Por Nilson Mariano.

Ele jogou no Internacional nos anos 1980 e agora é professor universitário e médico renomado, em São Paulo. Trajetória do Passo-Fundense Marcos Dall'Oglio, o Marquinhos, é contada hoje na série que reencontra personagens destacados por ZH ao longo de seus 46 anos.

O destino de ex-jogadores de futebol costuma gravitar em torno da bola quando soa o apito final da aposentadoria. Ex-boleiros gostam de virar técnico, empresariar craques, ser comentarista de rádio e TV, ensinar crianças a bater pênalti.

Claro, existe a legião dos que se desgrudam para sempre do ímã de 410 gramas de peso e 68 centímetros de circunferência. Penduradas as chuteiras, dedicam-se a profissões surpreendentes. Veja o caso de Marcos Dall'Oglio, o Marquinhos, ex-volante do Internacional na década de 1980. Trocou a bola pelo bisturi: é médico urologista e professor universitário em São Paulo.

Marquinhos, aliás, doutor Marcos, é tão conceituado que participou da equipe que operou o vice-presidente da República José Alencar, no ano passado. Substituiu o seu mestre, o urologista Miguel Srougi, que estava viajando, na tarefa de reconstruir o aparelho urinário do ilustre paciente. Foi uma operação delicada, pois Alencar vem se submetendo a uma rotina de intervenções para extirpar focos de câncer.

Mas antes de se transformar na sumidade que é, requisitado para cirurgias pelo Brasil, Marquinhos correu atrás da bola – e do sonho de envergar a camiseta amarela da seleção canarinho. Nascido em Passo Fundo, filho de um dentista e de uma professora primária, ingressou no time 14 de Julho adolescente. Batizou as canelas na fumaceira da segunda divisão do futebol gaúcho. Em campos rapados, deparou com adversários veteranos que rosnavam ameaças e prometiam bater da medalhinha para baixo.

O ano de 1984 foi chave para Marquinhos. Ao mesmo tempo em que se matriculava na Faculdade de Medicina, era convocado pelo Inter. Logo na estreia, aos 18 anos, conquistou o gauchão. Estilo polivalente, esguio nas medidas, marcava e atacava. Não esquece a emoção do primeiro gol que marcou no Beira-Rio, conserva a gravação do locutor Armindo Antônio Ranzolin entre os seus troféus.

Marquinhos tabelou com feras – Taffarel, Aloísio, Mauro Galvão, Dunga, Ruben Paz, Luís Carlos Winck. Foi treinado por raposas do futebol, como Ênio Andrade, Daltro Menezes e Paulo Cesar Carpeggiani. Mas não se firmava como titular, ele próprio admite. Então, pediu para sair do Inter, rodou por Pelotas, Figueirense e Atlético do Paraná, onde resolveu abandonar os gramados.

Tinha apenas 24 anos quando voltou à sala de aula em definitivo. Formou-se pela Pontifícia Universidade Católica (PUCRS) em 1993, obtendo o primeiro lugar na prova para residência em cirurgia. Se a carreira de atleta não alcançou a projeção desejada, a médica deslanchou...

17. NOVOS HORIZONTES DA JORNADA

Hospital Santa Marcelina aí vou eu

No ano de 2014, fui convidado a utilizar uma parte do meu tempo e trabalhar no Serviço de Urologia do Hospital Santa Marcelina, administrado pela Congregação das Irmãs de mesmo nome e com uma nova faculdade de medicina para desempenhar aquilo que sempre gostei, dar aulas, ensinar cirurgia e pesquisa e fornecer atendimento ilimitado em hospital público.

Hospital filantrópico localizado na zona leste de São Paulo, próximo a Arena Corinthians, em Itaquera, é administrado pela congregação das Irmãs de Santa Marcelina, onde aproximadamente 90% dos serviços são prestados ao SUS e 10% à saúde suplementar. Inaugurado em 1961, conta hoje com 721 leitos, sendo 79 de terapia intensiva, e atende em média três mil pessoas por dia. Desde 2012 conta com a faculdade de medicina.

O serviço de urologia chefiado pelo Dr. Luiz Budib conta com "staff" de ótimos profissionais urologistas com três vagas anuais para residentes. No Hospital e Faculdade de Medicina Santa Marcelina, almejo enxergar com nitidez o futuro e transformar sonhos em realidade junto das novas gerações de médicos. Que assim seja!

"Proctor" em cirurgia robótica

A experiência adquirida como cirurgião há quase trinta anos, inicialmente na cirurgia aberta, depois endoscópica e laparoscópica, e nos últimos anos na transição para a cirurgia robótica, associada ao meu perfil acadêmico, favorece que eu continue ensinando e ajudando as novas gerações médicas a incorporarem as novas tecnologias. Atualmente auxilio como tutor e orientador ("Proctor"), ensinando cirurgiões em treinamento robótico a atingirem rapidamente a expertise e segurança na realização dos delicados e complexos procedimentos cirúrgicos. Isto é muito gratificante para quem ensina e para quem aprende. Aflora em todos nós um espírito comunitário, mantendo acesa a transmissão do conhecimento para as novas gerações, função esta que devemos exercer não apenas como médicos mas principalmente como seres humanos interessados no crescimento mútuo e coletivo dos novos profissionais que proverão o bem-estar e a saúde social.

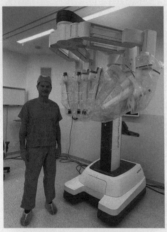

Eu e o robô Da Vinci.

De volta aos pagos: onde tudo começou!

Como ouvi certa vez do saudoso José Alencar, ex-vice-presidente da República, em uma solenidade, quando visitava sua terra natal, *"Bom é poder voltar!"*

Voltar para trabalhar, voltar para lançar este livro, voltar a conviver mais próximo de grandes amigos, da bola, da medicina e da vida. É bom ter deixado a porteira do "Rio Grande" aberta, próximo de completar três décadas de minha formatura como médico, após este longo, profundo e exitoso investimento em minha carreira profissional, me consolidando nesta importante área do conhecimento, a urologia. Vida que segue, vamos em frente!

Caminho privilegiado

Como definiu o filósofo existencialista francês, Jean-Paul Sartre: *"Caminho privilegiado é aquele que escolhemos ao nos depararmos em*

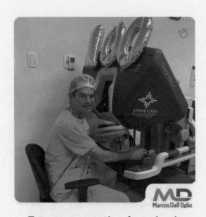

Foto comemorativa das primeiras 100 cirurgias robóticas da Santa Casa de Misericórdia de Porto Alegre em dezembro de 2021.

uma encruzilhada em algum momento da nossa vida. Quando hesitamos em decidir entre duas opções e finalmente escolhemos o caminho a seguir, sem olhar para trás."

Quando finalmente olhamos para o passado, muito tempo depois, percebemos com nitidez que escolhemos a estrada certa: o caminho privilegiado.

Tenho um sentimento de gratidão por tudo que vivi, muitos participaram e me ajudaram nessa construção. Nada deu errado, tudo se deu da melhor maneira possível, joguei futebol num dos Gigantes do futebol brasileiro e mundial, vesti a camisa número 5 de Falcão, fiz o que muitos guris do planeta gostariam de fazer e joguei futebol profissional. Joguei com imortais, não tive lesões, meus caminhos e decisões foram iluminados, meus horizontes se ampliaram, conheci pessoas, fui encontrar meus limites e superar minhas angústias, fiz amigos, deu tudo certo.

E se tu me perguntares: *"E a medicina?"*, respondo com o que escrevi abaixo como se tivesse dito cada palavra, me permitindo ao devaneio singelo, onde você, leitor, vai ler como se estivesse escutando a última frase deste livro.

"Encontrei a minha vocação! Obrigado, Deus!"

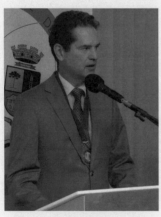

Membro Correspondente da Academia Passo-Fundense de Medicina.

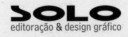
Fone: 51 99859.6690

Este livro foi confeccionado especialmente para a
Editora Meridional Ltda.,
em Aleo, 11/15 e
impresso na Gráfica Odisséia.